● 临/床/诊/治/红/宝/书/系/列

肝衰竭
临床诊治红宝书

邬小萍　何　颖　葛善飞　主编

U0165199

化学工业出版社

·北京·

内容简介

本书共分9章，介绍了肝衰竭相关诊疗共识/临床指南，感染性肝衰竭，非感染性肝衰竭，遗传代谢性肝衰竭，肝血管性病变致肝衰竭，不明原因肝衰竭，特殊人群肝衰竭，肝衰竭的常见并发症，人工肝、肝移植、干细胞/肝细胞移植等内容。本书体现了新指南、新进展、实用性的特点，不仅可作为感染与肝病科临床医师的便携式工具书，也可为其他各科医师在处理肝衰竭时提供参考。

图书在版编目（CIP）数据

肝衰竭临床诊治红宝书 / 邬小萍，何颖，葛善飞主编．—北京：化学工业出版社，2024.2
ISBN 978-7-122-44452-3

Ⅰ.①肝⋯ Ⅱ.①邬⋯ ②何⋯ ③葛⋯ Ⅲ.①肝功能衰竭–诊疗 Ⅳ.①R575.3

中国国家版本馆 CIP 数据核字（2023）第 217453 号

责任编辑：邱飞婵　　　　　　文字编辑：东方玥　李　平
责任校对：李　爽　　　　　　装帧设计：关　飞

出版发行：化学工业出版社
　　　　　（北京市东城区青年湖南街 13 号　邮政编码 100011）
印　　刷：三河市航远印刷有限公司
装　　订：三河市宇新装订厂
787mm×1092mm　1/32　印张 14　字数 317 千字
2024 年 3 月北京第 1 版第 1 次印刷

购书咨询：010-64518888
售后服务：010-64518899
网　　址：http://www.cip.com.cn
凡购买本书，如有缺损质量问题，本社销售中心负责调换。

定　　价：78.00 元　　　　　　　　　　版权所有　违者必究

编写人员名单

主　　编　邬小萍　何　颖　葛善飞

副 主 编　饶　希　傅文山　张文峰　赖玲玲

编　　者

南昌大学第一附属医院：

万　昊　万　欣　马仕鹏　王　亮　邬小萍

刘丽萍　江昕竹　孙宇凤　李春帆　杨　茜

连　璐　何　颖　张文峰　张愈靓　罗小龙

饶　希　袁松松　黄超伟　葛善飞　喻　文

傅文山　曾财花　游云鹏　赖玲玲　蔡明慧

廖玉龙　谭青园

南昌大学第二附属医院：梁佳圆

江西省人民医院：车媛梅

中南大学湘雅医院：刘　菲　李沙陵

中山大学附属第三医院：陈达标　淦伟强

中国人民解放军海军特色医学中心：徐佳丽

中国人民解放军联勤保障部队第九〇八医院：许永春

宜昌市中心人民医院：程齐齐

抚州市第一人民医院：孙　俊

前　言

　　肝衰竭是由多种病因引起的严重肝脏损害，导致合成、解毒、代谢和生物转化功能严重障碍或失代偿，出现以黄疸、凝血功能障碍、肝肾综合征、肝性脑病、腹水等为主要表现的一组临床症候群，病死率极高。多年来，各国学者对肝衰竭的定义、病因、分类、分型、诊断和治疗、预后判断等问题不断进行探索。最近，根据国内外最新研究成果，中华医学会感染病学分会肝衰竭与人工肝学组和中华医学会肝病学分会重型肝病与人工肝学组再次对我国的《肝衰竭诊治指南》进行了更新。旨在使医生对肝衰竭的诊疗有更进一步了解，做出较为合理的决策，并充分了解肝衰竭的最佳临床证据和现有的医疗资源，在全面考虑患者具体病情及其意愿的基础上，制订合理的诊治方案。

　　在我国，肝衰竭的主要病因是肝炎病毒（尤其是乙型肝炎病毒），其次是药物及肝毒性物质（如酒精、化学制剂等）。小儿肝衰竭还可见于遗传代谢性疾病。随着对肝衰竭发病机制、诊断及治疗研究的逐渐深入，始创于1954年的南昌大学第一附属医院感染性疾病诊疗中心的一线专家们，根据传承多年来的诊治经验，显著提高了肝衰竭的诊治水平，降低了其病死率。此次，在结合国内外最新指南的基础上，编写了这本《肝衰竭临床诊治红宝书》，基本涵盖了各种病因的肝衰竭。我们希望，本书不仅可作为感染与肝病科临床医师的便携式工具书，也可为其他各科医师在处理肝衰竭时提供参考，尤其是供处在学习阶段的硕/博士研究生、住院医师、主治医师临床使用。

本书的编写工作还得到了中南大学湘雅医院、中山大学附属第三医院、中国人民解放军海军特色医学中心等知名医院的肝病专家的帮助和无私奉献，在此表示衷心感谢。临床工作永无止境，对于本书存在的不足和缺点，恳请广大读者谅解和不吝赐教，以便在下一次修订时进一步提高和完善。

邬小萍　何　颖　葛善飞

目 录

第四章　遗传代谢性肝衰竭 / 194

第五章　肝血管性病变致肝衰竭 / 217

第六章　不明原因肝衰竭 / 225

第七章　特殊人群肝衰竭 / 230

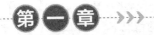

肝衰竭相关诊疗共识/临床指南

第一节 慢性乙型肝炎防治指南

一、术语

（1）慢性乙型肝炎病毒（HBV）感染　HBsAg 和（或）HBV DNA 阳性 6 个月以上。

（2）慢性乙型肝炎（CHB）　由 HBV 持续感染引起的慢性肝脏炎症性疾病。可分为 HBeAg 阳性 CHB 和 HBeAg 阴性 CHB。

（3）HBV 再激活　HBsAg 阴性/抗-HBc 阳性患者接受免疫抑制治疗或化学治疗时，HBV DNA 较基线升高 ≥ 2 lg IU/mL，或基线 HBV DNA 阴性者转为阳性，或 HBsAg 由阴性转为阳性。

（4）HBeAg 阴转　既往 HBeAg 阳性的患者 HBeAg 消失。

（5）HBeAg 血清学转换　既往 HBeAg 阳性的患者 HBeAg 阴转，出现抗-HBe。

（6）HBsAg 阴转　既往 HBsAg 阳性的患者 HBsAg 消失。

（7）HBsAg 血清学转换　既往 HBsAg 阳性的患者

HBsAg消失，出现抗-HBs。

（8）病毒学突破 核苷（酸）类药物（NAs）治疗依从性良好的患者，在未更改治疗的情况下，HBV DNA 水平比治疗中最低值上升＞1 lg IU/mL，或转阴性后又转为阳性，并在1个月后以相同试剂重复检测加以确定，可有或无 ALT 升高。

（9）病毒学复发 获得病毒学应答的患者停药后，间隔1个月2次检测 HBV DNA 均＞2000IU/mL。

（10）耐药

① 基因型耐药：检测到与 NAs 相关的 HBV 耐药基因突变。

② 表型耐药：体外试验显示抗病毒药物敏感性降低，并与基因耐药相关。

③ 交叉耐药：针对一种抗病毒药物出现的耐药突变对另外一种或几种抗病毒药物也出现耐药。

④ 多重耐药：至少对 2 种不同类别的 NAs 耐药。

（11）临床治愈 又称功能性治愈，停止治疗后 HBsAg持续阴性，伴或不伴抗-HBs 出现，HBV DNA 低于最低检测下限，肝脏生物化学指标正常，肝细胞核内可能仍存在 cccDNA。

（12）完全治愈 又称病毒学治愈，停止治疗后 HBsAg持续阴性，伴或不伴抗-HBs 出现，HBV DNA 低于最低检测下限，肝脏生物化学指标正常，同时肝细胞核内的cccDNA 被清除。

二、流行病学和预防

1. 流行病学

（1）据世界卫生组织（WHO）报道，2019 年全球一般人群 HBsAg 流行率为 3.8％，约有 150 万新发 HBV 感染者，2.96 亿慢性感染者，82 万人死于 HBV 感染所致的肝衰竭、肝硬化或肝细胞癌（HCC）等相关疾病。

（2）2014年我国1～29岁人群乙型肝炎血清流行病学调查结果显示，1～29岁人群的HBsAg阳性率为2.94%，其中1～4岁、5～14岁和15～29岁人群的HBsAg流行率分别为0.32%、0.94%和4.38%〔中国疾病预防控制中心（中国CDC）〕。

（3）根据Polaris国际流行病学合作组织推算，2016年我国一般人群的HBsAg流行率为6.1%，慢性HBV感染者为8600万例。

（4）HBV是血源传播性疾病，主要经血液（包括皮肤和黏膜微小创伤）、母婴（占新发感染的40%～50%，多发生在围生期）及性接触传播。

（5）HBV不经呼吸道和消化道传播，流行病学和实验研究亦未发现HBV能经吸血昆虫（蚊、臭虫等）传播。

2. 预防

（1）保护易感人群——乙型肝炎疫苗接种

① 新生儿乙型肝炎疫苗预防。

a. 对于HBsAg阴性母亲所产的新生儿，在出生12h内尽早接种$10\mu g$重组酵母乙型肝炎疫苗，在1月龄和6月龄时分别接种第2针和第3针乙型肝炎疫苗。

b. 对于HBsAg阳性或不详母亲所产的新生儿，在出生12h内尽早注射100IU乙型肝炎免疫球蛋白（HBIG），同时在不同部位接种$10\mu g$重组酵母乙型肝炎疫苗，并在1月龄和6月龄时分别接种第2针和第3针乙型肝炎疫苗。建议对HBsAg阳性或不详母亲所生的儿童，于接种第3针乙型肝炎疫苗后1～2个月时进行HBsAg和抗-HBs检测。若HBsAg阴性、抗-HBs<10mIU/mL时，可按0、1和6个月免疫程序再接种3针乙型肝炎疫苗；若HBsAg阳性，为免疫失败，应定期检测。

c. 对于 HBsAg 阳性或不详母亲所生的早产儿、低体重儿，在出生 12h 内尽早接种第 1 针乙型肝炎疫苗和 HBIG；早产儿或低体重儿满 1 月龄后，再按 0、1 和 6 个月程序完成 3 针乙型肝炎疫苗免疫。

d. 新生儿在出生 12h 内接种乙型肝炎疫苗和 HBIG 后，可接受 HBsAg 阳性母亲的哺乳。

② 对于未接种或未完成全程乙型肝炎疫苗免疫的儿童，应及时进行补种。第 1 针与第 2 针间隔时间应≥28 天，第 2 针与第 3 针间隔时间应≥60 天。

③ 对 3 针免疫程序无应答者，可再接种 1 针 60μg 或 3 针 20μg 乙型肝炎疫苗，并于第 2 次接种乙型肝炎疫苗后 1～2 个月时检测血清抗-HBs，如仍无应答，可再接种 1 针 60μg 重组酵母乙型肝炎疫苗。

④ 意外暴露于 HBV 者可按照以下方法处理。

a. 在伤口周围轻轻挤压，排出伤口中的血液，再对伤口用 0.9% NaCl 溶液冲洗，然后用消毒液处理。

b. 应立即检测 HBsAg、HBV DNA，3～6 个月后复查。

c. 如接种过乙型肝炎疫苗并有应答，且已知抗-HBs 阳性（抗-HBs≥10mIU/mL）者，可不进行处理。如未接种过乙型肝炎疫苗，或虽接种过乙型肝炎疫苗，但抗-HBs＜10mIU/mL 或抗-HBs 水平不详者，应立即注射 HBIG 200～400IU，同时在不同部位接种 1 针乙型肝炎疫苗（20μg），于 1 个月和 6 个月后分别接种第 2 针和第 3 针乙型肝炎疫苗（20μg）。

⑤ 在不涉及入托、入学和入职的健康体格检查中或就医时，应进行 HBsAg 筛查。对一般人群均应进行 HBsAg 筛查，特别是人类免疫缺陷病毒感染者、男男性行为者、静脉药瘾者、HBV 感染者的性伴侣和家庭接触者、接受免疫抑制剂或抗肿瘤药物或抗丙型肝炎病毒药物治疗者等，以及孕

妇和育龄期、备孕期女性。

（2）管理传染源

① 对首次确定的 HBsAg 阳性者，如符合传染病报告标准，应按规定向当地 CDC 报告，并建议对其家庭成员进行血清 HBsAg、抗-HBs 和抗-HBc 检测，对易感者接种乙型肝炎疫苗。

② HBV 感染者的传染性高低主要取决于血液中 HBV DNA 水平，与血清丙氨酸氨基转移酶（ALT）、天冬氨酸氨基转移酶（AST）和胆红素水平无关。慢性 HBV 感染者应避免与他人共用牙具、剃须刀、注射器及取血针等，禁止献血、捐献器官和捐献精子等，并定期接受医学随访；其家庭成员或性伴侣应尽早接种乙型肝炎疫苗。

（3）切断传播途径

① 服务行业所用的理发、刮脸、修脚、穿刺和文身等器具应严格消毒。

② 若性伴侣为 HBsAg 阳性者，应接种乙型肝炎疫苗或采用安全套；在性伴侣的健康状况不明时，应使用安全套，以预防 HBV 和其他血源性或性传播疾病。

③ 对 HBsAg 阳性的孕妇，应尽量避免羊膜腔穿刺，以保证胎盘的完整性，减少新生儿暴露于母血的机会。

三、病原学

HBV 属嗜肝 DNA 病毒科（*Hepadnaviridae*），是有包膜的 DNA 病毒，基因组长约 3.2kb，为部分双链环状 DNA。其基因组编码 HBsAg、HBcAg、HBeAg、病毒聚合酶和 HBx 蛋白。

HBV 通过肝细胞膜上的钠离子-牛磺胆酸-协同转运蛋白（sodium taurocholate cotransporting polypeptide，NTCP）作为受体进入肝细胞。侵入肝细胞后，部分双链环状 HBV

DNA 在细胞核内以负链 DNA 为模板，形成共价闭合环状 DNA（covalently closed circular DNA，cccDNA）。cccDNA 难以被彻底清除，是导致慢性感染的重要机制之一。HBV 以 cccDNA 为模板，转录成几种不同长度的 mRNA。其中，3.5kb 大小的前基因组 RNA（pregenome RNA，pgRNA）可释放入外周血，血清 HBV RNA 被认为与肝细胞内 cccDNA 转录活性有关。HBV 可整合至宿主肝细胞基因组中，HBV 整合被认为与 HBsAg 持续表达和 HCC 发生密切相关。

HBV 至少有 9 种基因型（A 型至 I 型）和 1 种未定基因型（J 型）。我国以 B 基因型和 C 基因型为主。HBV 基因型与疾病进展和干扰素-α 治疗应答有关。HBV 突变率较高，逆转录酶区的突变多与 NAs 耐药有关，前 S/S 区、基本核心启动子区、前 C/C 区的部分突变可能与发生急性肝功能衰竭和 HCC 有关。

四、自然史及发病机制

1. 自然史

HBV 感染时的年龄是影响慢性化的主要因素之一。新生儿及 1 岁以下婴幼儿的 HBV 感染慢性化风险为 90%，而成人 HBV 感染慢性化风险<5%。一般将慢性 HBV 感染划分为 4 个期。

（1）HBeAg 阳性慢性 HBV 感染（也称免疫耐受期、慢性 HBV 携带状态） 血清 HBsAg>1×10^4 IU/mL，HBeAg 阳性，HBV DNA>2×10^7 IU/mL，ALT 小于正常值上限，肝组织无明显炎症坏死和纤维化。

（2）HBeAg 阳性 CHB（也称免疫清除期、免疫活动期） 血清 HBsAg、HBeAg 阳性，HBV DNA 阳性，ALT 持续或反复升高，肝组织有明显的炎症坏死和/或纤维化。

（3）HBeAg 阴性慢性 HBV 感染（也称非活动期、免疫控制期、非活动性 HBsAg 携带状态）　血清 HBsAg $<1\times10^3$ IU/mL，血清 HBeAg 阴性，HBV DNA 水平低或检测不到，ALT 小于正常值上限，肝组织无炎症或仅有轻度炎症，可有不同程度的纤维化。

（4）HBeAg 阴性 CHB（也称再活动期）　表现为血清 HBsAg 阳性，HBeAg 阴性，HBV DNA 阳性，ALT 持续或反复异常，肝组织有明显炎症坏死和/或纤维化。

并非所有 HBV 感染者都经过以上 4 期。青少年和成年时期感染 HBV，多无免疫耐受期而直接进入免疫清除期。

部分未经治疗的慢性 HBV 感染者随访 1 年，按其 HBV DNA、ALT 水平及组织学均难以明确归于以上 4 期，在文献中被称为"不确定期"慢性 HBV 感染者，占 28%～55%。所谓"不确定期"患者，并不是指他们处于一个独立的期，而是指他们难以被明确分期。主要包括不能明确区分 HBeAg 阳性慢性 HBV 感染者与 HBeAg 阳性 CHB 患者，以及不能明确区分 HBeAg 阴性 HBV 感染者与 HBeAg 阴性 CHB 患者。相较于真正的慢性 HBeAg 阳性感染者（也称免疫耐受期）或 HBeAg 阴性的 HBV 感染者（也称非活动期），这部分患者疾病进展风险相对较高，因而可能也需要抗病毒治疗。

2. 发病机制

慢性 HBV 感染的发病机制较为复杂，迄今尚未完全阐明。

（1）HBV 不直接破坏肝细胞，病毒引起的免疫应答是导致肝细胞损伤及炎症坏死的主要机制。

（2）炎症坏死持续存在或反复出现是慢性 HBV 感染者进展为肝硬化甚至 HCC 的重要因素。

五、实验室检查

1. HBV 血清学检测

（1）传统 HBV 血清学标志物　HBsAg、抗-HBs、HBeAg、抗-HBe、抗-HBc 和抗-HBc IgM。

（2）HBsAg 定量检测。

2. HBV 病毒学检测

（1）HBV DNA 定量、HBV 基因分型。

（2）耐药突变株检测。

3. HBV 新型标志物检测

（1）HBV RNA 定量　被认为与肝细胞内 cccDNA 转录活性有关。有研究探讨了其与 HBV DNA 或乙型肝炎核心相关抗原（hepatitis B core-related antigen，HBcrAg）联合在预测 NAs 停药后复发风险的应用；是否可以作为替代指标反映 NAs 治疗中（病毒学抑制）或 HBsAg 消失后肝内病毒的转录活性仍有待探索。

（2）HBcrAg　是一种包含 HBcAg、HBeAg、p22 蛋白质的复合标志物，与肝细胞内 cccDNA 转录活性有关。有研究探讨了其在区分疾病分期及预测聚乙二醇干扰素-α（Peg-IFN-α）抗病毒疗效、NAs 停药后复发和 HBsAg 消失、HCC 发生风险等方面的应用。

（3）抗-HBc 抗体定量　有研究显示，在未经治疗的慢性 HBV 感染患者中，ALT 正常或＜80U/L 者肝组织炎症程度与抗-HBc 定量水平呈显著正相关；治疗后抗-HBc 定量水平的下降与肝组织炎症程度减轻同步变化。抗-HBc 定量水平与肝组织纤维化程度呈正相关。

4. 血清生物化学检查

（1）肝功能　ALT、AST、总胆红素（TBIL）、白蛋白

（ALB）。

（2）凝血酶原时间（PT）、凝血酶原活动度（PTA）、国际标准化比值（INR）。

（3）血清 γ-谷氨酰转肽酶（GGT）、血清碱性磷酸酶（ALP）。

（4）甲胎蛋白（AFP）及其异质体 L3。

（5）维生素 K 缺乏或拮抗剂-Ⅱ诱导蛋白，又称脱 γ 羧基凝血酶原（DCP），是诊断 HCC 的另一个重要指标。

六、肝纤维化无创诊断技术

1. 血清学标志物

（1）天冬氨酸氨基转移酶和血小板比率指数（aspartate aminotransferase to platelet ratio index，APRI）评分计算公式：APRI = ［AST/AST 的正常值上限（upper limit of normal，ULN）×100］/血小板计数（$\times 10^9$/L）。成人 APRI≥2 提示存在肝硬化，APRI＜1 则排除肝硬化。

（2）肝纤维化 4 因子指数（fibrosis 4 score，FIB-4）计算公式：FIB-4＝年龄（岁）×AST（U/L）/［血小板计数（$\times 10^9$/L）×$\sqrt{ALT\ (U/L)}$］。FIB-4≥3.25 诊断肝纤维化和肝脏炎症分级 Metavir 评分 ≥F3，FIB-4＜1.45 排除 Metavir 评分≥F3。

（3）其他指标　细胞外基质成分如透明质酸、Ⅲ型前胶原肽、Ⅳ型胶原、层粘连蛋白等均可反映肝纤维化发生情况，血清壳多糖酶 3 样蛋白 1（chitinase 3-like 1，CHI3L1 或 YKL-40）可预测 ALT 正常或轻度升高患者的中、重度肝纤维化，但以上指标尚缺乏可供临床应用的统一诊断界值。

2. 肝脏硬度值测定（liver stiffness measurement，LSM）

LSM 主要包括基于超声技术的瞬时弹性成像（transient elastography，TE）、点剪切波弹性成像（point shear wave elastography，p-SWE）和二维剪切波弹性成像（2D shear wave elastography，2D-SWE），以及磁共振弹性成像（magnetic resonance elastography，MRE）。

七、影像学诊断

主要目的是监测慢性 HBV 感染的临床疾病进展。

1. 腹部超声

腹部超声能有效发现肝内占位性病变，对于监测和发现早期 HCC 至关重要。超声造影能更好地鉴别占位病变的性质。其局限性是图像质量和检查结果易受设备性能、患者胃肠道内气体和操作者技术水平等因素影响。

2. 计算机断层扫描（CT）

CT 主要用于观察肝脏形态，了解有无肝硬化，发现占位性病变并鉴别其性质；动态增强多期 CT 扫描对于 HCC 的诊断具有较高的灵敏性和特异性。

3. 磁共振成像（MRI）

MRI 无放射性辐射。一般认为，动态增强多期 MRI 扫描及肝脏细胞特异性增强剂显像对鉴别良、恶性肝内占位性病变的能力优于增强 CT。

八、病理学诊断

主要目的是评价肝脏炎症坏死及纤维化程度，明确有无肝硬化并排除其他肝脏疾病，从而为确定诊断、判断预后、启动治疗和监测疗效提供客观依据。

九、临床诊断

1. 慢性 HBV 携带状态

患者处于免疫耐受期，年龄较轻，HBV DNA 定量水平（通常$>2\times10^7$ IU/mL）较高、血清 HBsAg 水平（通常$>1\times10^4$ IU/mL）较高、HBeAg 阳性，但血清 ALT 和 AST 持续正常（1 年内连续随访 3 次，每次至少间隔 3 个月），肝脏组织病理学检查无明显炎症坏死或纤维化。在未行组织病理学检查的情况下，应结合年龄、病毒水平、HBsAg 水平、肝纤维化无创检查和影像学检查等综合判定。

2. HBeAg 阳性 CHB

患者血清 HBsAg 阳性、HBeAg 阳性、HBV DNA 阳性，伴有 ALT 持续或反复异常或肝组织学检查有明显炎症坏死和/或纤维化（$\geq$F2）。

3. 非活动性 HBsAg 携带状态

患者血清 HBsAg 阳性、HBeAg 阴性、抗-HBe 阳性，HBV DNA 阴性或未检出，HBsAg$<$1000IU/mL，ALT 和 AST 持续正常（1 年内连续随访 3 次以上，每次至少间隔 3 个月），影像学检查无肝硬化征象，肝组织学检查显示组织活动指数（histological activity index，HAI）评分$<$4 或根据其他半定量计分系统判定病变轻微。

4. HBeAg 阴性 CHB

患者血清 HBsAg 阳性、HBeAg 持续阴性，多同时伴有抗-HBe 阳性，HBV DNA 阳性，伴有 ALT 持续或反复异常或肝组织学检查有明显炎症坏死和/或纤维化（$\geq$F2）。

5. 隐匿性 HBV 感染 (occult hepatitis B virus infection, OBI)

患者血清 HBsAg 阴性，但血清和/或肝组织中 HBV

DNA 阳性。在 OBI 患者中，80% 可有血清抗-HBs、抗-HBe 和/或抗-HBc 阳性，称为血清阳性 OBI；但有 1% ～20% 的 OBI 患者所有 HBV 血清学标志物均为阴性，称为血清阴性 OBI。

6. 乙型肝炎肝硬化

（1）乙型肝炎肝硬化的诊断应符合下列①和②（病理学诊断），或①和③（临床诊断）。

① 目前 HBsAg 阳性，或 HBsAg 阴性、抗-HBc 阳性且有明确的慢性 HBV 感染史（既往 HBsAg 阳性>6 个月），并除外其他病因者。

② 肝脏活组织检查病理学符合肝硬化表现者。

③ 符合以下 5 项中的 2 项及以上，并除外非肝硬化性门静脉高压者。

a. 影像学检查显示肝硬化和/或门静脉高压征象。

b. 内镜检查显示食管-胃底静脉曲张。

c. 肝脏硬度值测定符合肝硬化。

d. 血生物化学检查显示白蛋白水平降低（<35g/L）和/或 PT 延长（较对照延长>3s）。

e. 血常规检查显示血小板计数<100×10⁹/L 等。

（2）临床上常根据是否曾出现腹水、食管-胃底静脉曲张破裂出血和肝性脑病等严重并发症，将肝硬化分为代偿期及失代偿期。

① 代偿期肝硬化：病理学或临床诊断为肝硬化，但从未出现腹水、食管-胃底静脉曲张破裂出血或肝性脑病等严重并发症者，可诊断为代偿期肝硬化。其肝功能多为 Child-Pugh A 级。

② 失代偿期肝硬化：肝硬化患者一旦出现腹水、食管-胃底曲张静脉破裂出血或肝性脑病等严重并发症，即诊断为失代偿期肝硬化。其肝功能多属 Child-Pugh B 级或 C 级。

7. 再代偿

部分失代偿期乙型肝炎肝硬化患者经过抗病毒治疗可以逆转为代偿期肝硬化，即肝硬化的再代偿，其定义为在病因消除或控制的基础上，至少1年内不再出现腹水（不用利尿药）、肝性脑病（不用乳果糖或利福昔明）、食管-胃静脉曲张出血等严重并发症，伴稳定的肝功能改善。我国学者近期对乙型肝炎失代偿期肝硬化进行了为期120周的随访，提出终末期肝病模型评分＜10和/或Child-Pugh A级（白蛋白＞35g/L、INR＜1.5及总胆红素＜34μmol/L）可作为判断再代偿时肝功能稳定改善的标准。

十、治疗目标

最大限度地长期抑制HBV DNA复制，减轻肝细胞炎性坏死及肝脏纤维组织增生，延缓和减少肝功能衰竭、肝硬化失代偿、HCC及其他并发症的发生，从而改善患者生活质量和延长生存时间。对于部分适合条件的患者，应追求临床治愈（又称功能性治愈）。

十一、抗病毒治疗的适应证

（1）血清HBV DNA阳性、ALT持续异常（＞ULN）且排除其他原因（其他病原体感染、药物性肝损伤、酒精性肝炎、非酒精性脂肪性肝炎、自身免疫性肝病、全身系统性疾病累及肝脏等，同时，也应注意排除应用降酶药物后ALT的暂时性正常）所致者，建议抗病毒治疗。

（2）对于血清HBV DNA阳性者，无论ALT水平高低，只要符合下列情况之一，建议抗病毒治疗。

① 有乙型肝炎肝硬化家族史或HCC家族史。

② 年龄＞30岁。

③ 无创指标或肝组织学检查，提示肝脏存在明显炎症

（G≥2）或纤维化（F≥2）。

④ 有 HBV 相关肝外表现（如 HBV 相关性肾小球肾炎等）。

（3）临床确诊为代偿期和失代偿期乙型肝炎肝硬化患者，无论其 ALT 和 HBV DNA 水平及 HBeAg 阳性与否，均建议抗病毒治疗。同时应注意寻找并治疗肝硬化的其他病因（如酒精、肥胖、糖尿病、自身免疫或遗传代谢性肝病等）。

十二、核苷（酸）类药物治疗

1. NAs 药物

包括恩替卡韦（ETV）、富马酸替诺福韦酯（TDF）、富马酸丙酚替诺福韦（TAF）、艾米替诺福韦（TMF）。

2. NAs 耐药的预防和处理

（1）初治患者　应首选强效、低耐药药物。

（2）治疗中患者　定期检测 HBV DNA 定量，以便及时发现病毒学突破、低病毒血症及应答不佳者，并尽早给予挽救治疗，见表 1-1。NAs 耐药者改用 Peg-IFN-α 联合治疗的应答率较低。

表 1-1　NAs 耐药挽救治疗推荐

耐药种类	推荐药物
LAM 或 LdT 耐药	换用 TDF 或 TAF
ADV 耐药，之前未用 LAM 或 LdT	换用 ETV、TDF 或 TAF
ADV 耐药，且对 LAM 或 LdT 耐药	换用 TDF 或 TAF
ETV 耐药	换用 TDF 或 TAF
ETV 和 ADV 耐药	ETV 联合 TDF，或 ETV 联合 TAF，或换用 TDF 或 TAF

注：LAM 为拉米夫定；LdT 为替比夫定；ADV 为阿德福韦酯；ETV 为恩替卡韦；TDF 为富马酸替诺福韦酯；TAF 为富马酸丙酚替诺福韦。

3. NAs 治疗的疗程

大部分患者需要长期 NAs 治疗，停药后病毒学复发率高。

（1）HBeAg 阳性 CHB 大多数患者需要长期用药，最好至 HBsAg 消失再停药。如因各种原因希望停药，治疗 1 年 HBV DNA 低于检测下限、ALT 复常和 HBeAg 血清学转换，再巩固治疗至少 3 年（每隔 6 个月复查 1 次）仍保持不变，且 HBsAg<100IU/mL，可尝试停药，但应严密监测，延长疗程可减少复发。

（2）HBeAg 阴性 CHB 一般需要更长期治疗，HBV DNA 检测不到，HBsAg 消失和/或出现抗-HBs，并且经过巩固治疗至少 6 个月后才可考虑停药。

十三、干扰素-α 治疗

1. Peg-IFN-α 治疗方案及疗效

（1）Peg-IFN-α 单药治疗 对于初治 CHB 患者，Peg-IFN-α 治疗可使部分患者获得病毒学应答（HBeAg 阳性、阴性患者均<50%）和 HBsAg 清除（治疗 3 年后 HBsAg 清除率达 8.7%～11.0%）。治疗前 HBV DNA$<2\times10^{8}$ IU/mL、ALT 高水平 $[(2\sim10)\times$ULN] 或肝组织炎症坏死 G2 及以上、A 或 B 基因型、基线低 HBsAg 水平（<25000IU/mL）、基线抗-HBc 定量高水平，提示干扰素疗效较好。

（2）Peg-IFN-α 与 NAs 联合治疗 对 NAs 经治 CHB 患者中符合条件的优势人群，联合 Peg-IFN-α 可使部分患者获得临床治愈。多项研究显示，干扰素治疗前 HBsAg 低水平（<1500IU/mL）且 HBeAg 阴性的优势患者接受序贯 Peg-IFN-α 治疗更有可能实现临床治愈。治疗早期病毒学应答情况（治疗 24 周时 HBsAg<200IU/mL 或下降>1 lg IU/mL）

可以帮助预测联合治疗 48～96 周后可能获益的患者。治疗结束时低水平 HBcrAg 和高水平抗-HBs 可预测 Peg-IFN-α 停药后能获得持久的临床治愈。

（3）Peg-IFN-α 可能降低 HBV 相关 HCC 的发生率。

2. Peg-IFN-α 的不良反应及其处理

（1）流感样综合征　表现为发热、寒战、头痛、肌肉酸痛和乏力等，可在注射干扰素同时服用非甾体抗炎药。

（2）骨髓抑制　如中性粒细胞计数 $\leqslant 0.75 \times 10^9/L$ 和（或）血小板计数 $< 50 \times 10^9/L$，应降低干扰素剂量；1～2 周后复查，如恢复，则逐渐增加至原量。如中性粒细胞计数 $\leqslant 0.5 \times 10^9/L$ 和（或）血小板计数 $< 25 \times 10^9/L$，则应暂停使用。对中性粒细胞计数明显降低者，可试用粒细胞集落刺激因子（G-CSF）等治疗。

（3）其他　自身免疫病（出现自身抗体、少数出现甲状腺疾病、糖尿病、血小板计数减少、银屑病、白斑病、类风湿关节炎、系统性红斑狼疮样综合征等），精神异常（抑郁、妄想、重度焦虑等），及其他少见不良反应（视网膜病变、间质性肺炎、听力下降、肾脏损伤、心血管并发症等），应立刻停止干扰素治疗，必要时至专科进一步诊治。

3. Peg-IFN-α 治疗的禁忌证

（1）绝对禁忌证　妊娠或短期内有妊娠计划、精神病史（如精神分裂症或严重抑郁症）、未能控制的癫痫、未经控制的自身免疫病、失代偿期肝硬化，以及严重感染、视网膜疾病、心力衰竭、慢性阻塞性肺疾病等基础疾病。

（2）相对禁忌证　甲状腺疾病，既往抑郁症史，未控制的糖尿病、高血压、心脏病。

4. Peg-IFN-α 治疗的疗程

（1）HBeAg 阳性 CHB 患者采用 Peg-IFN-α 抗病毒治

疗，治疗 24 周时，若 HBV DNA 下降＜2 lg IU/mL 且 HBsAg 定量＞20000IU/mL，建议停用 Peg-IFN-α 治疗，改为 NAs 治疗。有效患者疗程为 48 周，可以根据病情需要延长疗程，但不宜超过 96 周。

（2）HBeAg 阴性 CHB 患者采用 Peg-IFN-α 抗病毒治疗，治疗 12 周时，若 HBV DNA 下降＜2 lg IU/mL 时，或 HBsAg 定量下降＜1 lg IU/mL 时，建议停用 Peg-IFN-α 治疗，改为 NAs 治疗。有效患者疗程为 48 周，可以根据病情需要延长疗程，但不宜超过 96 周。

（3）在一些符合条件的患者中，如 NAs 治疗后 HBV DNA 定量＜检测下限、HBeAg 阴转，且 HBsAg＜1500 IU/mL 时，结合患者意愿可考虑加用 Peg-IFN-α 治疗，以追求临床治愈。治疗 24 周后，若 HBsAg＜200IU/mL 或下降＞1 lg IU/mL，建议继续 NAs 联合 Peg-IFN-α 治疗至 48～96 周；治疗 24 周后，若 HBsAg 仍≥200IU/mL，可考虑停用 Peg-IFN-α，继续 NAs 治疗。

（4）代偿期乙型肝炎肝硬化患者，推荐采用 ETV、TDF、TAF 进行长期抗病毒治疗，如采用 Peg-IFN-α 治疗，需密切监测相关不良反应。

（5）失代偿期乙型肝炎肝硬化患者，推荐采用 ETV 或 TDF 长期治疗，禁用 Peg-INF-α 治疗，若必要可以应用 TAF 治疗。

十四、其他治疗

1. 抗炎、抗氧化、保肝治疗

甘草酸制剂、水飞蓟素制剂、多不饱和卵磷脂制剂和双环醇等具有抗炎、抗氧化和保护肝细胞等作用，有望减轻肝脏炎症损伤。对肝组织炎症明显或 ALT 水平明显升高的患者，可以酌情使用，但不宜多种联合。

2. 抗纤维化治疗

多个抗纤维化中药方剂如安络化纤丸、复方鳖甲软肝片、扶正化瘀片等，在动物实验和临床研究中均显示一定的抗纤维化作用，对明显纤维化或肝硬化患者可以酌情选用。

十五、慢性 HBV 感染者的监测和随访管理

1. 慢性 HBV 携带状态和非活动性 HBsAg 携带状态患者的管理

建议每 6～12 个月进行血常规、生物化学、病毒学和 LSM 等检查，必要时进行肝活组织检查。每 6 个月检测甲胎蛋白及腹部超声筛查 HCC。若符合抗病毒治疗指征，及时启动治疗。

2. 抗病毒治疗过程中的监测

抗病毒治疗过程中定期监测是为了监测抗病毒治疗的疗效、用药依从性、耐药情况和不良反应，以及 HCC 发生。

（1）治疗前相关指标基线检测

① 生物化学指标：ALT、AST、胆红素、白蛋白等。

② 病毒学和血清学标志物：HBV DNA 定量、HBsAg、HBeAg、抗-HBe。

③ 根据病情需要，检测血常规、血肌酐水平、血磷水平、肾小管功能指标等。

④ 肝脏无创纤维化检测，如 LSM。

⑤ 当 ETV 和 TDF 用于肌酐清除率＜50mL/min 的患者时均需调整剂量；TAF 用于肌酐清除率＜15mL/min 且未接受透析的患者时尚无推荐剂量；其余情况均无需调整剂量。

（2）密切关注患者治疗依从性问题　包括用药剂量、使

用方法、是否有漏用药物或自行停药等情况，确保患者已经了解随意停药可能导致的风险，提高患者依从性。

（3）NAs 类药物　血常规、肝脏生物化学指标、HBV DNA 定量和乙型肝炎血清病毒学标志物、LSM 等，每 3～6 个月检测 1 次；腹部超声检查和甲胎蛋白检测等，无肝硬化者每 6 个月 1 次，肝硬化者每 3 个月 1 次，必要时做增强 CT 或增强 MRI 以早期发现 HCC。应用可能影响肾功能或骨代谢的药物者，每 6～12 个月检测 1 次血磷水平、肾功能，有条件者可监测肾小管早期损伤指标。

（4）应用 Peg-IFN-α 的患者　治疗第 1 个月血常规检查每 1～2 周 1 次，稳定后血常规、肝脏生物化学指标检查每月 1 次；甲状腺功能指标和血糖、HBV DNA、HBsAg、HBeAg 和抗-HBe 定量检测每 3 个月 1 次；LSM 每 6 个月 1 次；腹部超声检查和甲胎蛋白检测等，无肝硬化者每 6 个月 1 次，肝硬化者每 3 个月 1 次，必要时做增强 CT 或增强 MRI 以早期发现 HCC。

（5）少见或罕见不良反应的预防和处理　NAs 总体安全性和耐受性良好，但在临床应用中仍有少见、罕见严重不良反应的发生，如肾功能不全（尤其是服用 TDF、ADV）、低磷性骨病（尤其是服用 TDF、ADV）、肌炎/横纹肌溶解、乳酸酸中毒等（尤其是服用 ETV）。用药前应仔细询问相关病史，以降低风险。对治疗中出现血肌酐、肌酸激酶或乳酸脱氢酶水平明显升高，并伴相应临床表现的患者，应密切观察。一旦确诊为上述不良反应者，及时停药并换用其他药物，同时积极给予相应治疗。

（6）如果在治疗过程中出现 HBV DNA 定量较治疗中最低值升高＞1 lg IU/mL，复查确认并排除依从性问题后，需及时给予挽救治疗，并进行耐药检测。

3. 抗病毒治疗结束后的随访

（1）不论患者在抗病毒治疗过程中是否获得应答，在停药后前 3 个月内应每月检测 1 次肝脏生物化学指标、乙型肝炎血清病毒学标志物和 HBV DNA 定量，之后每 3 个月检测 1 次，1 年后每 6 个月检测 1 次。

（2）无肝硬化的患者需每 6 个月行 1 次腹部超声检查和甲胎蛋白检测等，肝硬化患者需每 3 个月检测 1 次，必要时做增强 CT 或增强 MRI 以早期发现 HCC。

4. HCC 的筛查与监测

慢性 HBV 感染是我国 HCC 的最主要病因，定期筛查和监测有助于提高 HCC 早诊率，降低病死率。为准确识别 HCC 高风险患者，现有多个 HCC 风险评估模型发表。其中我国学者研发的 aMAP 评分（age-Male-ALBI-Platelets score），可便捷、准确地将慢性 HBV 感染者分为 HCC 低、中、高风险组，HCC 年发生率分别为 0～0.2%、0.4%～1.0% 和 1.6%～4.0%。所有慢性 HBV 感染者（不论是否正在接受治疗）均应每 6 个月通过甲胎蛋白检测和腹部超声检查以进行 HCC 筛查；对于高风险人群，建议应至少每 3～6 个月筛查 1 次，必要时行增强 CT 或增强 MRI。

十六、特殊人群抗病毒治疗

1. 应答不佳者及低病毒血症患者

接受 ETV、TDF、TAF 或 TMF 治疗且依从性好的 CHB 患者，治疗 48 周及以上，若 HBV DNA＞2000IU/mL 者定义为应答不佳；若仍可检测到 HBV DNA，但＜2000 IU/mL 者定义为低病毒血症。国内外多项研究结果提示，抗病毒治疗后低病毒血症与 CHB 肝纤维化进展、发生失代偿期肝硬化及 HCC 风险以及长期生存率降低密切相关。

（1）CHB 患者　应用 ETV、TDF、TAF 或 TMF 治疗 48 周，HBV DNA 可检出者（HBV DNA＞20IU/mL），排除依从性和检测误差后，可调整 NAs 治疗（应用 ETV 者换用 TDF 或 TAF，应用 TDF 或 TAF 者换用 ETV，或两种药物联合使用）。也可以联合 Peg-IFN-α 治疗。

（2）乙型肝炎肝硬化患者　应用 ETV、TDF 或 TAF 治疗 24 周，若 HBV DNA 仍可检出（HBV DNA＞20IU/mL），排除依从性和检测误差后，建议调整 NAs 治疗（应用 ETV 者换用 TDF 或 TAF，应用 TDF 或 TAF 者换用 ETV，或两种药物联合使用）。

2. 应用化学治疗、靶向治疗和免疫抑制剂治疗的患者

（1）所有接受化学治疗、靶向治疗及免疫抑制剂治疗的患者，起始治疗前都应常规筛查 HBsAg、抗-HBc 和/或 HBV DNA。

（2）对于 HBsAg 和/或 HBV DNA 阳性者，在开始化学治疗、靶向治疗及免疫抑制剂治疗前 1 周或特殊情况下可同时应用 ETV、TDF 或 TAF 抗病毒治疗。

（3）对于 HBsAg 阴性、抗-HBc 阳性者，若使用 B 细胞单克隆抗体或进行造血干细胞移植，或伴进展期肝纤维化/肝硬化，建议应用 ETV、TDF 或 TAF 抗病毒治疗。

3. 妊娠相关情况处理

（1）慢性 HBV 感染者准备近期妊娠，或妊娠期间有抗病毒指征时，在充分沟通并知情同意后，可以使用 TDF 治疗。如合并肾功能不全，可考虑使用 TAF 治疗。

（2）抗病毒治疗期间意外妊娠的患者，若使用 TDF 治疗，建议继续妊娠；若使用 ETV，可不终止妊娠，建议换用 TDF 治疗。若应用干扰素治疗，建议向孕妇和家属充分告知风险，由其决定是否继续妊娠，若继续妊娠，应停用干

扰素，换用 TDF 治疗。

（3）妊娠中晚期 HBV DNA 定量 $> 2 \times 10^5$ IU/mL，在充分沟通并知情同意的基础上，于妊娠第 24～28 周开始应用 TDF 抗病毒治疗。建议免疫耐受期孕妇于产后即刻或 1～3 个月时停药。停药后应至少每 3 个月检测肝脏生物化学和 HBV DNA 等指标，直至产后 6 个月，发生肝炎活动者应立即启动抗病毒治疗。HBeAg 阳性或阴性 CHB 母亲，在充分沟通和知情同意的基础上，产后可继续治疗。应用 TDF 治疗，母乳喂养不是禁忌证。

（4）男性患者抗病毒治疗相关生育问题　应用干扰素-α 治疗的男性患者，在停药后 6 个月方可考虑生育；应用 NAs 抗病毒治疗的男性患者，目前尚无证据表明 NAs 治疗对精子会产生不良影响，可在与患者充分沟通的前提下考虑生育。

4. 儿童患者

（1）美国食品药品管理局（FDA）推荐治疗方案：普通干扰素-α（≥1 岁）、ETV（≥2 岁）、TDF（≥2 岁，且体重≥10kg）、Peg-IFN-α-2a（≥5 岁）、TAF（≥12 岁，且体重≥35kg）。

（2）对于进展期肝病或肝硬化患儿，应及时进行抗病毒治疗，但需考虑长期治疗的安全性及耐药性问题。1 岁及以上儿童可考虑普通干扰素-α 治疗，2 岁及以上可选用 ETV 或 TDF 治疗，5 岁及以上儿童可选用 Peg-IFN-α-2a，12 岁及以上可选用 TAF 治疗。

（3）对于 HBV DNA 阳性，ALT＜ULN 的患儿需进行肝组织学评估，如肝脏组织学分级 G≥1，应该抗病毒治疗；对于年龄 1～7 岁的患儿，即使缺少肝脏病理学检查结果，在充分沟通及知情同意的前提下，也可考虑抗病毒治疗。使用抗病毒药物和方案参照儿童进展期 CHB。

（4）普通干扰素-α用于儿童患者的推荐剂量为每周 3 次，每次 300 万～600 万 U/m^2 体表面积，最大剂量不超过 1000 万 U/m^2 体表面积，推荐疗程为 24～48 周；Peg-IFN-α-2a 每次剂量为 $180\mu g/1.73m^2$ 体表面积，疗程为 48 周。（儿童体表面积计算方法：若体重≤30kg，则为体重×0.035＋0.1；若体重>30kg，体重每增加 5kg，体表面积增加 $0.1m^2$，但 60kg 体表面积为 $1.6m^2$，70kg 体表面积为 $1.7m^2$。）

（5）ETV、TDF 或 TAF 剂量参照美国 FDA、WHO 推荐意见和相关药物说明书，见表 1-2。

表 1-2　儿童使用核苷（酸）类药物的推荐剂量

药物	体重/kg	剂量/（mg/d）
ETV		
年龄≥2 岁且体重≥10kg（体重>30kg，按成人剂量）	10～11	0.15
	>11～14	0.20
	>14～17	0.25
	>17～20	0.30
	>20～23	0.35
	>23～26	0.40
	>26～30	0.45
	>30	0.50
TDF		
年龄≥2 岁且体重≥17kg，可口服片剂者	17～<22	150
	22～<28	200
	28～<35	250
	≥35	300

药物	体重/kg	剂量/（mg/d）
年龄≥2 岁且体重≥10kg，不能口服片剂者，可使用粉剂，提供专用小勺（40mg/勺）	10～<12	80
	12～<14	100
	14～<17	120
	17～<19	140
	19～<22	160
	22～<24	180
	24～<27	200
	27～<29	220
	29～<32	240
	32～<34	260
	34～<35	280
	≥35	300
TAF 年龄≥12 岁	≥35	25

5. 肾功能损伤患者

（1）肾脏损伤高危风险包括以下 1 个或多个因素：失代偿期肝硬化、控制不良的高血压、未控制的糖尿病、伴随使用肾毒性药物或接受实体器官移植等。

（2）慢性肾脏病患者、肾功能不全或接受肾脏替代治疗（RRT）的患者，推荐 ETV 或 TAF 作为一线抗 HBV 治疗药物，不建议应用 ADV 或 TDF。

（3）对于 HBsAg 阳性的肾移植患者，可选用 ETV 或 TAF 作为预防或治疗药物，应避免使用普通干扰素-α 或 Peg-IFN-α 治疗。

（4）对于存在肾脏损伤高危风险的 CHB 患者，应用任何 NAs 抗病毒过程中均需监测肾功能变化。已应用 ADV 或 TDF 的患者发生肾脏或骨骼疾病或存在高危风险时，建议改用 ETV 或 TAF。

6. 合并 HCV 感染患者

（1）HCV 和 HBV 合并感染者应用直接抗病毒药物（DAAs）治疗 HCV 时，若 HBsAg 阳性，需给予 NAs 治疗以预防 HBV 再激活，DAAs 治疗结束 12 周后，可考虑停止 NAs 治疗。

（2）HBsAg 阴性、抗-HBc 阳性者应用 DAAs 期间，建议每月监测血清 HBV DNA 定量和 HBsAg，如 HBsAg 出现阳转，建议应用 NAs 治疗。

7. 合并 HIV 感染患者

（1）HBV 和 HIV 合并感染者，建议选择对 HIV 和 HBV 均有效的抗病毒药物，建议包括 2 种抗 HBV 活性的药物，如 TDF/TAF+LAM/依曲西他滨（FTC）。不建议选择仅含有 1 种对 HBV 有活性的 NAs（TDF、LAM、ETV、LdT、ADV）方案治疗乙型肝炎，以避免诱导 HIV 对 NAs 产生耐药性。

（2）肾功能不全患者

① 肌酐清除率＜60mL/min，不能选择 TDF 或调整 TDF 剂量。

② 30mL/min＜肌酐清除率＜50mL/min，可考虑选择包含 TAF+FTC/LAM 的方案。TAF 尚未被批准应用于肌酐清除率＜30mL/min 的患者。

③ 不能使用 TDF/TAF 时，在高效抗逆转录病毒治疗（HAART）方案的基础上应加用 ETV。

（3）妊娠期妇女　如 HIV 和 HBV 合并感染者为妊娠期妇女，建议使用包含 LAM/FTC＋TDF 在内的用药方案。

8. HBV 相关肝衰竭患者

（1）HBV 相关急性、亚急性、慢加急性和慢性肝衰竭患者，若 HBsAg 阳性建议应用 ETV、TDF 或 TAF 抗病毒治疗。

（2）抗 HBV 治疗可改善 HBV 相关慢加急性肝衰竭（ACLF）的长期预后。早期快速降低 HBV DNA 定量水平是治疗的关键，若 HBV DNA 定量水平在 2～4 周内能下降 2 lg IU/mL，患者生存率可提高。

9. HBV 相关 HCC 患者

（1）HBV DNA 阳性的 HCC 患者接受抗 HBV 治疗可减少 HCC 术后的复发，提高总体生存率。抗病毒药物应选择快速、强效的 NAs（ETV、TDF 或 TAF）。无禁忌证患者也可应用干扰素-α。

（2）HBsAg 阳性而 HBV DNA 阴性的 HCC 患者接受肝脏切除、肝动脉化学治疗栓塞术、放射治疗或全身化学治疗时，都可能出现 HBV 再激活，建议应用 ETV、TDF 或 TAF 抗病毒治疗。

10. 因 HBV 相关感染进行肝移植患者

（1）如移植前 HBV DNA 定量阴性，则意味着再感染风险低，可在术前尽早使用强效低耐药的 NAs，即 ETV、TDF 或 TAF，预防 HBV 再激活，术后无需加用 HBIG。

（2）如移植前 HBV DNA 阳性，则意味着再感染风险高。术前尽早使用强效低耐药的 NAs 以降低 HBV DNA 水平；术中无肝期应静脉注射 HBIG；术后除了长期应用 NAs，还应联合应用低剂量 HBIG 持续 0.5～1.0 年，此后再继续单用 NAs。

第二节　丙型肝炎防治指南

一、术语

(1) HCV 感染　HCV 在体内活跃复制。其标志是血液中 HCV RNA 阳性。

(2) 慢性 HCV 感染　感染 HCV 后，感染持续 6 个月或更长时间。

(3) 持续病毒学应答（SVR）　按照治疗方案完成治疗 12 周后，血液中检测不到 HCV RNA。SVR 被认为相当于 HCV 感染被治愈。

(4) 病毒学突破　治疗期间血液中检测不到 HCV RNA，但在随后治疗过程中又检测到 HCV RNA，且不是由新的 HCV 感染引起的。

(5) 复发　治疗结束时血液中检测不到 HCV RNA，但在治疗结束后 12 周内检测到 HCV RNA。

(6) 初治　既往未经过任何抗病毒药物治疗。

(7) 聚乙二醇干扰素-α 联合利巴韦林或者联合索磷布韦经治　既往经过规范的聚乙二醇干扰素-α 联合利巴韦林（RBV）抗病毒治疗，或者再同时联合索磷布韦（SOF）治疗，或者 SOF 联合 RBV 治疗，但是治疗失败。

(8) DAAs 经治　既往经过规范的 DAAs 抗病毒治疗，但是治疗失败，包括含 NS5A 抑制剂的 DAAs 经治和不含 NS5A 抑制剂的 DAAs 经治。

(9) 耐药相关替代突变（RASs）　可导致 DAAs 耐药的基因位点置换（氨基酸替代）。

二、流行病学和预防

1. 流行病学

（1）我国一般人群 HCV 感染者约 560 万例，如加上高危人群和高发地区的 HCV 感染者，估计约 1000 万例。

（2）HCV 基因 1b 型和 2a 型在我国较为常见，其中以 1b 型为主，约占 56.8%，其次为 2 型和 3 型，基因 4 型和 5 型非常少见，6 型相对较少。

（3）HCV 主要经血液传播。1993 年前最主要的传播途径包括经输血和血制品、单采血浆回输血细胞传播。我国自 1993 年对献血员筛查抗-HCV，经输血和血制品传播已很少发生。现阶段的主要传播途径为：经破损的皮肤和黏膜传播、母婴传播和性接触传播。

（4）发生 HCV 意外暴露后，需要立即清洗消毒，并检测外周血抗-HCV 和 HCV RNA，如果均为阴性，则在 1 周后和 2 周后再次检测 HCV RNA，如果 HCV RNA 仍然为阴性，基本可以排除感染；如果 1 周或 2 周后 HCV RNA 阳转，可以再过 12 周观察是否发生 HCV 自发清除，如果不能自发清除，HCV RNA 仍然为阳性，则可启动抗病毒治疗。

2. 预防

目前，尚无有效的预防性丙型肝炎疫苗可供使用。

三、病原学

HCV 属于黄病毒科（*Flaviviridae*）肝炎病毒属。HCV 基因组为单股正链 RNA，约由 9.6×10^3 个核苷酸组成。HCV 基因组含有一个开放读框（ORF），编码 10 余种结构和非结构（NS）蛋白（NS2、NS3、NS4A、NS4B、NS5A 和 NS5B），NS3/4A、NS5A 和 NS5B 是目前 DAAs 的

主要靶位。

HCV基因易变异，目前可至少分为8个基因型及57个亚型。

四、自然史

暴露于HCV后1～3周，在外周血可检测到HCV RNA。急性HCV感染者出现临床症状时，仅50%～70%抗-HCV阳性，3个月后约90%的患者抗-HCV阳转。大约45%的急性HCV感染者可自发清除病毒，多数发生于出现症状后的12周内。病毒血症持续6个月仍未清除者为慢性HCV感染，急性丙型肝炎慢性化率为55%～85%。病毒清除后，抗-HCV仍可阳性。

肝硬化和HCC是慢性丙型肝炎患者的主要死因。肝硬化失代偿年发生率为3%～4%。一旦发生肝硬化，10年生存率约为80%。如出现失代偿，10年的生存率仅为25%。HCC患者在诊断后的第1年，死亡的可能性为33%。

五、实验室检查

1. HCV血清学检测

（1）抗-HCV检测可用于HCV感染者的筛查。对于抗-HCV阳性者，应进一步检测HCV RNA，以确定是否为现症感染。一些自身免疫病患者可出现抗-HCV假阳性，血液透析和免疫功能缺陷或合并HIV感染者可出现抗-HCV假阴性，急性丙型肝炎患者可因为处于窗口期出现抗-HCV阴性。

（2）HCV核心抗原是HCV复制的标志物，在HCV RNA检测不可及时，它可替代HCV RNA用于诊断急性或慢性HCV感染。

2. HCV RNA、基因型和变异检测

（1）HCV RNA 定量检测　适用于 HCV 现症感染的确认、抗病毒治疗前基线病毒载量分析，以及治疗结束后的应答评估。尽量用高敏的 HCV RNA 检测（检测下限≤15 IU/mL）。

（2）HCV 基因分型　用基因型特异性 DAAs 方案治疗的感染者，需要先检测基因型。

（3）HCV RASs 检测　目前检测 RASs 的方法包括 PCR 产物直接测序法和新一代深度测序方法。现推荐的 DAAs 方案不再需要检测 RASs。

六、肝纤维化的无创诊断

1. APRI 评分

APRI 评分＝AST（ULN）/血小板计数（$\times 10^9$/L）$\times$100。成人 APRI 评分＞2，预示患者已经发生肝硬化。

2. FIB-4 指数

FIB-4＝［年龄（岁）$\times$AST（U/L）］/［血小板计数（$\times 10^9$/L）$\times \sqrt{ALT（U/L）}$］。成人 FIB-4＞3.25，预示患者已经发生进展性肝纤维化。

3. 瞬时弹性成像（TE）

肝硬度测定值（LSM）≥14.6kPa 诊断为肝硬化，9.3kPa≤LSM＜14.6kPa 可诊断进展性肝纤维化，7.3kPa≤LSM≤9.3kPa 可诊断显著肝纤维化，LSM＜9.3kPa 可排除肝硬化，LSM＜7.3kPa 排除进展性肝纤维化。

4. 磁共振弹性成像（MRE）

MRE 较为昂贵、耗时，目前更适合于研究。

这些无创指标联合应用，可以提高肝纤维化的诊断准确

率。当结果不一致时，建议进行肝组织学检查以明确诊断。

七、影像学诊断

1. 腹部超声检查

操作简便、直观、无创、价廉，超声检查已成为肝脏检查最常用的重要方法。该方法可以协助判断肝脏和脾脏的大小和形态、肝内重要血管情况及肝内有无占位性病变，但容易受到仪器设备、解剖部位及操作者的技术和经验等因素的限制。

2. CT

CT是肝脏病变诊断和鉴别诊断的重要影像学检查方法，用于观察肝脏形态，及时发现占位性病变和鉴别其性质，动态增强多期CT扫描对于HCC的诊断具有高灵敏度和特异度。

3. MRI

无放射性辐射，组织分辨率高，可以多方位、多序列成像，对肝脏的组织结构变化如出血坏死、脂肪变性及肝内结节的显示和分辨率优于CT和超声。动态增强多期MRI扫描及特殊增强剂显像对鉴别良性和恶性肝内占位性病变优于CT。

八、病理学诊断

丙型肝炎的肝脏组织病理学与其他病毒性肝炎相似，可有小叶内及汇管区炎症等多种病变。其病理学特征包括：肝窦内可见单个核细胞串珠样浸润；汇管区可见淋巴细胞聚集性浸润，甚至淋巴滤泡样结构形成；可见小胆管损伤，甚至小胆管结构破坏，细胞角蛋白（CK）19免疫组织化学染色有助于鉴别；可见肝细胞大小泡混合或大泡性脂肪变性，区带分布不明显，基因 3 型、1 型和 4 型较易见。肝活检组织学评价建议采用 Metavir 或 Ishak 评分系统。

急性丙型肝炎无肝纤维化，肝细胞脂肪变性较轻或无，一般无界面炎（旧称碎屑样坏死），临床上除非与其他肝病相鉴别，通常不行肝活检。

九、临床诊断

1. 急性丙型肝炎的诊断

（1）流行病学史　有明确的就诊前 6 个月以内的流行病学史，如输血史、应用血液制品史、不安全注射及文身等其他明确的血液暴露史。

（2）临床表现　可有全身乏力、食欲减退、恶心和右季肋部疼痛等，少数伴低热，轻度肝大，部分患者可出现脾大，少数患者可出现黄疸。多数患者无明显症状，表现为隐匿性感染。

（3）实验室检查　ALT 可呈轻度和中度升高，也可在正常范围之内，有明确的 6 个月以内抗-HCV 和/或 HCV RNA 检测阳性的结果。部分患者的 HCV RNA 可在 ALT 恢复正常前转阴，但也有 ALT 恢复正常而 HCV RNA 持续阳性者。

有上述（1）＋（2）＋（3）或（2）＋（3）者可诊断为急性丙型肝炎。

2. 慢性丙型肝炎（CHC）的诊断

（1）诊断依据　HCV 感染超过 6 个月，或有 6 个月以前的流行病学史，或感染日期不明。抗-HCV 及 HCV RNA 阳性，肝脏组织病理学检查符合慢性肝炎。或根据症状、体征、实验室检查及影像学检查结果综合分析，亦可诊断。

（2）病变程度判定　肝组织病理学诊断可以判定肝脏炎

症分级和纤维化分期。HCV 单独感染极少引起肝衰竭，HCV 重叠 HIV、HBV 等病毒感染，过量饮酒或应用肝毒性药物时，可发展为肝衰竭。

（3）慢性丙型肝炎肝外表现　肝外临床表现或综合征可能是机体异常免疫应答所致，包括类风湿关节炎、眼口干燥综合征、扁平苔藓、肾小球肾炎、混合型冷球蛋白血症、B 细胞淋巴瘤和迟发性皮肤卟啉病等。

十、治疗目标和终点

1. 抗病毒治疗的目标

清除 HCV，获得治愈，清除或减轻 HCV 相关肝损害和肝外表现，逆转肝纤维化，阻止或延缓进展为肝硬化、失代偿期肝硬化、肝衰竭或 HCC，提高患者的长期生存率，改善患者的生活质量，预防 HCV 传播。

2. 治疗终点

抗病毒治疗结束后 12 周，采用敏感检测方法（检测下限 $\leqslant 15IU/mL$）检测血清或血浆 HCV RNA 检测不到（SVR12）。

十一、抗病毒治疗的适应证

（1）所有 HCV RNA 阳性的患者，不论是否有肝硬化、合并慢性肾脏疾病或者肝外表现，均应接受抗病毒治疗。

（2）进展期肝纤维化或肝硬化，显著肝外表现（如 HCV 相关混合型冷球蛋白血症血管炎、HCV 免疫复合物相关肾病、非霍奇金 B 细胞淋巴瘤等），肝移植后 HCV 复发，合并加速肝病进展的疾病（其他实质器官或干细胞移植术后、HBV/HCV 共感染、HIV/HCV 共感染、糖尿病等），传播 HCV 高风险的患者（静脉药瘾者、男男性行为者、有生育愿望的育龄期女性、血液透析患者等）需立即进行治疗。

（3）育龄期女性在 DAAs 治疗前先筛查是否已经妊娠，已经妊娠者，可在哺乳期结束后给予抗病毒治疗。如果妊娠试验排除妊娠，则应告知，避免在服用 DAAs 期间妊娠。

十二、治疗前的评估

（1）治疗前需评估肝脏疾病的严重程度，是否存在进展期肝纤维化或者肝硬化。有失代偿期肝硬化病史者，不推荐使用含 NS3/4A 蛋白酶抑制剂的方案。代偿期肝硬化患者，若不能进行密切临床或实验室监测，不推荐使用含 NS3/4A 蛋白酶抑制剂的方案。进展期肝纤维化和肝硬化治疗后即使获得 SVR，也需要监测 HCC 的发生，以及肝硬化并发症的发生情况。基线评估纤维化分期应采用无创诊断方法，仅在有其他潜在病因时才进行肝活检。

（2）治疗前需评估肾功能［肌酐/估算肾小球滤过率（eGFR）］。

（3）如果感染者采用基因型特异性 DAAs 方案治疗，需要先检测基因型。在基因 3b 亚型流行率超过 5% 的地区，也需要检测基因型。

（4）不推荐治疗前行 HCV RASs 检测。

（5）治疗前需要检测 HBsAg 以了解有无合并 HBV 感染。

（6）治疗前评估患者的合并疾病以及合并用药，评估 DAAs 与合并用药间的潜在药物间相互作用。特定细胞色素酶 P450/P 糖蛋白诱导剂（如卡马西平、苯妥英钠）可显著降低 DAAs 的血药浓度，禁与所有 DAAs 治疗方案合用。

十三、DAAs 药物

在国际上已经获批准的 DAAs 中，大部分已经在我国获得批准。DAAs 汇总情况见表 1-3。

表 1-3　丙型肝炎直接抗病毒药物分类

类别	药品	规格	使用剂量
泛基因型			
NS5B 聚合酶核苷类似物抑制剂/NS5A 抑制剂	索磷布韦/维帕他韦	400mg/100mg	1 片，qd
NS5B 聚合酶核苷类似物抑制剂/NS5A 抑制剂/ NS3/4A 蛋白酶抑制剂	索磷布韦/维帕他韦/伏西瑞韦	400mg/100mg/100mg	1 片，qd
NS5A 抑制剂	可洛派韦	60mg	1 粒，qd
NS5A 抑制剂	拉维达韦	200mg	1 片，qd
NS5B 聚合酶核苷类似物抑制剂	索磷布韦	400mg	1 片，qd
基因型特异性			
NS3/4A 蛋白酶抑制剂/NS5A 抑制剂	艾尔巴韦/格拉瑞韦	50mg/100mg	1 片，qd
NS3/4A 蛋白酶抑制剂	达诺瑞韦	100mg	1 片，bid
NS5A 抑制剂	依米他韦	100mg	1 粒，qd
NS5A 抑制剂/ NS5B 聚合酶核苷类似物抑制剂	来迪派韦/索磷布韦	90mg/400mg	1 片，qd

十四、泛基因型方案

1. 索磷布韦/维帕他韦

索磷布韦/维帕他韦 400mg/100mg，1 次/天，治疗基因 1～6 型初治或者聚乙二醇干扰素-α 联合利巴韦林或联合索磷布韦（PRS）经治患者，无肝硬化或代偿期肝硬化患者的疗程为12周，针对基因3型代偿期肝硬化或者3b型患者可以考虑增加RBV，失代偿期肝硬化患者联合RBV的疗程为12周。含NS5A抑制剂的DAAs经治患者，如果选择该方案，需要联合RBV，疗程为24周。

2. 可洛派韦/索磷布韦

可洛派韦60mg联合索磷布韦400mg，1次/天，一项Ⅱ期临床试验纳入初治的基因1、2、3或6型HCV感染者110例，SVR12率为99.1%。

3. 格卡瑞韦/哌仑他韦

格卡瑞韦/哌仑他韦300mg/120mg，1次/天，治疗HCV基因1～6型，疗程为8～16周。该方案禁用于肝功能失代偿或既往曾有肝功能失代偿史的患者。

4. 索磷布韦/维帕他韦/伏西瑞韦

治疗基因1～6型，既往含NS5A抑制剂的DAAs治疗失败患者，疗程为12周。针对基因3型不含NS5A抑制剂的DAAs治疗失败患者，或者基因3型初治或PRS经治肝硬化患者，可选择该方案治疗12周。

十五、基因型特异性方案

1. 基因1型

（1）艾尔巴韦/格拉瑞韦　治疗基因1型初治以及聚乙二醇干扰素-α联合利巴韦林（PR）经治患者，疗程为12周。但是针对基因1a型，在既往抗病毒治疗过程中就失败的患者，需要联合RBV，并且疗程延长至16周。

（2）来迪派韦/索磷布韦　可用于成人以及大于12岁的青少年患者。无肝硬化及代偿期肝硬化患者的疗程为12周，初治的无肝硬化患者也可予8周疗程。失代偿期肝硬化患者，应联合 RBV，疗程为 12 周；或者，如有 RBV 禁忌或不耐受，则不使用 RBV，但疗程延长至 24 周。

（3）依米他韦联合索磷布韦　Ⅲ期临床试验纳入 362 例受试者，SVR12 率为 99.7%。

（4）达诺瑞韦联合拉维达韦　我国地区Ⅱ/Ⅲ期临床试验中 424 例初治无肝硬化 HCV 基因 1 型患者，接受拉维达韦联合达诺瑞韦、利托那韦和 RBV 治疗 12 周，总体 SVR12 率为 96%（ITT 分析）和 99%（PPS 分析）。

2. 基因 2 型

索磷布韦/来迪派韦 400mg/90mg，1 次/天，疗程为 12 周。

3. 基因 3 型

可选择上述泛基因型药物。索磷布韦/维帕他韦治疗 12 周，在亚洲人群中，HCV 基因 3a 和 3b 型的 SVR12 率分别为 95% 和 76%。索磷布韦/维帕他韦联合或不联合 RBV，国内的真实世界研究结果显示，HCV 基因 3a 和 3b 型患者的 SVR12 率分别为 98.1% 和 92.2%。

4. 基因 4 型

（1）艾尔巴韦/格拉瑞韦　艾尔巴韦/格拉瑞韦 1 片，1 次/天，治疗基因 4 型初治以及 PR 经治患者，疗程为 12 周。但是在抗病毒治疗过程中就失败的患者，需要联合 RBV，并且疗程延长至 16 周。

（2）来迪派韦/索磷布韦　来迪派韦/索磷布韦 1 片，1 次/天，可用于成人以及大于 12 岁的青少年初治患者，无肝硬化或者代偿期肝硬化，疗程为 12 周。经治患者不建议使用此方案。

5. 基因 5/6 型

来迪派韦/索磷布韦 1 片，1 次/天，无肝硬化或者代偿期肝硬化，疗程为 12 周。经治患者不建议使用此方案。

治疗方案汇总详见表 1-4 和表 1-5。

**表 1-4　初治或 PRS 经治的无肝硬化
丙型肝炎病毒感染者治疗方案**

HCV基因型	既往治疗经验	SOF /VEL	SOF /CLP	GLE /PIB	SOF /LDV	GZR /EBR	SOF /EMV	DNV /RDV
1a 型	初治	12 周	12 周	8 周	12 周	—	—	—
	经治	12 周	12 周	8 周	12 周	—	—	—
1b 型	初治	12 周	12 周	8 周	8 周 /12 周	12 周	12 周	12 周
	经治	12 周	12 周	8 周	12 周	12 周	12 周	12 周
2 型	初治	12 周	12 周	8 周	12 周	—	—	—
	经治	12 周	12 周	8 周	12 周	—	—	—
3 型	初治	12 周	12 周	8 周	—	—	—	—
	经治	12 周	12 周	16 周	—	—	—	—
4 型	初治	12 周	12 周	8 周	12 周	12 周	—	—
	经治	12 周	12 周	8 周	—	16 周 + RBV	—	—
5 型	初治	12 周	12 周	8 周	12 周	—	—	—
	经治	12 周	12 周	8 周	—	—	—	—
6 型	初治	12 周	12 周	8 周	12 周	—	—	—
	经治	12 周	12 周	8 周	—	—	—	—

注：PRS—聚乙二醇干扰素-α 联合利巴韦林或索磷布韦；SOF—索磷布韦；VEL—维帕他韦；CLP—可洛派韦；GLE—格卡瑞韦；PIB—哌仑他韦；LDV—来迪派韦；GZR—格拉瑞韦；EBR—艾尔巴韦；EMV—依米他韦；DNV—达诺瑞韦；RDV—拉维达韦；RBV—利巴韦林。"—"表示不适用。

表 1-5 初治或 PRS 经治的代偿期肝硬化
丙型肝炎病毒感染者治疗方案

HCV基因型	既往治疗经验	SOF/VEL	SOF/CLP	GLE/PIB	SOF/LDV	GZR/EBR	SOF/EMV
1a 型	初治	12 周	12 周	12 周	12 周	—	—
	经治	12 周	12 周	12 周	12 周	—	—
1b 型	初治	12 周	12 周	12 周	12 周	12 周	12 周
	经治	12 周	12 周	12 周	12 周	12 周	12 周
2 型	初治	12 周	12 周	12 周	12 周	—	—
	经治	12 周	12 周	12 周	12 周	—	—
3 型	初治	12 周＋RBV	12 周＋RBV	12 周	—	—	—
	经治	12 周＋RBV	12 周＋RBV	16 周	—	—	—
4 型	初治	12 周	12 周	12 周	12 周	12 周	
	经治	12 周	12 周	12 周		16 周＋RBV	
5 型	初治	12 周	12 周	12 周	12 周	—	—
	经治	12 周	12 周	12 周			
6 型	初治	12 周	12 周	12 周	12 周		
	经治	12 周	12 周	12 周			

注：PRS—聚乙二醇干扰素-α 联合利巴韦林或索磷布韦；SOF—索磷布韦；VEL—维帕他韦；CLP—可洛派韦；GLE—格卡瑞韦；PIB—哌仑他韦；LDV—来迪派韦；GZR—格拉瑞韦；EBR—艾尔巴韦；EMV—依米他韦；RBV—利巴韦林。"—"表示不适用。

十六、特殊人群抗病毒治疗

1. 失代偿期肝硬化患者的治疗和管理

代偿期肝硬化或曾有失代偿病史的患者禁止使用 NS3/

4A 蛋白酶抑制剂类 DAAs 以及干扰素。失代偿期肝硬化患者可以选择来迪派韦/索磷布韦（基因 1、4、5、6 型）或索磷布韦/维帕他韦（泛基因型），以及 RBV（<75kg 者 1000mg/d，≥75kg 者 1200mg/d）治疗 12 周。如果患者有 RBV 禁忌或无法耐受 RBV，则不联合 RBV，但疗程延长至 24 周。

2. 儿童的治疗和管理

3 岁以下儿童，目前尚无推荐的 DAAs 治疗方案。3 岁以上儿童及青少年，建议使用 DAAs 治疗，以干扰素为基础的方案不再推荐用于儿童及青少年患者。12 岁以下儿童，目前国内暂无获批的 DAAs 剂型。

（1）3 岁以上，体重低于 17kg 的儿童，索磷布韦/维帕他韦推荐剂量为每天 150mg/37.5mg；对于体重 17～30kg 的儿童，索磷布韦/维帕他韦推荐剂量为每天 200mg/50mg；对于体重≥30kg 的儿童，索磷布韦/维帕他韦推荐剂量为每天 400mg/100mg。

（2）12 岁及以上或者体重超过 35kg，基因 1、4、5、6 型感染，初治/经治无肝硬化，或初治代偿期肝硬化患者予以 400mg 索磷布韦/90mg 来迪派韦治疗 12 周，经治代偿期肝硬化患者治疗 24 周。HCV 基因 2 型患者予以 400mg 索磷布韦联合 RBV 治疗 12 周，HCV 基因 3 型患者治疗 24 周。

3. 肾损伤患者的治疗和管理

（1）所有合并 HCV 感染的慢性肾脏病（CKD，包括慢性肾病、血液透析及肾衰竭）患者均应立即接受抗病毒治疗。NS3/4A 蛋白酶抑制剂、NS5A 抑制剂和 NS5B 非核苷聚合酶抑制剂，这三类中大部分药物主要经过肝脏代谢，可用于 CKD 患者，如艾尔巴韦/格拉瑞韦、格卡瑞韦/哌仑他韦。NS5B 核苷聚合酶抑制剂（索磷布韦）主要代谢产物 GS-331007 的主要消除途径是肾清除。

① HCV 感染合并 CKD 1～3b 期患者 [eGFR≥30mL/ (min·1.73m^2)]：DAAs 的选择与没有 CKD 的患者一致。

② HCV 感染合并 CKD 4～5 期 [eGFR<30mL/ (min·1.73m^2)] 和 CKD 5D 期（透析）患者：首选格拉瑞韦/艾尔巴韦（基因 1、4 型），索磷布韦/维帕他韦（泛基因型），其次选来迪派韦/索磷布韦（基因 1、4、5、6 型）。

（2）肾移植后，CKD 1～5 期患者，可以选择来迪派韦/索磷布韦（基因 1、4、5、6 型），或者索磷布韦/维帕他韦（泛基因型），不需要调整免疫抑制剂剂量。

4. 肝移植患者的治疗和管理

（1）等待肝移植患者

① 如果 MELD 评分<18～20，应在移植前尽快开始抗病毒治疗。如果肝功能改善明显，患者甚至可能从移植等待名单中移除。

② 如果 MELD 评分≥18～20，应首先进行肝移植，移植后再进行抗 HCV 治疗。但是，如果等待时间超过 6 个月，可根据具体情况在移植前进行抗 HCV 治疗。

③ 如果无肝硬化或是代偿期肝硬化，应在肝移植前开始抗病毒治疗，以预防 HCV 复发及移植后并发症。

④ 如果需要立即肝移植，也可在肝移植后进行抗病毒治疗，亦可获得较高 SVR 率。

（2）肝移植后 HCV 复发或再感染患者

① 如果无肝硬化或是代偿期肝硬化，用来迪派韦/索磷布韦（基因 1、4、5、6 型）或索磷布韦/维帕他韦（泛基因型）治疗 12 周。

② 如果是失代偿期肝硬化，用来迪派韦/索磷布韦（基因 1、4、5、6 型）或索磷布韦/维帕他韦（泛基因型）治疗。

5. 静脉药瘾者（people who inject drugs，PWID）以及接受阿片类似物替代治疗（opioid substitution therapy，OST）者的治疗和管理

（1）PWID 应定期自愿检测抗-HCV 和 HCV RNA，所有感染 HCV 的 PWID 都应立即接受抗病毒治疗，选择无干扰素的全口服 DAAs 治疗方案，具体方案同普通患者，注意治疗时的药物-药物相互作用（DDI）问题。

（2）仍有持续高危行为的 PWID 应在 SVR 后监测 HCV 再次感染的情况，至少每年进行 1 次 HCV RNA 评估。SVR 后随访中 HCV 再次感染者应再次给予抗 HCV 治疗。

6. 血友病/地中海贫血等血液疾病患者的治疗和管理

当血友病、地中海贫血、镰刀细胞贫血等血液系统疾病患者合并 HCV 感染时，HCV 抗病毒治疗的指征不变，选择无干扰素、无 RBV 的全口服 DAAs 治疗方案，具体方案同普通患者。

7. 精神疾病患者的治疗和管理

（1）有精神病史的 HCV 患者，予以无干扰素的 DAAs 抗 HCV 治疗。

（2）抗 HCV 治疗前应评估精神状态，治疗期间注意监测精神状态，必要时予以抗精神疾病类药物治疗。

（3）在使用抗精神疾病类药物和抗 HCV 药物治疗时，要注意 DDI 问题。

8. 合并 HBV 感染患者的治疗和管理

（1）合并 HBV 感染时，针对 HCV 的治疗与单纯 HCV 感染治疗的方案相同。

（2）如果患者同时符合 HBV 抗病毒治疗指征，可考虑予以干扰素-α 或 NAs 抗 HBV 治疗。

（3）HBsAg 阳性患者，在抗 HCV 治疗期间和治疗后 3

个月内，联合 NAs 预防 HBV 再激活。

9. HIV/HCV 合并感染患者的治疗和管理

（1）HIV/HCV 合并感染患者均应进行抗 HCV 治疗，并应进行抗逆转录病毒治疗（ART）。$CD4^+$ T 淋巴细胞数 < 200 个/μL 推荐先启动 ART，待免疫功能得到一定程度恢复后再适时开始抗 HCV 治疗。ART 药物宜选择肝脏毒性较小的药物。

（2）合并 HIV 感染时，针对 HCV 的治疗与单纯 HCV 感染的 DAAs 治疗方案相同，SVR 率与无 HIV 感染人群相同。

（3）如 DAAs 与抗逆转录病毒药物有相互作用，治疗方案和药物剂量需要调整。

10. 急性丙型肝炎患者的治疗和管理

急性丙型肝炎患者可以给予索磷布韦/维帕他韦（泛基因型）、格卡瑞韦/哌仑他韦（泛基因型）、格拉瑞韦/艾尔巴韦（基因 1b 型或 4 型）或来迪派韦/索磷布韦（基因 1、4、5、6 型）治疗 8 周。

十七、经治患者的再次治疗

1. 经治患者的定义

经过规范抗病毒治疗，仍不能获得 SVR 的患者，定义为经治患者。

2. 经治患者的分类

经治患者分为两大类，PRS 经治和 DAAs 经治。

（1）PRS 经治 既往经过规范的聚乙二醇干扰素-α 联合 RBV（PR）抗病毒治疗，或者 PR 联合索磷布韦治疗，或者索磷布韦联合 RBV 治疗，但是治疗失败。

（2）DAAs 经治 既往经过规范的 DAAs 抗病毒治疗，但是治疗失败，包括含 NS5A 抑制剂的 DAAs 经治和不含

NS5A 抑制剂的 DAAs 经治。

3. 治疗

（1）PRS 经治患者选择的 DAAs 治疗方案与初治患者类似，仅有一些基因型或者肝硬化的患者需要延长疗程，具体参照上文"十五、基因型特异性方案"的推荐意见。

（2）建议 DAAs 经治患者于再治疗前进行 HCV RASs 检测，根据 RASs 结果指导再次治疗方案的选择。

（3）无肝硬化或代偿期肝硬化患者适用如下治疗方案。

① 包含蛋白酶抑制剂或 NS5A 抑制剂的方案治疗失败的 DAAs 经治患者：可以给予索磷布韦/维帕他韦/伏西瑞韦联合治疗 12 周。

② 基因 1、2 型 DAAs 经治失败的患者：可给予索磷布韦/维帕他韦联合 RBV 治疗，疗程为 24 周。

③ 非常难治的 DAAs 经治患者（包含蛋白酶抑制剂或 NS5A 抑制剂的方案治疗失败 2 次，有 NS5A RASs）：可予以索磷布韦/维帕他韦/伏西瑞韦联合，同时加用 RBV（<75kg 者 1000mg/d，≥75kg 者 1200mg/d）治疗 12 周或 16 周。

（4）失代偿期肝硬化、包含蛋白酶抑制剂或 NS5A 抑制剂的方案治疗失败的患者禁用蛋白酶抑制剂，应再次予以索磷布韦/维帕他韦，同时加用 RBV（<75kg 者 1000mg/d，≥75kg 者 1200mg/d）治疗 24 周。

十八、治疗过程中的监测

应进行疗效监测和安全性监测。

1. 疗效监测

主要是检测 HCV RNA，建议在治疗的基线、治疗第 4 周、治疗结束时、治疗结束后 12 周检测 HCV RNA。

2. 安全性监测

（1）接受包含 DAAs 治疗方案的患者每次就诊时均需评估临床不良反应，需在基线、治疗后 4、12、24 周或有临床症状时监测 ALT 水平。蛋白酶抑制剂在严重肝损伤患者中的不良反应发生率很高，因此，含有蛋白酶抑制剂的治疗方案禁用于失代偿期肝硬化或有失代偿病史的患者。

（2）治疗期间 ALT 升高的处理

① ALT 出现 10 倍升高，需提前终止治疗。

② ALT 升高小于 10 倍时，伴有疲乏、恶心、呕吐、黄疸或胆红素、碱性磷酸酶、INR 显著升高，需提前终止治疗。

③ ALT 升高小于 10 倍，且无症状者，密切监测，每 2 周复查一次，如果 ALT 水平持续升高，需提前终止治疗。

（3）使用 DAAs 治疗，应特别了解药品说明书中指出的具有相互作用的其他药物，如果可能的话，HCV 治疗期间应停止有相互作用的合并用药，或者转换为具有较少相互作用的合并用药，具体的处理流程可参见《丙型肝炎直接抗病毒药物应用中的药物相互作用管理专家共识》。为尽量避免药物不良反应及 DDI，在相同疗程可获得相似的 SVR 率时，2 种 DAAs 药物的联合用药优于 3 种 DAAs 联合用药。

（4）育龄期妇女和/或其男性性伴侣在使用 RBV 时，必须在用药时以及停药后 6 个月内采用有效的避孕措施。

十九、随访

1. 未治疗或治疗失败患者的监测和管理

（1）对于因某种原因未进行抗病毒治疗者，应该明确未治疗的原因，以及未治疗原因对于丙型肝炎疾病进展的可能影响。根据未治疗的具体原因和疾病状态，首先治疗对于总体生存影响最重要的疾病，积极治疗禁忌证和并发疾病，寻找抗病毒治疗时机。如果确实目前不能治疗，推荐以无创诊断方式每年复查，评价1次肝纤维化的进展情况，对于有肝硬化基础的患者，推荐每6个月复查1次腹部超声和血清甲胎蛋白。

（2）对于既往抗病毒治疗失败者，应该明确既往治疗的方案、治疗失败的临床类型（无应答、复发或突破）、有无肝硬化，根据药物可及性和DAAs的靶点不同，选择无交叉靶点的DAAs组合方案。并推荐以无创诊断方式每年复查1次，评价肝纤维化的进展情况，对于有肝硬化基础的患者，推荐每6个月复查1次腹部超声和血清甲胎蛋白。每年复查1次胃镜，观察食管-胃底静脉曲张情况。

2. 进展期肝纤维化和肝硬化患者的监测和管理

对于进展期肝纤维化和肝硬化患者，无论抗病毒治疗是否获得SVR，均应该每6个月复查1次腹部超声和血清甲胎蛋白，筛查HCC。每年复查1次胃镜，观察食管-胃底静脉曲张情况。

第三节　非酒精性脂肪性肝病与相关代谢紊乱诊疗共识

非酒精性脂肪性肝病（NAFLD）指除外过量饮酒和其他明确的损肝因素所致的肝细胞内脂肪沉积，包括从单纯的肝脂肪变性（NAFL）到非酒精性脂肪性肝炎（NASH），以致一部分最终发展为肝硬化，甚至演变为肝细胞癌。NAFLD患病率的上升与中心性肥胖、2型糖尿病、代谢综合征（MS）的患病率上升相一致。

一、诊断

1. NAFLD 的诊断

（1）临床特征

① 临床可无症状。部分可出现乏力、消化不良、肝区隐痛、肝脾大等症状及体征，常伴有超重/肥胖，可以伴有内分泌代谢疾病和 MS 其他组分表现。

② "非酒精性"界定：无过量饮酒史，男性饮酒折合乙醇量<30g/d（<210g/周），女性<20g/d（<140g/周）[计算方法：乙醇的摄入量（g）＝饮酒量（mL）×酒精度数（%）×0.8]。

③ 排除引起 NAFLD 或肝酶升高的其他肝病：病毒性肝炎、自身免疫性肝炎（AIH）、乳糜泻、肝豆状核变性、α_1-抗胰蛋白酶缺乏等慢性肝病以及肝脏恶性肿瘤、感染和胆道疾病。对于肝酶异常的 HBsAg 阳性患者，若其血清 HBV DNA 滴度低于检测下限且存在代谢危险因素时，其肝酶异常有可能是 NAFLD。

④ 除外服用可能导致脂肪肝的药物：糖皮质激素、合成雌激素、他莫昔芬、胺碘酮、丙戊酸钠、奥氮平、甲氨蝶呤等。

⑤ 伴随全身疾病的继发性脂肪性肝病：全胃肠外营养、炎症性肠病、垂体前叶功能减退症、甲状腺功能减退症、脂肪萎缩症、性腺功能减退症等。此时疾病的命名应该包括病因和相应的病理改变，例如肠外营养诱导性脂肪性肝病（或脂肪性肝炎），而不是笼统地诊断为"继发性脂肪性肝病"。

（2）实验室（肝酶学）检查　ALT 和 AST 可轻度升高，通常在正常上限的 1.5～2 倍。没有其他原因可以解释的肝酶轻度异常可以考虑 NAFLD 的诊断。肝酶升高至正常上限的 2～3 倍，强烈提示 NASH。但仅靠 ALT 和 AST 检测可能会低估 NASH 的诊断，因为很多情况下 NASH 患者肝酶仍在正常范围。另外，在疾病的发展过程中肝酶可能出现波动，甚至在肝硬化阶段可以正常。因此，肝酶轻度升高作为疾病活动的诊断和监测存在一定的局限性。

（3）影像学检查

① 定性诊断

a. 腹部超声检查：具备以下异常表现 2 项以上者可诊断为脂肪肝：肝脏近场回声增强，远场回声减弱；肝脏实质回声致密，强于肾脏实质；肝内血管和胆道结构显示不清。

b. CT 检查：非增强 CT 腹部成像显示肝脏 CT 值降低，可以提示脂肪肝。但该检查灵敏度差，有辐射伤害，临床上不用于常规脂肪肝诊断。

c. 磁共振影像检查：通过对比磁共振肝脏正相位影像（增强水和脂肪信号）和反相位影像（抑制水和脂肪信号），可特异显示肝脏内脂肪沉积，做出脂肪肝的诊断。该方法仍属于定性诊断，且价格昂贵，并不优于超声定性诊断，因此不作为常规诊断脂肪肝的方法。

② 定量诊断

a. ^{1}H 磁共振波谱分析（^{1}H-MRS）：^{1}H-MRS 利用水和脂质分子上的质子磁共振波谱频率的差别，通过测定特定肝区脂质、水分子总量的比例，从而获得精确的肝脏脂肪含量信息（以脂肪含量百分比表示）。目前，^{1}H-MRS 已作为无创定量肝脏脂肪含量的"金标准"应用于临床研究。

b. 标准化超声定量肝脏脂肪含量方法：利用脂肪肝病变在超声影像学上表现为肝脏回声衰减和肝肾回声比值降低的特点，借助计算机图像分析软件对脂肪肝影像学参数进行量化分析，可测定肝脏脂肪含量（以肝脏脂肪含量百分比表示）。其准确性良好（可解释变异量 79.8%），成本低廉，操作简便，更适合于无条件购置 FibroScan 仪器的基层单位进行肝脏脂肪含量的筛查，在临床上具有很好的实用性和可推广性。

c. FibroScan 或 FibroTouch 检查：受控衰减参数（controlled attenuation parameter，CAP）是一项基于 FibroScan 或 FibroTouch 的肝脏瞬时弹性成像平台定量诊断脂肪肝的新技术。CAP 能够检出 5% 以上的肝脂肪变性，可以区分轻度肝脂肪变性与中-重度肝脂肪变性。虽然 CAP 区分不同程度肝脂肪变性的诊断阈值及其动态变化的临床意义尚待明确，但客观的测定值能够增加医生对治疗方法的选择和患者对治疗的依从性。

d. 磁共振弹性成像（MRE）：MRE 利用磁共振技术检测肝脏组织弹性信息，从而对肝脏纤维化进行无创评估，单位以千帕（kPa）表示。

（4）肝活组织病理诊断　是目前区分单纯性脂肪肝和 NASH 的唯一可靠方法。镜下肝细胞大泡性或以混合性为主的脂肪变性面积≥5% 是病理学诊断 NAFLD 的必要条件。NAFLD 的临床诊断通常无需肝活组织检查证实。建议在以下几种情况可以进行肝活组织检查：

① NASH 和进展性纤维化的高危 NAFLD 人群：NASH 和进展性纤维化的高危因素包括：合并 MS 以及 NAFLD 纤维化评分（NFS）>0.676，LSM>9.6。NFS$=-1.675+0.037\times$年龄（岁）$+0.094\times$BMI（kg/m^2）$+1.13\times$是否空腹血糖受损或糖尿病（是$=1$，否$=0$）$+0.99\times$AST/ALT 比值$-0.013\times$血小板（10^9/L）$-0.66\times$血白蛋白（g/dL）。

② 临床疑诊 NAFLD 但需要排除合并其他慢性肝病和明确脂肪肝病因的患者。

③ 用于临床研究。

（5）生物标志物

① 血浆细胞角蛋白18（CK18）片段与NASH有很好的相关性，可以较好地预测NAFLD患者中NASH患病情况，但目前缺乏商品化的检测，尚未建立诊断阈值。

② 其他生物标志物如脂联素、瘦素、抵抗素、胃促生长素、成纤维细胞生长因子21和视黄醇结合蛋白4，在一定程度上可以反映NASH的存在，但尚不能作为诊断指标。

（6）基因分型　目前基因分型主要用于临床研究。

① *PNPLA3 I148M*、*TM6SF2 E167K* 突变个体肝脏脂肪含量更高，NASH发病风险增加。

② 在我国人群中发现，*PNPLA3 I148M* 突变与肝脏脂肪沉积具有相关性，*rs738409G* 等位基因携带者更易发生肝脂肪变性。

2. NAFLD相关代谢紊乱的诊断与评估

NAFLD诊断一旦确定，应该对患者的代谢紊乱状况和心血管风险进行评估。

（1）代谢紊乱的评估

① MS评估：具备以下4项组成成分中的3项或全部者可确诊为代谢综合征。

a. 超重和（或）肥胖，BMI≥25kg/m²。

b. 高血糖：空腹血糖（FPG）≥6.1mmol/L（110mg/dL）和（或）2h PG≥7.8mmol/L（140mg/dL），和（或）已确诊糖尿病并治疗者。

c. 高血压：收缩压/舒张压≥140/90mmHg，和（或）已确诊高血压并治疗者。

d. 血脂紊乱：空腹血甘油三酯≥1.7mmol/L（150mg/dL），和（或）空腹血高密度脂蛋白胆固醇（HDL-C）男性<0.9mmol/L（35mg/dL），女性<1.0mmol/L（39mg/dL）。

② 糖代谢异常的评估

a. 对无糖尿病病史的 NAFLD 患者应筛查糖尿病及糖代谢异常，进行口服 75g 葡萄糖耐量试验（OGTT）以利于糖尿病和糖尿病前期的早期诊断。同步测定胰岛素水平，评估胰岛素抵抗（IR）状态。

b. 对已经确诊的糖尿病患者应常规进行 NAFLD 筛查与评估。

③ 2 型糖尿病患者脂肪肝/NASH 评估：NAFLD 患病率在 2 型糖尿病人群中显著升高，而 2 型糖尿病患者更易发展为 NASH 和进展性纤维化。对 2 型糖尿病合并 NAFLD 患者应该同时评估代谢控制状况和无创肝脏病变严重程度。对合并 MS 或 NFS 评分>0.676 的患者建议行肝活组织病理检查诊断。

（2）是否伴随其他内分泌疾病的评估　多囊卵巢综合征、皮质醇增多症、肾上腺皮质功能减退症、甲状腺功能减退症、垂体前叶功能减退症等。

（3）对 NAFLD 患者心血管疾病（CVD）风险评估　应对 NAFLD 患者心血管相关危险因素进行评估，如心电图和（或）颈动脉内中膜厚度（IMT）等测定，有条件可以测定 C 反应蛋白（CRP）和其他相关的脂肪因子。

二、NAFLD 治疗

1. 生活方式治疗

对超重或肥胖（尤其是腹型肥胖）的 NAFLD 患者，应将以减轻体重为目的的生活方式治疗作为首选。

（1）运动　推荐快步走运动方式，运动时间每周不少于 150min（2.5h）。

（2）控制饮食　限制饮食能量或将目前饮食减少 500kcal/d（1kcal=4.184kJ）。减少含果糖食物和饮料摄入。

目前尚不推荐生酮饮食（高脂肪、低碳水化合物）用于 NAFLD 患者。

（3）减轻体重　对超重和肥胖患者，最初 6 个月以内减轻目前体重的 5%～10%。

2. 避免使用引起肝损伤或引起脂肪肝的药物

包括对乙酰氨基酚、胺碘酮、丙戊酸、他莫昔芬等。

3. 药物治疗

（1）保肝抗炎药物　可合理选用多烯磷脂酰胆碱、维生素 E、双环醇、甘草酸制剂、水飞蓟素（宾）、S-腺苷蛋氨酸和还原型谷胱甘肽等 1～2 种药物作为辅助治疗。保肝抗炎药物的疗程有明显的个体差异，一般的原则是：连续 3 个月检测肝酶在正常范围后，再巩固治疗 3～6 个月，然后逐渐减量停药。

（2）胰岛素增敏剂类　鉴于 IR 在 NAFLD 发病机制中的重要作用，胰岛素增敏剂可能是治疗 NAFLD 最有前景的药物。

① 吡格列酮可以降低肝脏脂肪含量和肝酶水平，改善糖脂代谢紊乱，改善 NAFLD 组织学特征，延缓肝纤维化进展。

② 二甲双胍作为胰岛素增敏剂是 2 型糖尿病的基础用药，但是对 NASH 的组织学改变呈中性结果。

（3）其他降糖药物　胰高血糖素样肽 1（GLP-1）受体激动剂可以降低 NAFLD 患者的肝脏脂肪含量，改善炎症，但相关研究的样本量太小，值得进一步研究。钠-葡萄糖协同转运蛋白 2（SGLT2）抑制剂治疗 NAFLD/NASH 尚处于临床试验阶段。

（4）维生素 E　维生素 E（533mg/d）可以降低 NASH 患者的肝酶水平，改善肝脏组织学，使部分 NASH 得到缓解，被欧美和日本指南推荐用于不伴糖尿病的 NASH 患者。

（5）盐酸小檗碱片（黄连素）　国内研究显示，对伴糖代谢异常的 NAFLD 患者，在生活方式干预的基础上，加用小檗碱可使患者肝脏脂肪含量比单纯生活方式干预组降低 52%（$P = 0.008$）。同时，可降低患者的体重，改善血脂谱，增加胰岛素敏感性，并且具有良好的耐受性。

（6）目前在研药物

① 胆汁酸法尼醇 X 受体（FXR）激动剂：奥贝胆酸（OCA）可以改善 NASH 患者肝脏纤维化程度，但其降低血高密度脂蛋白胆固醇水平、升高血低密度脂蛋白胆固醇水平，以及长期用药的有效性和安全性有待进一步研究。

② 目前正在进行 2～3 期临床研究的药物有：CCR2/CCR5 途径双抑制剂 Cenicriviroc，非胆汁酸 FXR 激动剂 LJN-425、PPARα/δ 双重激动剂 Elafibranor 以及益生菌制剂等。

三、随访、评估和长期管理

（1）对无糖尿病病史的 NAFLD 患者进行 2 型糖尿病筛查，定期评估体重、腰围、体质指数、血糖、血脂、血压、肝功能，并进行肝脏超声检查。

（2）对合并糖尿病的 NAFLD 患者，除代谢及肝脏脂肪含量评估外，应同时评估糖尿病并发症、CVD 风险以及肝脏炎症和纤维化程度。

（3）对于达到 NAFLD 肝活组织检查适应证的患者推荐进行肝活组织病理学检查，并与肝病、消化系统疾病、营养学、运动医学专业的医生共同讨论制订诊疗方案。

第四节　肝纤维化诊断及治疗共识

肝纤维化是指肝脏受到各种损伤后细胞外基质（即胶

原、糖蛋白和蛋白多糖等）弥漫性过度沉积与异常分布的修复反应，是各种慢性肝病向肝硬化发展过程中的关键步骤和影响慢性肝病预后的重要环节。目前，肝活组织检查（以下简称肝活检）仍然是诊断肝纤维化的"金标准"。

一、肝纤维化诊断和评估

1. 肝活检组织病理学

由于肝活检属于创伤性检查，少数病例可能会发生并发症，如疼痛、出血、感染甚至死亡，不易被患者接受，且费用较高，限制了其普遍应用。为进一步降低肝活检的风险，建议严格把握适应证和禁忌证，并推荐在影像学引导下行肝活检。当存在腹水、凝血功能异常或血小板 $< 60 \times 10^9 / L$ 时，经皮肝活检的风险较大，此时可选择经颈静脉肝活检。

（1）肝活检组织病理学检查的基本要求　应力求用粗针（最好用 16G）穿刺，肝组织标本长度须 $> 1.0cm$（$1.5 \sim 2.5cm$ 为宜）。在光学显微镜下包括 6 个以上汇管区。

（2）肝组织炎症分级和纤维化分期

① 肝组织损害程度以炎症分级（G）和纤维化分期（S）来表示。分级是依据坏死和炎症的程度，评估病变的活动程度；分期是依据纤维化程度和肝硬化的形成，表示疾病进展情况，与病程有关，并影响治疗和预后。

② 临床上肝组织炎症和纤维化病理学诊断采用 Scheuer 评分系统，药物治疗前后肝纤维化疗效评估应采用 Ishak 评分系统。

（3）图像分析对肝组织进行定量评估　必要时应用图像分析对肝组织进行纤维化定量评估。

（4）组织病理学诊断的局限性

① 肝活检属于创伤性检查，不易被患者接受，约 0.3% 的患者在肝穿刺后发生严重并发症，限制了其临床应用。

② 肝纤维化不均匀性分布常导致组织学评估错误。

2. 肝静脉压力梯度（HVPG）

（1）HVPG 是肝静脉楔压与肝静脉自由压之间的差值，反映了门静脉与腔静脉之间的压力差；对于窦性原因导致的门静脉高压，HVPG 可以间接反映门静脉压力。

（2）HVPG≥10mmHg 是诊断临床显著性门静脉高压的金标准，提示肝硬化代偿期患者发生静脉曲张、失代偿事件（静脉曲张出血、腹水、肝性脑病等）和肝癌的风险升高。

（3）HVPG≥12mmHg 是发生静脉曲张出血的高危因素。

（4）HVPG≥16mmHg 提示肝硬化门静脉高压患者的死亡风险升高。

（5）HVPG≥20mmHg 提示肝硬化急性静脉曲张出血患者的止血治疗失败率和死亡风险升高。

3. 血液生物化学指标

目前尚缺乏准确性高的肝纤维化血液学诊断指标，FIB-4 和 APRI 指数等对诊断有一定帮助，可减少 30%～40% 的肝活检需要。

4. 影像学评估

（1）超声、CT 和 MRI　对于早期肝纤维化无特征性发现，对肝纤维化早期诊断意义不大，但有助于诊断肝硬化和发现肝占位性病变。

（2）TE　目前已在临床应用的是 FibroScan 和 Fibro-Touch。患者应在血清胆红素水平≤51μmol/L 的情况下，空腹或餐后 3h 接受检测，过量饮酒者应戒酒 1 周后接受检测；诊断界值选择需参照病因和血清 ALT 水平，并排除右心衰竭可能。

① CHB 患者

a. 胆红素水平正常、ALT 水平＜5 倍正常值上限的患者：LSM≥17.0kPa 时考虑肝硬化；LSM≥12.4kPa（当 ALT 水平大于 1 倍正常值上限且小于 2 倍正常值上限，LSM≥10.6kPa 时）考虑进展期肝纤维化；LSM＜10.6kPa 排除肝硬化可能；LSM≥9.4kPa 考虑显著肝纤维化；LSM＜7.4kPa 排除进展期肝纤维化；LSM 在 7.4～9.4kPa 的患者如无法决定临床决策，考虑肝活检。

b. 胆红素异常患者应进行动态评估。

c. 胆红素、ALT 正常的 CHB 患者：LSM≥12.0kPa 考虑肝硬化；LSM≥9.0kPa 考虑进展期肝纤维化；LSM＜9.0kPa 排除肝硬化；LSM＜6.0kPa 排除进展期肝纤维化；LSM 在 6.0～9.0kPa 者如无法决定临床决策，考虑肝活检。

② CHC 患者：LSM≥14.6kPa 考虑肝硬化；LSM＜10.0kPa 可排除肝硬化；LSM＜7.3kPa 排除进展期肝纤维化。

③ 成人非酒精性脂肪性肝病患者：LSM≥15.0kPa 考虑肝硬化；LSM≥11.0kPa 考虑进展期肝纤维化；LSM＜10.0kPa 考虑排除肝硬化；LSM＜8.0kPa 考虑排除进展期纤维化；LSM 处于 8.0～11.0kPa 的患者需接受肝活检以明确肝纤维化状态。

④ 酒精性肝病患者：LSM≥20.0kPa 考虑肝硬化；LSM＜12.5kPa 排除肝硬化；LSM＜9.5kPa 排除进展期肝纤维化。

⑤ 自身免疫性肝炎患者：肝纤维化诊断界值参照 ALT 水平＜2 倍正常值上限的 CHB 患者的标准。

⑥ 原发性胆汁性肝硬化（PBC）患者：目前对于 PBC 尚缺乏可靠诊断界值。

（3）MRE　MRE 是在 MRI 技术基础上加入应变声波

（波长）检测系统，从而将组织弹性程度与 MRI 图像相结合的一门新的成像技术。MRE 是目前对肝纤维化分期诊断效能较高的无创性评估方法，其总体诊断效能优于 TE，但尚未建立统一的不同病因肝纤维化 MRE 肝弹性值。

二、肝纤维化治疗

目前，临床上尚无特异、有效的抗肝纤维化治疗方法，主要通过治疗引起肝损伤的基础疾病来缓解肝损伤和炎症，并对肝纤维化进行防治。

1. 治疗目标

旨在阻止或逆转肝纤维化，改善患者的肝脏功能与结构，延缓肝硬化及其失代偿期的发生，改善患者生命质量，延长其生存期。

2. 治疗方法

在肝纤维化发生的早期阶段以病因治疗和抗炎保肝治疗为主，进展期、显著肝纤维化期和肝硬化期时需要抗肝纤维化治疗。

（1）病因治疗　目前最重要的治疗。

① 有效抑制和清除慢性肝炎病毒（HBV 和 HCV）、药物根除血吸虫感染、解除胆汁淤积或治疗相关的病因、非酒精性脂肪性肝病患者控制体重并改善相关的代谢紊乱、酒精性肝病患者戒酒、血色病患者进行放血治疗、自身免疫性肝病患者应用激素和免疫抑制剂治疗等，均可减轻肝脏持续损伤，从而促进纤维化肝组织的修复。

② 尽管有效的病因治疗可以减缓甚至逆转部分肝纤维化，但仅少部分患者的肝硬化可逆转。

（2）抗纤维化治疗

① 慢性炎症反应是肝纤维化形成的前提和进展的驱动

力，抑制肝脏炎症、保护肝细胞、抗氧化和应用利胆类药是抗肝纤维化的重要措施。

a. 甘草酸类制剂衍生于甘草的主要活性成分甘草酸和甘草甜素，代表药物为异甘酸镁注射液和甘草酸二铵肠溶胶囊。

b. 水飞蓟素是提取自水飞蓟的黄酮类物质，对肝脏具有抗炎和抗纤维化的作用。

c. 糖皮质激素可以抑制炎症和免疫反应，多年来用于治疗自身免疫性肝炎。

d. 熊去氧胆酸具有抗炎、促进胆汁分泌和抗凋亡的作用，是治疗 PBC 的主要药物，可以改善肝组织纤维化。

e. 奥贝胆酸也有利胆和肝细胞保护作用，可增加胰岛素敏感性，调节脂肪代谢，发挥抗炎和抗肝纤维化作用。

f. 多烯磷脂酰胆碱具有抗氧化和抗纤维化双重作用，因酒精性肝病常与氧化应激有关，氧化应激可以导致脂质过氧化、细胞损伤、炎症反应和纤维化。

② 中医中药在抗肝纤维化治疗方面有其独特的功效。临床上广泛使用的主要有扶正化瘀胶囊（片）、安络化纤丸、复方鳖甲软肝片等。

③ 肝纤维化治疗药物临床开发应用：正在研究开发的抗肝纤维化治疗的靶点和试验药物很多，主要有抵抗肾素-血管紧张素系统的血管紧张素转换酶抑制剂或血管紧张素受体拮抗剂（如厄贝沙坦和氯沙坦）、CCR2 和 CCR5 双重拮抗剂、小分子泛半胱天冬酶抑制剂、凋亡信号调节激酶 1 抑制剂、瘦素的天然反向调节剂脂联素、过氧化物酶体增殖物激活受体-γ 的合成配体噻唑烷二酮类、胰高血糖素样肽-1 类似物利拉鲁肽、抑制 TGF-β1 和可溶性受体拮抗剂或蛋白酶（如羟尼酮）、脯氨酰羟化酶抑制剂、基质金属蛋白酶组织抑制因子-1 抗体、松弛素、内皮素-1 拮抗剂或受体拮抗剂、

赖氨酰氧化酶样蛋白2抗体、肝细胞保护剂肝细胞核因子1α和4α等。

④ 以治疗原发病或去除致病因素为基础，应选择显著肝纤维化、进展期肝纤维化或早期肝硬化（Ishak 3～5 期）患者观察药物的疗效，抗肝纤维化疗程应≥12 个月或者更长时间，最好设立安慰剂对照。

第五节　肝衰竭诊治指南

一、肝衰竭的定义和病因

1. 定义

肝衰竭是多种因素引起的严重肝脏损害，导致合成、解毒、代谢和生物转化功能严重障碍或失代偿，出现以黄疸、凝血功能障碍、肝肾综合征、肝性脑病、腹水等为主要表现的一组临床症候群。

2. 病因

肝衰竭的常见病因详见表 1-6。

表 1-6　肝衰竭的常见病因

病因	常见分类
肝炎病毒	甲型、乙型、丙型、丁型、戊型肝炎病毒（HAV、HBV、HCV、HDV、HEV）
其他病毒	巨细胞病毒（CMV）、EB病毒（EBV）、肠道病毒、疱疹病毒、黄热病毒等
药物	对乙酰氨基酚、抗结核药物、抗肿瘤药物、部分中草药、抗风湿病药物、抗代谢药物等

病因	常见分类
肝毒性物质	酒精、毒蕈、有毒的化学物质等
细菌及寄生虫等	严重或持续感染（如脓毒症、血吸虫病等）
肝脏其他疾病	肝脏肿瘤、肝脏手术、妊娠急性脂肪肝、自身免疫性肝病、肝移植术后等
胆道疾病	先天性胆道闭锁、胆汁淤积性肝病等
代谢异常	肝豆状核变性、遗传性糖代谢障碍等
循环衰竭	缺血缺氧、休克、充血性心力衰竭等
其他	创伤、热射病等
原因不明	—

注："—"代表无相关数据。

二、肝衰竭的分类和诊断

1. 分类及定义

（1）急性肝衰竭（acute liver failure，ALF）　急性起病，无基础肝病史，2周内出现以Ⅱ度及以上肝性脑病为特征的肝衰竭。

（2）亚急性肝衰竭（subacute liver failure，SALF）　起病较急，无基础肝病史，2～26周出现肝功能衰竭的临床表现。

（3）慢加急性（亚急性）肝衰竭〔acute（subacute）-on-chronic liver failure，ACLF或SACLF〕　在慢性肝病基础上，短期内出现急性肝功能失代偿和肝功能衰竭的临床表现。

（4）慢性肝衰竭（chronic liver failure，CLF）　在肝硬化基础上，缓慢出现肝功能进行性减退导致的以反复腹水和/或肝性脑病等为主要表现的慢性肝功能失代偿。

2. 组织病理学表现

（1）急性肝衰竭　肝细胞呈一次性坏死，可呈大块或亚大块坏死，或桥接坏死，伴存活肝细胞严重变性，肝窦网状支架塌陷或部分塌陷。

（2）亚急性肝衰竭　肝组织呈新旧不等的亚大块坏死或桥接坏死；较陈旧的坏死区网状纤维塌陷，或有胶原纤维沉积；残留肝细胞有程度不等的再生，并可见细、小胆管增生和胆汁淤积。

（3）慢加急性（亚急性）肝衰竭　在慢性肝病病理损害的基础上，发生新的程度不等的肝细胞坏死性病变。

（4）慢性肝衰竭　弥漫性肝脏纤维化以及异常增生结节形成，可伴有分布不均的肝细胞坏死。

3. 临床诊断

（1）急性肝衰竭　急性起病，2周内出现Ⅱ度及以上肝性脑病（按Ⅳ级分类法划分）并有以下表现者：

① 极度乏力，并伴有明显厌食、腹胀、恶心、呕吐等严重消化道症状。

② 短期内黄疸进行性加深，血清 TBIL≥10×ULN 或每日上升≥17.1μmol/L。

③ 有出血倾向，PTA≤40%，或 INR≥1.5，且排除其他原因。

④ 肝脏进行性缩小。

（2）亚急性肝衰竭　起病较急，2～26周出现以下表现者：

① 极度乏力，有明显的消化道症状。

② 黄疸迅速加深，血清 TBIL≥10×ULN 或每日上升≥17.1μmol/L。

③ 伴或不伴肝性脑病。

④ 有出血表现，PTA≤40%（或 INR≥1.5）并排除其他原因者。

(3) 慢加急性（亚急性）肝衰竭

① 在慢性肝病基础上，由各种诱因引起以急性黄疸加深、凝血功能障碍为肝衰竭表现的综合征，可伴有肝性脑病、腹水、电解质紊乱、感染、肝肾综合征、肝肺综合征等并发症，甚至造成肝外器官功能衰竭。患者黄疸迅速加深，血清 TBIL≥10×ULN 或每日上升≥17.1μmol/L，有出血表现，PTA≤40%（或 INR≥1.5）。

② 根据不同慢性肝病基础分为 3 型：

a. A 型：在慢性非肝硬化肝病基础上发生的慢加急性肝衰竭。

b. B 型：在代偿期肝硬化基础上发生的慢加急性肝衰竭，通常在 4 周内发生。

c. C 型：在失代偿期肝硬化基础上发生的慢加急性肝衰竭。

(4) 慢性肝衰竭 在肝硬化基础上，缓慢出现肝功能进行性减退和失代偿：

① 血清 TBIL 升高，常<10×ULN。

② 白蛋白（ALB）明显降低。

③ 血小板明显下降，PTA≤40%（或 INR≥1.5），并排除其他原因者。

④ 有顽固性腹水或门静脉高压等表现。

⑤ 肝性脑病。

4. 分期

根据临床表现的严重程度，亚急性肝衰竭和慢加急性（亚急性）肝衰竭可分为前期、早期、中期和晚期。

(1) 前期

① 极度乏力，并有明显厌食、呕吐和腹胀等严重消化

道症状。

② ALT 和/或 AST 大幅升高，黄疸进行性加深（$85.5\mu mol/L \leqslant TBIL < 171\mu mol/L$，或每日上升 $\geqslant 17.1\mu mol/L$）。

③ 有出血倾向，$40\% < PTA \leqslant 50\%$（或 $INR < 1.5$）。

（2）早期

① 极度乏力，并有明显厌食、呕吐和腹胀等严重消化道症状。

② ALT 和/或 AST 继续大幅升高，黄疸进行性加深（$TBIL \geqslant 171\mu mol/L$，或每日上升 $\geqslant 17.1\mu mol/L$）。

③ 有出血倾向，$30\% < PTA \leqslant 40\%$（或 $1.5 \leqslant INR < 1.9$）。

④ 无并发症及其他肝外器官衰竭。

（3）中期　在肝衰竭早期表现基础上，病情进一步发展，ALT 和/或 AST 快速下降，TBIL 持续上升，出血表现明显（出血点或瘀斑），$20\% < PTA \leqslant 30\%$（或 $1.9 \leqslant INR < 2.6$），伴有 1 项并发症和/或 1 个肝外器官功能衰竭。

（4）晚期　在肝衰竭中期表现基础上，病情进一步加重，有严重出血倾向（注射部位瘀斑等），$PTA \leqslant 20\%$（或 $INR \geqslant 2.6$），并出现 2 个以上并发症和/或 2 个以上肝外器官功能衰竭。

5. 疗效判断

（1）疗效指标

① 主要疗效指标是生存率（4、12、24 和 48 周生存率）。

② 次要疗效指标

a. 症状和体征：患者乏力、纳差、腹胀、少尿、出血、肝性脑病、感染及腹水等临床症状和体征的变化。

b. 实验室指标：血液生化学检查示 TBIL、PTA（INR）

和 ALB 等改变。

（2）疗效判断标准

① 临床治愈率：急性、亚急性肝衰竭以临床治愈率作为判断标准。

a. 乏力、纳差、腹胀、少尿、出血倾向和肝性脑病等临床症状消失。

b. 黄疸消退（TBIL≤2×ULN），肝脏大小恢复正常。

c. 肝功能指标基本恢复。

d. PTA（INR）恢复正常。

② 临床好转率：慢加急性（亚急性）、慢性肝衰竭以临床好转率作为判断标准。

a. 乏力、纳差、腹胀、出血等临床症状明显好转，肝性脑病消失。

b. 黄疸、腹水等体征明显好转。

c. 肝功能指标明显好转（TBIL＜5×ULN，PTA＞40%或者 INR＜1.5）。

③ 临床恶化：慢加急性（亚急性）、慢性肝衰竭临床恶化标准如下。

a. 乏力、纳差、腹胀、出血等临床症状及体征加重。

b. 肝功能指标加重。

c. 新发并发症或肝外脏器功能衰竭，或原有并发症加重。

6. 预后评估

（1）多因素预后评价模型　如终末期肝病模型（model for end-stage liver disease，MELD）、MELD 联合血清 Na（MELD-Na）评分、iMELD、King's College Hospital（KCH）标准、序贯器官衰竭评估（sequential organ failure assessment，SOFA）、慢性肝功能衰竭联盟-器官功能衰竭评分（CLIF-C OFs）、CLIF-C ACLF 等。

（2）单因素指标 如年龄、肝性脑病的发生、TBIL、PT 或 INR、血肌酐、前白蛋白、胆碱酯酶、甲胎蛋白、乳酸、血糖、血清钠、血小板等对肝衰竭预后评估有一定价值，临床可参考应用。

（3）吲哚菁绿（ICG）清除试验 可动态观察受试者有效肝功能或肝储备功能，对肝衰竭及肝移植前后预后评估有重要价值。

三、肝衰竭的治疗

目前肝衰竭的内科治疗尚缺乏特效药物和手段。原则上强调早期诊断、早期治疗，采取相应的病因治疗和综合治疗措施，并积极防治并发症。肝衰竭诊断明确后，应动态评估病情、加强监护和治疗。

（一）内科综合治疗

1. 一般支持治疗

（1）卧床休息，减少体力消耗，减轻肝脏负担，病情稳定后适当运动。

（2）加强病情监护

① 评估神经状态，监测血压、心率、呼吸频率、血氧饱和度，记录体重、腹围变化、24h 尿量、排便次数及性状等。

② 建议完善病因及病情评估相关实验室检查，包括PT/INR、纤维蛋白原、乳酸脱氢酶、肝功能、血脂、电解质、血肌酐、尿素氮、血氨、动脉血气和乳酸、内毒素、嗜肝病毒标志物、铜蓝蛋白、自身免疫性肝病相关抗体、球蛋白谱、脂肪酶、淀粉酶、血培养、痰或呼吸道分泌物培养、尿培养；进行腹部超声（肝、胆、脾、胰、肾、腹水）、胸部 X 线片、心电图等物理诊断检查，定期监测评估。

③ 有条件的单位可完成血栓弹力图、凝血因子Ⅴ、凝血因子Ⅷ、人类白细胞抗原（HLA）分型等检查。

（3）推荐肠内营养，包括高碳水化合物、低脂、适量蛋白饮食。肝性脑病患者的营养支持详见本小节"肝性脑病"部分。进食不足者，每日静脉补给能量、液体、维生素及微量元素，推荐夜间加餐以补充能量。

（4）积极纠正低蛋白血症，补充白蛋白或新鲜血浆，并酌情补充凝血因子。

（5）进行血气监测，注意纠正水、电解质及酸碱平衡紊乱，特别要注意纠正低钠血症、低氯血症、低镁血症、低钾血症。

（6）注意消毒隔离，加强口腔护理、肺部及肠道管理，预防医院内感染发生。

2. 对症治疗

（1）护肝药物治疗的应用　推荐应用抗炎护肝药物、肝细胞膜保护剂、解毒保肝药物以及利胆药物。不同护肝药物分别通过抑制炎症反应、解毒、免疫调节、清除活性氧、调节能量代谢、改善肝细胞膜稳定性和完整性及流动性等途径，减轻肝脏组织损害，促进肝细胞修复和再生，减轻肝内胆汁淤积，改善肝功能。

（2）微生态调节治疗　肝衰竭患者存在肠道微生态失衡，益生菌减少，肠道有害菌增加，而应用肠道微生态制剂可改善肝衰竭患者预后。建议应用肠道微生态调节剂、乳果糖或拉克替醇，以减少肠道细菌易位，防止内毒素血症。有报道称粪便菌群移植（FMT）作为一种治疗肝衰竭尤其是肝性脑病的新思路，其效果可能优于单用益生菌，可加强研究。

（3）免疫调节剂的应用

① 肾上腺皮质激素在肝衰竭治疗中的应用尚存在不同意见。非病毒感染性肝衰竭，如自身免疫性肝炎及急性酒精

中毒（重症酒精性肝炎）等，可考虑肾上腺皮质激素治疗 [甲泼尼龙，$1.0\sim1.5mg/(kg\cdot d)$]，治疗中需密切监测，及时评估疗效与并发症。其他原因所致的肝衰竭前期或早期，若病情发展迅速且无严重感染、出血等并发症者，可酌情短期使用。

② 胸腺肽 α1 单独或联合乌司他丁治疗肝病合并感染患者可能有助于降低 28 天病死率。胸腺肽 α1 用于慢性肝衰竭、肝硬化合并自发性腹膜炎、肝硬化患者，有助于降低病死率和继发感染发生率。对肝衰竭合并感染患者建议早期应用。

3. 病因治疗

（1）去除诱因　如重叠感染、各种应激状态、饮酒、劳累、药物影响、出血等。

（2）针对不同病因治疗

① 肝炎病毒感染

a. 对 HBV DNA 阳性的肝衰竭患者，不论其检测出的 HBV DNA 载量高低，建议立即使用核苷（酸）类药物抗病毒治疗。在肝衰竭前、早、中期开始抗病毒治疗，疗效相对较好。对慢加急性肝衰竭的有关研究指出，早期快速降低 HBV DNA 载量是治疗的关键，若 HBV DNA 载量在 2 周内能下降二次方，患者存活率可提高。抗病毒药物应选择快速强效的核苷（酸）类药物。建议优先使用核苷类似物，如恩替卡韦、替诺福韦酯。

b. HCV RNA 阳性的肝衰竭患者，可根据肝衰竭发展情况选择抗病毒时机及药物治疗。若 MELD 评分＜$18\sim20$，可在移植术前尽快开始抗病毒治疗，部分患者经治疗后可从移植列表中退出；若 MELD 评分≥$18\sim20$，可先行移植术，术后再行抗病毒治疗。如果等待移植时间超过 6 个月，可在移植术前行抗病毒治疗。所有移植术后 HCV 再感染患者应在移植术后早期开始治疗，理想的情况是患者稳定后（通常为移植术后前 3 个月）尽早开始，因为移植术后进展期肝病患者 12 周持续病毒学应答会降低。抗病毒治疗首选无干扰素的 DAAs 治疗方案，并根据 HCV 基因型、患者耐受情况等进行个体化治疗。蛋白酶抑制剂是失代偿期肝硬化患者的禁忌证。在治疗过程中应定期监测血液学指标和 HCV RNA，以及不良反应等。

c. 甲型、戊型病毒性肝炎引起的急性肝衰竭，目前尚未证明病毒特异性治疗有效。

② 其他病毒感染：确诊或疑似疱疹病毒或水痘-带状疱疹病毒感染导致急性肝衰竭的患者，应使用阿昔洛韦（5～10mg/kg，静脉滴注，1 次/8h）治疗，且危重者可考虑进行肝移植。

③ 药物性肝损伤

a. 因药物肝毒性所致急性肝衰竭，应停用所有可疑的药物。追溯过去 6 个月服用的处方药、某些中草药、非处方药、膳食补充剂的详细信息（包括服用数量和最后一次服用的时间）。尽可能确定非处方药的成分。

b. 已有研究证明，N-乙酰半胱氨酸（NAC）对药物性肝损伤所致急性肝衰竭有效。必要时进行人工肝治疗。在非对乙酰氨基酚（APAP）引起的急性肝衰竭患者中，NAC 能改善轻度肝性脑病的急性肝衰竭成人患者的预后。

c. 确诊或疑似毒蕈中毒的急性肝衰竭患者，考虑应用青霉素 G 和水飞蓟素。

④ 妊娠急性脂肪肝/HELLP 综合征导致的肝衰竭：建议立即终止妊娠，如果终止妊娠后病情仍继续进展，需考虑人工肝和肝移植治疗。

⑤ 肝豆状核变性：采用血浆置换、白蛋白透析、血液滤过，以及各种血液净化方法组合的人工肝支持治疗，可以在较短时间内改善病情。

4. 并发症的内科综合治疗

(1) 脑水肿

① 有颅内压增高者，给予甘露醇 0.5～1.0g/kg 或者高渗盐水治疗。

② 袢利尿药，一般选用呋塞米，可与渗透性脱水药交替使用。

③ 应用人血白蛋白，特别是肝硬化导致白蛋白偏低的患者，提高胶体渗透压，可能有助于降低颅内压，减轻脑水肿症状。

④ 人工肝支持治疗。

⑤ 肾上腺皮质激素不推荐用于控制颅内高压。

⑥ 对于存在难以控制的颅内高压的急性肝衰竭患者可考虑应用轻度低温疗法和吲哚美辛，后者只能用于大脑高血流灌注的情况下。

(2) 肝性脑病

① 去除诱因，如严重感染、出血及电解质紊乱等。

② 调整蛋白质摄入及营养支持，一般情况下蛋白质摄入量维持在 1.2～1.5g/(kg·d)，Ⅲ度以上肝性脑病患者的蛋白质摄入量为 0.5～1.2g/(kg·d)，营养支持能量摄入在危重期推荐 25～35kcal/(kg·d)，病情稳定后推荐 35～40kcal/(kg·d)。一旦病情改善，可给予标准饮食。告知患者在白天少食多餐，夜间也加食复合碳水化合物，仅严重蛋白质不耐受患者需要补充支链氨基酸（BCAA）。

③ 应用乳果糖或拉克替醇，口服或高位灌肠，可酸化肠道，促进氨的排出，调节微生态，减少肠源性毒素吸收。

④ 视患者电解质和酸碱平衡情况酌情选择精氨酸、门冬氨酸-鸟氨酸等降氨药物。

⑤ 酌情使用 BCAA 或 BCAA 与精氨酸混合制剂以纠正氨基酸失衡。

⑥ Ⅲ度以上的肝性脑病患者建议行气管插管。

⑦ 抽搐患者可酌情使用半衰期短的苯妥英或苯二氮䓬类镇静药物，不推荐预防用药。

⑧ 人工肝支持治疗。

⑨ 对于早期肝性脑病患者要转移至安静的环境中，并密切评估其病情变化，防止病情进展恶化。

⑩ 常规评估患者的颅内压，轻度低温疗法、吲哚美辛可以考虑应用于难控制的颅内高压患者。

（3）感染

① 推荐常规进行血液和体液的病原学检测。

② 除肝移植前围手术期患者外，不推荐常规预防性使用抗感染药物。

③ 一旦出现感染征象，应首先根据经验选择抗感染药物，并及时根据病原学检测及药敏试验结果调整用药。

④ 应用广谱抗感染药物，联合应用多个抗感染药物，以及应用糖皮质激素类药物等治疗时，应注意防治继发性真菌感染。

（4）低钠血症及顽固性腹水

① 托伐普坦作为精氨酸加压素 V2 受体阻滞药，可通过选择性阻断集合管主细胞 V2 受体，促进自由水的排泄，已成为治疗低钠血症及顽固性腹水的新措施。

② 对顽固性腹水患者

a. 推荐螺内酯与呋塞米起始联用，应答差者，可应用托伐普坦。

b. 特利加压素 $1 \sim 2$mg/次，1 次/12h。

③ 腹腔穿刺放腹水。

④ 输注白蛋白。

（5）急性肾损伤（AKI）及肝肾综合征

① AKI 治疗

a. 防止 AKI 的发生：纠正低血容量，积极控制感染，避免使用肾毒性药物，需用静脉造影剂的检查者应权衡利弊后选择。

b. AKI 早期治疗：减少或停用利尿治疗，停用可能导致肾损伤的药物、血管扩张药或非甾体抗炎药；扩充血容量可使用晶体、白蛋白或血浆；怀疑细菌感染时应早期控制感染。

c. AKI 后期治疗：停用利尿药或按照 1g/(kg·d) 剂量连续 2 天静脉使用白蛋白扩充血容量，无效者需考虑是否有肝肾综合征，可使用血管收缩药（特利加压素或去甲肾上腺素），不符合者按照其他 AKI 类型（如肾性 AKI 或肾后性 AKI）处理。

② 肝肾综合征治疗

a. 可用特利加压素（1mg/4～6h）联合白蛋白（20～40g/d），治疗 3 天血肌酐下降＜25％，特利加压素可逐步增加至 2mg/4h。若有效，疗程为 7～14 天，若无效，停用特利加压素。

b. 去甲肾上腺素（0.5～3.0mg/h）联合白蛋白（10～20g/L）对 1 型或 2 型肝肾综合征有与特利加压素类似的效果。

（6）出血

① 常规推荐预防性使用 H_2 受体阻滞剂或质子泵抑制剂。

② 对门静脉高压性出血患者，为降低门静脉压力，首选生长抑素类似物或特利加压素，也可使用垂体后叶素（或联合应用硝酸酯类药物）；食管-胃底静脉曲张所致出血者可用三腔二囊管压迫止血，或行内镜下套扎、硬化剂注射或组织黏合剂治疗止血，也可行介入治疗，如经颈静脉肝内门腔内支架分流术（TIPSS）。

③ 对弥散性血管内凝血患者，可给予新鲜血浆、凝血

酶原复合物和纤维蛋白原等补充凝血因子，血小板显著减少者可输注血小板，可酌情给予小剂量低分子量肝素或普通肝素，对有纤溶亢进证据者可应用氨甲环酸或氨甲苯酸等抗纤溶药物。

④ 在明确维生素 K_1 缺乏后可短期使用维生素 K_1（5~10mg）。

（7）肝肺综合征　PaO_2＜80mmHg 时给予氧疗，通过鼻导管或面罩给予低流量氧（2~4L/min），对于氧气量需要增加的患者，可以加压面罩给氧或者气管插管。

（二）非生物型人工肝支持治疗

1. 概述

（1）人工肝是治疗肝衰竭的有效方法之一，其治疗机制是基于肝细胞的强大再生能力，通过一个体外的机械、理化和生物装置，清除各种有害物质，补充必需物质，改善内环境，暂时替代衰竭肝脏的部分功能，为肝细胞再生及肝功能恢复创造条件或等待机会进行肝移植。

（2）人工肝支持系统分为非生物型、生物型和混合型三种。非生物型人工肝已在临床广泛应用并被证明确有一定疗效。根据病情不同进行不同组合治疗的李氏非生物型人工肝系统地应用和发展了血浆置换（PE）/选择性血浆置换（FPE）、血浆（血液）灌流（PP/HP）/特异性胆红素吸附、血液滤过（HF）、血液透析（HD）等经典方法。

（3）组合式人工肝常用模式包括血浆透析滤过（PDF）、血浆置换联合血液滤过（PERT）、配对血浆置换吸附滤过（CPEFA）、双重血浆分子吸附系统（DPMAS）、分子吸附再循环系统（MARS）、连续白蛋白净化治疗（CAPS）、成分血浆分离吸附（FPSA）等。推荐人工肝治疗肝衰竭方案采用联合治疗方法为宜，选择个体化治疗，注意操作的规范化。

2. 适应证

（1）各种原因引起的肝衰竭前、早、中期，PTA 介于 20%～40% 的患者为宜；晚期肝衰竭患者也可进行治疗，但并发症多见，治疗风险大，临床医生应权衡利弊，慎重进行治疗，同时积极寻求肝移植机会。

（2）终末期肝病肝移植术前等待肝源、肝移植术后排异反应、移植肝无功能期的患者。

（3）严重胆汁淤积性肝病，经内科治疗效果欠佳者；各种原因引起的严重高胆红素血症者。

3. 相对禁忌证

（1）严重活动性出血或弥散性血管内凝血者。

（2）对治疗过程中所用血制品或药品（如血浆、肝素和鱼精蛋白等）高度过敏者。

（3）循环功能衰竭者。

（4）脑梗死非稳定期者。

（5）妊娠晚期妇女。

4. 并发症

常见并发症有出血、凝血、低血压、继发感染、过敏反应、失衡综合征、高枸橼酸盐血症等。需要在人工肝治疗前充分评估并预防并发症的发生，在人工肝治疗中和治疗后严密观察并发症。随着人工肝技术的发展，并发症发生率逐渐下降，一旦出现，可根据具体情况给予相应处理。

（三）肝移植

肝移植是治疗各种原因所致的中晚期肝功能衰竭的最有效方法之一，适用于经积极内科综合治疗或人工肝治疗疗效欠佳，不能通过上述方法好转或恢复者。

1. 适应证

（1）对于急性/亚急性肝衰竭、慢性肝功能衰竭患者，MELD 评分是评估肝移植的主要参考指标，MELD 评分在 15~40 分是肝移植的最佳适应证。

（2）对于慢加急性肝衰竭，经过积极的内科综合治疗及人工肝治疗后分级为 2~3 级的患者，如 CLIF-C 评分＜64，建议 28 天内尽早行肝移植。

（3）对于合并肝癌患者，应符合：肿瘤无大血管侵犯；肿瘤累计直径≤8cm 或肿瘤累计直径＞8cm、术前 AFP≤400ng/mL 且组织学分级为高/中分化。

2. 禁忌证

（1）4 个及以上器官系统功能衰竭（肝、肾、肺、循环、脑）。

（2）脑水肿并发脑疝。

（3）循环功能衰竭，需要 2 种及以上血管活性物质维持，且对血管活性物质剂量增加无明显反应。

（4）肺动脉高压，平均肺动脉压力（mPAP）＞50mmHg。

（5）严重的呼吸衰竭，需要最大程度的通气支持 [吸入氧浓度（FiO_2）≥80%，高呼气末正压通气（PEEP）] 或者需要体外膜氧合器（ECMO）支持。

（6）持续严重的感染，细菌或真菌引起的败血症，感染性休克，严重的细菌或真菌性腹膜炎，组织侵袭性真菌感染，活动性肺结核。

（7）持续的重症胰腺炎或坏死性胰腺炎。

（8）营养不良及肌肉萎缩引起的严重的虚弱状态需谨慎评估肝移植。

第六节 肝癌转化治疗中国专家共识

国内许多研究中心已积累了肝癌转化治疗经验。初步研究结果显示，转化治疗是改善中晚期肝癌患者生存的重要途径。但转化治疗及其相关领域仍存在许多亟待解决的临床和科学问题。为了总结既往经验、梳理问题，由中国抗癌协会肝癌专业委员会转化治疗协作组发起，基于国内外该领域研究获得的初步经验和研究结果，结合符合我国国情的临床实践，制订了《肝癌转化治疗中国专家共识（2021 版）》。

一、肝癌治疗现状和存在问题

原发性肝癌是世界范围内常见的恶性肿瘤之一。在我国，原发性肝癌的发病率在 2015 年恶性肿瘤排名中处于第 4位，是第 3 位肿瘤致死原因。原发性肝癌中，75％～85％的病例为肝细胞癌（hepatocellular carcinoma，HCC）。我国大多数肝癌患者在初诊时已属于中晚期（CNLC-Ⅱb 期、Ⅲa期和Ⅲb 期，BCLC-B 期和 BCLC-C 期），中位生存期为 2 年左右。绝大多数中晚期患者已不宜首选手术切除，而应接受以非手术局部治疗和系统治疗为主的治疗。即使经过严格选择的少数中晚期患者接受手术切除，其疗效可能超过非手术治疗。但总体而言，术后短期复发率较高，多数患者术后生存不理想。近年来，肝癌的非手术治疗取得显著进展。药物治疗，特别是抗血管生成药物联合免疫治疗用于晚期或不可切除肝癌的治疗可获得 30％左右的客观缓解率，患者中位生存期也提高至 20 个月左右。另一方面，经导管动脉化疗栓塞（transcatheter arterial chemoembolization，TACE）、肝动脉灌注化疗（hepatic artery infusion chemotherapy, HAIC）和放射治疗等局部治疗手段也通过技术和药物的改进、与其他治疗方式的联合，不仅在缩小肿瘤、控制癌栓方面获得较以往更好的效果，患者生存也得到改善。

二、肝癌转化治疗概述

转化治疗是将不可切除肝癌转为可切除肝癌，然后切除肿瘤。其中，如何界定"不可切除肝癌"是核心。肝癌不可切除的原因可分为两个层次。一个层次是外科学意义上的不可切除，包括患者全身情况不能承受手术创伤、肝功能不能耐受、剩余肝体积（FLR）不足等（简称为外科学不可切除）。另一个层次是技术可切除，但切除以后不能获得比非手术治疗更好的疗效（简称为肿瘤学或生物学不可切除）。

共识1：转化治疗的目标就是消除这两个原因，从而实现从不可切除肝癌向可切除肝癌的转化。外科学不可切除的CNLC-Ⅰa期、Ⅰb期、Ⅱa期（主要是FLR不够，或者切缘不够）和外科学可切除的CNLC-Ⅱb期和Ⅲa期肝癌是潜在可切除肝癌，可探索采用多模式、高强度的治疗策略促其转化；对于外科学意义上的不可切除的CNLC-Ⅱb期和Ⅲa期肝癌，建议遵循现行治疗规范采用循序渐进的治疗策略，兼顾治疗强度和治疗的安全性，如时机成熟也可切除（转化诊疗路线见图1-1）。

共识2：肝癌获得缩小或降期后的切除是肝癌患者获得根治和长期生存的重要方式之一。其他治疗方式，如直接手术切除、继续药物治疗，或结合其他局部治疗方法，也可能使患者获得长期生存。需要通过对照研究去验证不同治疗方法之间的优劣。延长患者的生存期是转化治疗的终极目标。

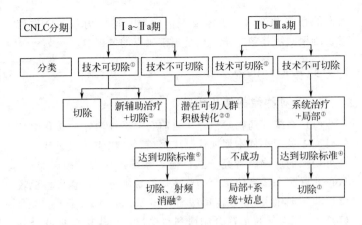

图 1-1　转化诊疗路线图

①技术上可切除标准：R0 切除、FLR 足够、肝功能 Child-Pugh A 级＋部分 B 级。②临床研究。③积极转化的手段包括：强效的系统性治疗、多模式治疗（局部＋系统）、门静脉栓塞术/联合肝脏分隔和门静脉结扎的二步肝切除术（ALPPS）、积极护肝治疗、综合治疗。④ 肿瘤学可切除标准：Ⅱb~Ⅲa 期：降瘤-肿瘤合并大血管癌栓（MVTT）坏死（mRECIST 标准），或评价为部分缓解，或病情稳定持续 3~4 个月；Ⅰa~Ⅱa 期：FLR 足够，肿瘤未进展

三、制订转化治疗专家共识的意义

许多研究者已在转化治疗领域进行探索，成功的案例很多，可见小样本的回顾性队列研究，但其中的争议或问题仍较多。例如，肿瘤缓解后是否需要手术切除，如何确定最佳手术切除的时机，如何预测转化治疗的疗效，不同治疗方式组合的适应人群是什么，如何联合治疗提高转化成功率，切除术后是否需要辅助治疗，术前评估和准备的方案是什么，转化成功的患者接受手术切除是否安全，转化未能成功的患者如何治疗等。凝聚共识，回答问题，解决争议不仅需要专

家们的智慧和经验，更需要厘清问题、集中力量、合作探索。凝聚共识是第一步，也是未来研究的基础。

四、转化治疗的方法

1. 针对肿瘤的转化治疗

（1）系统（药物）治疗　目前有关系统治疗后转化治疗的研究多见于小样本回顾性临床报道。临床实践中，针对潜在可切除的肝癌患者究竟选择何种系统治疗方案尚无定论。从目前肝癌一线系统治疗的临床研究数据分析，仑伐替尼较索拉非尼具有更高的客观缓解率（objective response rate，ORR）；以仑伐替尼联合帕博利珠单抗、贝伐珠单抗联合阿替利珠单抗、贝伐珠单抗类似物联合信迪利单抗、阿帕替尼联合卡瑞利珠单抗为代表的靶向治疗联合免疫治疗（靶免组合），在治疗不可切除肝癌时 ORR＞20%，较单药治疗具有更强大的转化潜力。

共识 3：抗血管生成药物或靶向治疗药物联合免疫治疗已成为不可切除或中晚期肝癌的重要治疗方式，也是潜在可切除肝癌转化治疗的主要方式之一。肝癌缓解的深度、速度和持续时间以及器官特异性的肿瘤反应，是影响后续治疗决策的重要因素。药物治疗安全性及对后续手术安全性的影响，需要更多的评估。

（2）局部治疗

① TACE：在缺少强效系统治疗的年代，TACE 是肝癌转化治疗的主要手段。几项随机对照研究（RCT）的研究结果显示：TACE 为初始不可切除肝癌患者创造潜在手术切除机会，并且能够转化为生存获益。

共识 4：TACE 在转化治疗中的作用已有许多探索，并获广泛认可。但需注意多次 TACE 可能导致肝损害，从而影响转化后的肝切除手术的安全性。未来可通过改进 TACE

治疗方式或联合治疗来提高转化成功率。

② HAIC：近年来我国研究者在 HAIC 治疗中晚期肝癌领域取得许多进展。相关研究结果提示：系统治疗联合局部治疗可获得更高的抗肿瘤活性，更多的患者能够获得转化切除机会。对于巨大肝癌、弥漫性肝癌和合并门静脉癌栓肝癌的患者，经 HAIC 治疗，后续手术切除的患者比例会高于 TACE 治疗组，在其他肿瘤负荷更轻的肝癌中，TACE 仍可能有更好的疗效。

共识 5：对于肿瘤负荷集中在肝内或合并门静脉癌栓的肝癌患者，多项临床研究均证实 HAIC 治疗有着更高的肿瘤缓解率，部分患者经 HAIC 治疗后肿瘤负荷明显降低或大血管癌栓明显退缩，从而获得转化切除或消融治疗的机会。HAIC 治疗适用于肿瘤负荷位于肝内、肝功能较好（肝功能 Child-Pugh A 级或 B 级）的患者，化疗药物建议选择 FOLFOX 方案，一般需要连续完成 4 次或以上的灌注疗程，才能获得转化的机会。靶向和免疫治疗联合 HAIC 可获更高的转化率。

③ 选择性内放疗术：选择性内放疗术（selective internal radiation therapy，SIRT）也被称为经导管动脉内放疗栓塞术（transcatheter arterial radioembolization，TARE）。

共识 6：已有部分研究结果提示 SIRT 缩瘤的疗效及在肝癌转化治疗中的作用，对于合并门静脉癌栓的患者 SIRT 较外照射放疗局部剂量更高，位置更精准，还减少了对正常肝组织的放射损伤，对肝储备功能影响较小。但目前 SIRT 在国内的临床数据仍相对较少，需要更多的证据验证其作用。

④ 放疗：术前放疗序贯手术切除较单纯手术切除明显改善了患者生存。放疗联合 HAIC 治疗可能会获得更高的转化切除率。

共识 7：合并门静脉癌栓的肝癌患者可以考虑放疗联合

HAIC 降期后手术，放疗联合 HAIC 治疗有可能会获得更高的转化率。

2. 针对肝脏组织的治疗

（1）增加 FLR　目前国内外各中心对于术前肝脏功能的安全标准基本相同，即肝功能正常［肝功能 Child-Pugh A 级，吲哚菁绿 15min 滞留率（ICG-R15）＜10％］，无肝硬化患者需 FLR/标准肝体积（standard liver volume，SLV）＞20％～30％；伴有慢性肝病或肝实质损伤者（包括肝硬化、重度脂肪肝和化疗相关肝损伤），需 FLR/SLV＞40％。肝功能损害者，则需保留更多的 FLR（如 ICG-R15＝10％～20％，慢性肝病和肝硬化患者须 FLR/SLV＞50％）。FLR 不足属于不可切除肝癌的重要标准，对于这类患者，转化治疗的目标就是由 FLR 不足转变为 FLR 足够。门静脉栓塞术已在临床长期使用，其转化成功率为 60％～80％。拯救性联合肝实质分隔和门静脉结扎的二步肝切除术（associating liver partition and portal vein ligation for staged hepatectomy，AL-PPS）通常可在 1～2 周左右诱导高达 47％～192％的剩余肝脏增生率，远高于门静脉栓塞术，因两期手术间隔短，故能最大程度减少肿瘤进展风险，肿瘤切除率达 95％～100％。

共识 8：对于 FLR 不足的肝癌患者，建议在合适人群采用 ALPPS 和门静脉栓塞术，以增加 FLR；ALPPS 具有更高的转化切除效率，但围手术期并发症发生率也较高。

（2）改善肝脏功能和抗病毒治疗　HBV 感染是我国肝癌的首要病因，也是导致肝功能异常的主要原因。HBV 相关肝癌患者术前若 HBV DNA 阳性，无论血清转氨酶水平是否升高，建议先予抗病毒及保肝治疗，待肝功能好转后方可手术切除，以提高手术安全性并减少术后肿瘤复发率。若 HBsAg 阴性、抗-HBc 阳性、HBV DNA 阴性也应在使用肿瘤化学治疗前预防性抗病毒治疗。对于 HBV 相关的 HCC

患者，肝癌转化术后建议长期口服抗病毒药物。对于已确诊的 HCV 相关 HCC，应检测 HCV RNA，如 HCV RNA 阳性，应根据我国慢性丙型肝炎防治指南进行 DAAs 抗病毒治疗。

肝毒性是肝癌患者免疫检查点抑制剂（ICIs）和联合靶向的常见不良反应之一。在处理免疫检查点抑制剂过程中，还应根据肝脏损伤程度采取其他的综合保肝方案，包括：炎症相对较轻者，可予以水飞蓟素或多烯磷脂酰胆碱；炎症较重者，可试用双环醇和甘草酸制剂；胆汁淤积型患者，可选用熊去氧胆酸和腺苷蛋氨酸进行治疗。

共识 9：肝功能不佳是肝癌不能切除的重要原因。应予以积极抗病毒治疗和护肝治疗，改善肝功能。抗肿瘤转化治疗也有损害肝功能的可能，因此，在前期治疗过程中需要严密监测肝功能和 HBV 复制情况，并建议全程接受强效抗病毒治疗。

五、转化成功后手术切除的必要性和时机

1. 转化成功后手术切除的必要性

共识 10：手术切除是转化成功后患者获得长期生存的重要手段，但仍须对照研究的证据支持。转化切除后的生存与切除肿瘤中存活肿瘤细胞的数量相关。手术切除不仅可消灭潜在残余的肿瘤细胞，而且术后病理学检查可为辅助治疗提供指导意见。

2. 转化成功后手术切除的时机

（1）基于肿瘤反应选择合适的手术时机　有研究结果显示肝癌转化切除术后患者的无瘤生存期与病理缓解程度相关，病理学缓解患者术后无瘤生存期更长。初步的临床证据显示获得主要病理学反应（major pathologic responses，MPR）或

病理学完全缓解的患者，术后生存好于未获得 MPR 或病理学完全缓解的患者，但还需要积累更多证据。影像学评估方面，相比较传统的 RECIST v1.1 标准，肝癌更适合使用修改版 RECIST（mRECIST）标准来评估肝脏病灶对治疗的反应。

共识 11：肝癌转化切除的疗效与肿瘤组织中残留的存活肿瘤细胞数量相关。因此，转化切除的重要条件是获得肿瘤缓解，或者至少保持病灶稳定一段时间（3～4 个月）。mRECIST 标准评价肿瘤缓解可能与病理学改变更为相关。采用影像学检测方法预测肿瘤的病理学缓解程度是需进一步研究的课题。

（2）基于安全性考量选择合适的手术时机 转化治疗的手术时机还应考虑手术的安全性。

共识 12：手术安全性是转化切除前需评估的重要内容。这些评估不仅需要评估一般肝切除手术必备的安全性检查项目，还需要重点评估前期转化治疗对肝脏造成的潜在影响。手术前，小分子靶向药物（仑伐替尼、阿帕替尼、索拉非尼等）应停药 1～2 周以上，程序性死亡受体 1（PD-1）抑制剂应停药 2～4 周以上，贝伐珠单克隆抗体应停药＞6 周；如果行 TACE 或放疗，手术需在末次治疗 4 周后进行。

六、多学科综合治疗协作组（MDT）模式是保证转化治疗质量的重要方法

共识 13：尽管切除是转化治疗的主要目标，但并不是唯一目标。转化治疗以及转化治疗后的治疗策略，都需要多学科讨论，以患者最大获益为终极目标进行团队协作。

七、其他需要探索的问题

1. 转化手术后的辅助治疗

共识 14：肝癌转化成功行 R0 切除后，应根据患者的体

力状况、不良反应及治疗耐受情况，酌情选择原方案或原方案中的部分药物辅助治疗＞6个月。连续两次影像学检查无肿瘤复发、转移，肿瘤标志物保持正常持续3个月可考虑停药。

2. 未获转化病例的后续治疗

共识15：未能成功转化患者的后续治疗，需要兼顾基础肝病、前期治疗方式、肿瘤进展特征和患者意愿等因素综合考量，根据疾病进展的方式，选择二线治疗策略或系统联合局部治疗策略。

3. 转化治疗在肝癌合并肝外转移患者中的应用

共识16：针对肝外转移的患者，姑息性系统性治疗是目前首选的治疗方案。部分肝外转移的患者可能通过转化治疗后肝脏原发灶切除同时控制肝外转移灶获得更多的生存获益，但是仍需进一步研究加以验证。

第七节　干细胞移植规范化治疗肝硬化失代偿的专家共识

干细胞是一类具备自我更新能力和多向分化潜能的细胞。2005年，德国学者首次将干细胞用于肝病治疗，证实干细胞可以促进肝脏再生。随后，国内外学者进行了大量干细胞移植治疗肝脏疾病的临床探索研究。2014年，中华医学会医学工程学分会干细胞工程学组发布了我国第1个干细胞移植规范化治疗失代偿期肝硬化的专家共识。共识发布以来，干细胞移植治疗失代偿期肝硬化的临床证据不断积累。国家卫生健康委员会和国家药品监督管理局也陆续颁布了有关干细胞临床研究的指导政策，以规范并促进干细胞治疗临床研究及转化应用。为了进一步规范化、科学化和标准化我国干细胞移植治疗失代偿期肝硬化的临床研究，中华医学会医学工程学分会干细胞工程学组组织有关专家对干细胞移植规范化治疗失代偿期肝硬化进行论证，更新共识，以期对今后的干细胞移植治疗失代偿期肝硬化的临床工作提供参考和指导。

一、干细胞移植治疗肝硬化失代偿临床应用的总体要求

干细胞移植治疗肝硬化失代偿期的临床研究，应在2015年发布的《干细胞临床研究管理办法（试行）》《干细胞制剂质量控制及临床前研究指导原则（试行）》和《关于开展干细胞临床研究机构备案工作的通知》的政策指导下进行，临床机构、干细胞产品制备机构及干细胞产品、临床治疗方案都应满足以上政策的条件要求。

二、干细胞移植治疗肝硬化失代偿期的临床应用规范

1. 临床方案

干细胞移植治疗肝硬化失代偿期的临床方案应尽可能采用随机对照试验（RCT）。以往的研究中多数干细胞移植治疗肝硬化失代偿期的研究为病例报告、队列观察研究、单臂研究，近年来陆续有一些随机对照临床研究的报道。但是总体而言，现有临床研究的证据质量等级仍然有待提高。因此，良好的 RCT 是干细胞移植治疗肝硬化失代偿期临床研究优先推荐的设计方法；可采用安慰剂联合最佳支持性治疗作为对照；应尽可能采用盲法，双盲或单盲的 RCT 可以消除受试者的基线差异、减少偏倚，有利于客观评价干细胞移植的治疗效果。

2. 适应证

目前为止，干细胞移植已被用于治疗各种原因导致的肝硬化患者，大部分研究结果显示干细胞可以改善患者的肝脏生化指标。根据以往研究，干细胞移植治疗肝硬化常见的适应证包括：

(1) 慢性病毒性肝炎（由 HBV、HCV、HDV 等感染引起）。

(2) 酒精性肝病（ALD）。

(3) 免疫性肝病，包括原发性胆汁性胆管炎、自身免疫性肝炎、原发性硬化性胆管炎等。

(4) NAFLD。

(5) 遗传代谢性肝病，如 Wilson 病、α_1-抗胰蛋白酶缺乏症等。

(6) 其他原因所致肝硬化，如系统性疾病所致肝硬化和隐源性肝硬化等。

3. 纳入/排除标准

(1) 纳入标准　患者应有明确的肝硬化失代偿期诊断依据。肝硬化诊断可参考以下标准。

① 明确的肝硬化组织学、内镜或影像学依据。

② 无组织学、内镜或影像学检查者需符合以下 4 条中的 2 条：a. PLT$<100\times10^9$/L，无其他原因可解释；b. 白蛋白<35g/L，排除营养不良或肾脏疾病；c. INR>1.3 或 PT 延长（停用溶栓或抗凝药 7 天以上）；d. 天冬氨酸氨基转移酶与 PLT 比值指数>2；在此基础上出现门静脉高压相关并发症，如腹水、食管-胃底静脉曲张破裂出血、肝性脑病、肝肾综合征和脓毒症等可诊断为肝硬化失代偿期。

进行干细胞移植之前，患者原发性肝病应得到基本控制。在患者年龄方面，推荐以 18～75 岁为宜，除非肝硬化失代偿期的病因为代谢或遗传性疾病，且无法进行肝移植。

（2）排除标准　根据既往的临床研究，建议排除标准中包含以下内容。

① 合并肝脏或其他脏器的恶性肿瘤。

② 未控制的消化道出血、自发性腹膜炎、肝性脑病、肝肾综合征以及急性感染。

③ 有严重的心、肺、肾、血液等器官或系统疾病。

④ 妊娠期或哺乳期妇女。

⑤ 药物成瘾或酒精滥用者。

⑥ 一般身体状况较差不能耐受干细胞移植术者。

⑦ 不能提供知情同意者。

4. 干细胞类型的选择

根据来源和干细胞类型，可以选择的干细胞主要有6种：自体骨髓干细胞、自体外周血干细胞、自体脂肪间充质干细胞、异基因脐血干细胞、异基因间充质干细胞和胚胎干细胞。这些干细胞都已经在肝硬化失代偿期患者的治疗中进行过临床应用探索研究。

（1）自体骨髓干细胞　骨髓内存在多种干细胞类型，主要包括造血干细胞、间充质干细胞和多能前体细胞等，一般采用密度梯度离心从骨髓中分离获取。骨髓造血干细胞是骨髓干细胞的主要成分，表达 CD34 或 CD133 等标志分子。骨髓间充质干细胞在骨髓细胞中比例较小，需对骨髓干细胞进行贴壁培养，去除不贴壁的造血干细胞，并在培养过程中添加间充质干细胞生长因子进行扩增。骨髓间充质干细胞表达 CD73、CD90、CD105 等标志分子，可通过流式细胞仪或免疫磁珠方法分选纯化。为提高骨髓干细胞的含量，一般采集骨髓前使用粒细胞集落刺激因子（G-CSF）进行骨髓动员。自体骨髓干细胞不存在免疫排斥和伦理问题，在肝硬化失代偿期的治疗中具有一定的疗效。

（2）自体外周血干细胞　　正常情况下，外周血干细胞比例非常低。一般需要经过 G-CSF 刺激将骨髓干细胞动员到外周血，才能采集足够的外周血干细胞。目前治疗肝硬化最常用的外周血干细胞是外周血造血干细胞。G-CSF 动员后 $CD34^+$ 细胞峰值期是第 5 天，依次为第 6、4、7 天。应用自动血细胞分离机分离采集外周循环血中的单个核细胞即可获得富集的自体外周血干细胞。研究显示外周血干细胞移植可以改善患者的门静脉血流动力学。另外一项大样本长期随访研究则发现，外周血干细胞移植后患者肝生化指标改善可以持续 3～5 年，且患者的总体生存率得以提高。

（3）自体脂肪间充质干细胞　　自体脂肪间充质干细胞来自患者自身的脂肪组织。一般通过腹部、臀部或者其他部位吸取脂肪组织，去除脂肪后，经过消化和体外培养获取脂肪间充质细胞，进一步培养纯化得到脂肪间充质干细胞。动物研究显示，脂肪间充质干细胞可以减轻小鼠肝硬化，改善肝脏功能。至今，只有两项 I 期临床研究评估了自体脂肪间充质干细胞移植治疗肝硬化的安全性和有效性。

（4）异基因脐血干细胞　　脐带血干细胞是从胎儿脐带血液中分离获取的干细胞。脐带血内包含多种干细胞，如间充质干细胞、内皮前体细胞和造血干细胞等，其中造血干细胞为主要成分。国内有多项脐带血干细胞治疗肝硬化的研究报道。脐带血来源丰富、采集方便，采集过程对母婴均无危害，也不存在胚胎干细胞相关的伦理问题。脐带血造血干细胞移植已在临床广泛使用，安全性已得到验证。但脐带血所含干细胞较少，而用于成年人治疗需要的脐带血量较大。脐带血干细胞移植对肝硬化失代偿期的治疗效果尚需要更多的大样本随机对照研究确定。

（5）异基因间充质干细胞　　由于间充质干细胞不表达或仅表达非常低水平的主要组织相容性复合物和 T 淋巴细胞

共刺激因子 B7，免疫源性低，安全性高，而且间充质干细胞来源广泛，可从脂肪、骨髓、脐带、牙髓、胎盘、羊水、肌肉和胸腺等分离得到，具有易获取、易分离、可建系、可大规模扩增等特点。因此异基因间充质干细胞越来越得到重视。目前在肝病治疗中已进行人体试验的异基因间充质干细胞主要为脐带间充质干细胞，我国学者也已尝试使用异基因骨髓间充质干细胞治疗原发性胆汁性胆管炎和肝硬化。

（6）胚胎干细胞　胚胎干细胞来源于胚囊内层细胞团，可在体外非分化状态下"无限制地"自我更新，并且具有向三个胚层所有细胞分化的潜力，是一种具有全能分化能力的细胞。研究显示，胚胎干细胞可以分化为肝细胞样细胞，表达白蛋白等肝脏特异性基因。虽然动物研究和初步的人体试验显示胚胎干细胞对于肝硬化可能有效，且无免疫排斥反应，但胚胎干细胞的采集和临床应用存在较大伦理学争议，且其临床有效性和长期安全性的证据仍然缺乏。因此，对于肝硬化失代偿期患者一般不建议使用胚胎干细胞移植。

5. 干细胞移植的术前准备

（1）知情同意　应向患者和/或近亲属对干细胞移植的治疗目的、方案、获益/风险、其他可供选择的治疗方法、可能的并发症与预防措施以及随访等做出详细说明和解释，治疗前需签署知情同意书。

（2）术前化验检查　化验项目包括血常规、凝血功能、肝脏生化、肾脏功能、血电解质，感染性疾病筛查、其他肝病筛查等；检查项目包括内镜检查、B 超（包括弹性成像）、CT/MRI 等。如有条件，建议进行肝活检、肝静脉压力梯度（HVPG）测定等，但需考虑相关检查的风险和获益及患者意愿。

（3）患者准备　应根据干细胞移植的具体方案做好患者干细胞治疗前的术前准备。如对于需要抽取骨髓以及需要经肝动脉移植的患者，要对取骨髓和股动脉穿刺部位备皮。术前进行碘过敏试验。术前 6h 禁食水，通过静脉输液保证患者的基本营养和能量需求。

（4）其他术前准备　如采用自体干细胞，应根据干细胞制备的流程做好术前准备。如需骨髓干细胞，应提前进行 G-CSF 动员。干细胞制备、质量控制、转运、储存、复苏等应按照标准流程进行。移植前应对干细胞的数量、活力等进行质量检测。

6. 干细胞移植的方法

干细胞移植途径主要有经肝动脉途径、经门静脉途径、经外周静脉途径、肝脏或脾脏内注射等。目前无随机对照研究对不同途径干细胞移植在肝硬化治疗中的效果进行比较。由于现有干细胞移植治疗肝硬化失代偿期的临床研究中研究人群、干细胞类型、干细胞剂量等方面均存在显著差异，尚不能确定哪种输注途径治疗效果最佳，需要进一步研究才能确定。

（1）经肝动脉途径　经肝动脉途径适用于各种类型干细胞，是自体干细胞移植最常用的方法。其优点在于可以将干细胞直接注入肝脏，理论上干细胞对肝脏局部作用更强。其缺点在于该方法属于有创操作，不适于多次治疗。

（2）经门静脉途径　在 B 超或 CT 引导下经皮穿刺门静脉，通过门静脉血管导管进行干细胞输注。也有报道在脾切除术中预留网膜静脉通路进行干细胞移植。经门静脉途径也是有创操作，并且，由于门静脉压力较高，需要注意门静脉内注射可能会加重门静脉高压，有导致出血的风险。

（3）经外周静脉途径　干细胞可以经肘正中静脉或前臂静脉输注。该方法操作简便，可反复输注，但细胞定植到肝脏的比例可能较低。根据以往研究报道，对于需要多次输注的干细胞如异基因间充质干细胞，该方法更加适用。

（4）肝脏或脾脏内注射　直接向肝脏/脾脏内注射干细胞的临床报道较少。一般在超声引导下穿刺肝脏或脾脏实质，缓慢注入干细胞悬液。此方法每次注射量有限，且肝硬化患者存在出血及脾脏破裂的风险。

7. 干细胞移植的剂量和次数

根据以往研究，干细胞移植每次使用的干细胞数量为 $1\times10^5/kg\sim1\times10^7/kg$，可根据干细胞的类型和移植途径进行调整。干细胞移植的剂量是在进行干细胞移植时需要考虑的重要问题。如果细胞数量过多，输注过程中会发生细胞栓塞的风险，而如果细胞数量过少，则可能达不到治疗效果。经有创途径（肝动脉、门静脉和肝脏内注射等）进行干细胞移植一般只进行 1~2 次移植，若移植 2 次，一般中间间隔 1 个月；经外周静脉途径可多次移植。

8. 观察指标

（1）疗效指标　干细胞移植治疗肝硬化失代偿期的临床疗效终点是临床评价的基础，应当是直接反映临床获益的指标。患者生存状况是评价肝硬化失代偿期长期临床获益的客观指标；肝脏组织学变化可明确肝硬化的进展情况；HVPG 是客观反映门静脉高压程度的指标；MELD 评分、Child-Pugh 分级等可用于判断肝硬化失代偿期患者的临床预后。以上指标均可以作为干细胞移植的试验终点。生物学活性指标如细胞因子或生物标志物的变化、合并用药或伴随治疗的减量或停止等通常不应作为干细胞移植的主要疗效评价标准。

（2）安全性指标　目前，未发现与干细胞移植直接相关的严重不良事件。干细胞相关不良反应最常见的是发热和皮疹，一般不需要治疗可自行缓解。研究中报告的其他不良事件包括一过性寒战、恶心、局部疼痛、瘀斑、腹泻等，均无需特殊处理。干细胞移植临床试验的不良事件多数与操作过程有关，如 G-CSF 动员时的骨痛、血管介入操作过程的出血/血肿、外周血干细胞分离过程中的血流动力学不稳定等。

大部分干细胞移植治疗肝硬化失代偿期的临床研究随访时间在 2 年以内，其长期安全性数据不足。大样本的长期随访数据和荟萃分析则显示干细胞治疗后 HCC 发病率与对照组患者无显著差异。结合其他领域干细胞移植的数据，可以认为干细胞移植的致瘤风险很低，但是继续积累更多长期随访数据对于明确干细胞移植的远期安全性仍然非常重要。

9. 干细胞移植的术后处理

（1）术后 24h 内密切观察患者生命体征，必要时进行心电、血压监测。

（2）经有创途径进行干细胞移植者应卧床、制动，密切观察穿刺部位有无出血和血肿，并关注患者有无并发症及血流动力学改变。

（3）密切监测患者血常规、凝血和肝生化指标等变化情况。

10. 术后随访

可在患者干细胞移植后 1、3、6、12 个月进行随访，之后每 1 年随访 1 次。具体随访计划应根据研究人群、干细胞类型和研究终点合理制订。根据以往研究结果和国家干细胞政策要求，建议对自体非间充质干细胞移植患者至少随访 1 年，对于间充质干细胞或者异体干细胞移植患者进行不少于 2 年的随访，以观察成瘤性等迟发性安全风险。

三、干细胞移植治疗肝硬化失代偿期的研究重点

1. 加强干细胞移植治疗肝硬化失代偿期系统性研究

以往的干细胞移植治疗肝硬化失代偿期的研究多数为单中心、小样本研究，高质量的随机双盲对照研究很少。虽然这些研究为干细胞移植的疗效提供了初步证据，但仍需更高等级证据明确干细胞移植的效果。国内已经有 123 家研究机

构通过了干细胞临床研究机构的备案，应广泛合作开展多中心随机盲法对照临床试验，提高我国干细胞治疗在肝病领域的国际影响力。

2. 继续探索新的干细胞类型

国内外动物实验和临床前试验已经对多种类型干细胞在肝病领域的作用进行了研究，很多新的干细胞产品已经完成临床前研究，如异体脂肪间充质干细胞、异体骨髓间充质干细胞、月经血间充质干细胞、牙髓间充质干细胞、胎盘间充质干细胞、原始间充质干细胞、诱导多能干细胞、肝细胞祖细胞等。这些新的干细胞有可能对肝硬化失代偿期患者有治疗效果，应鼓励开展新型干细胞的临床前研究和I期临床研究，加快干细胞的临床转化。

3. 继续优化干细胞移植治疗肝硬化失代偿期的方案

干细胞移植治疗肝硬化失代偿期，目前国际没有公认的治疗方案。细胞类型的选择、细胞剂量、移植途径、适宜人群等问题都有待研究确定。参考既往的研究开展量效关系、移植方法比较、不同干细胞之间比较的临床试验，将有助于进一步明确治疗肝硬化失代偿期的最佳干细胞移植方案。

4. 继续深化细胞移植治疗肝硬化的机制研究

干细胞在肝脏疾病中的作用机制虽然有大量的基础研究和动物研究数据，但其在人体的作用机制仍不清楚。干细胞移植后在人体内的分布、分化及作用还需明确。我国学者已经积累了一定数量的肝硬化干细胞移植临床研究的数据和标本。利用这些标本和数据，并在此基础上进一步深入研究干细胞移植后在人体内发挥作用的分子机制，对于将来研发更安全更有效的治疗方法具有重要作用。

总之，干细胞移植治疗肝硬化失代偿期虽然处于起步阶段，但是已经显现出了光明前景。既往临床探索研究之间的巨大差异，使得获取准确可靠的数据分析相当困难。只有在国家相关政策指导下，进一步规范干细胞产品的制备和质控，设计并开展高质量的临床试验，以生存期或肝脏组织学变化等临床终点为观测指标，并且密切关注干细胞移植的短期及长期安全性，才能推动干细胞移植成为规范治疗肝硬化失代偿期的有效措施。

第八节　终末期肝病临床营养指南

一、术语

（1）终末期肝病（ESLD）　泛指各种肝脏损害所导致的肝病晚期阶段，指成人患者由于各种原因导致的肝硬化、肝衰竭和肝癌，其中肝衰竭部分主要涉及急性、亚急性、慢加急性肝衰竭，而慢性肝衰竭按既往分类归为肝硬化。

（2）营养不良　指因能量、蛋白质或其他营养素缺乏或过量，对机体功能乃至临床结局造成不良影响的现象。包括营养不足和营养过剩两种情况。

（3）营养风险　是指有关营养因素对患者临床结局（如感染相关并发症、理想和实际住院日、质量调整寿命年、生存期等）造成不利影响的风险。

（4）营养不良风险　是指发生/出现营养不良的风险。

（5）营养筛查　应用量表等工具初步判断患者营养状态，发现潜在的、隐性的、早期的营养不良风险或营养风险的过程。

（6）营养评定　也称营养评估，指对有营养不良风险或营养风险的患者，通过相应方法判断其营养不良类型和程度的过程。

（7）肠内营养（EN）　是指经胃肠道给予代谢需要的营养素的营养支持方式。肠内营养制剂根据配方构成不同，可分为三类：全营养配方（可作为单一营养来源满足目标人群的营养需求）、特定全营养配方（可作为单一营养来源满足目标人群在特定疾病或医学状况下的营养需求）和非全营养配方（可满足目标人群的部分营养需求）。根据给予途径不同分为经口营养补充（ONS）和管饲营养补充。

(8) 肠外营养（PN）又称"静脉营养"，是经静脉为无法经胃肠道摄取或摄取营养物不能满足需要的患者提供营养素的方法。所有营养素完全经肠外获得的营养支持方式称为全肠外营养（TPN）。

二、终末期肝病患者营养筛查和评定

1. 终末期肝病患者营养筛查

(1) 体质指数（BMI）$<18.5 kg/m^2$ 的终末期肝病患者可诊断为营养不良，Child-Pugh C 级的肝硬化患者、肝衰竭患者为高营养不良风险人群，这 3 类患者可直接进行详细营养评定以确定营养不良类型和程度；其他终末期肝病患者应进行营养筛查，经筛查有营养风险或营养不良风险的患者需进行详细营养评定，以明确营养不良类型和程度。

(2) 营养不良风险筛查工具

① 英国皇家自由医院营养优先工具（RFH-NPT）：通过 3 个步骤可以在 3min 内将患者分为低风险、中等风险和高风险 3 个等级。

② 肝病营养不良筛查工具（LDUST）：由 6 个针对患者的主观问题构成，包括进食情况、非自主体重减轻、脂肪减少、肌肉减少、水肿及活动能力下降。

③ 营养风险筛查工具（NRS 2002）：丹麦学者 Jens Kondrup 教授牵头的欧洲临床营养和代谢学会（ESPEN）专家组提出了营养风险的概念，并制订了 NRS 2002。该评分包括营养状态受损评分、疾病严重程度评分及年龄评分 3 部

分，总分≥3者被认为有营养风险，建议进行营养支持以改善临床结局，见表1-7。

表1-7 营养风险筛查 NRS 2002（最终筛查）表

评分项目	总评分计算方法
营养状态受损评分	
没有（0分）	正常营养状态：BMI≥18.5kg/m²，近1～3个月体重无变化，近1周摄入量无变化
轻度（1分）	3个月内体重丢失>5%或食物摄入比正常需要量低25%～50%
中度（2分）	一般情况差或2个月内体重丢失>5%，或食物摄入比正常需要量低50%～75%
重度（3分）	BMI<18.5kg/m²且一般情况差，或1个月内体重丢失>5%（或3个月内体重下降15%），或前1周食物摄入比正常需要量低75%～100%
疾病严重程度评分	
没有（0分）	正常营养需要量
轻度（1分）	需要量轻度增加：髋关节手术、慢性疾病（肝硬化、慢性阻塞性肺疾病、血液透析、糖尿病、一般肿瘤）有急性并发症的患者
中度（2分）	需要量中度增加：腹部大手术、脑卒中、重度肺炎、血液恶性肿瘤患者
重度（3分）	需要量明显增加：颅脑创伤、骨髓移植患者，APACHE评分>10的ICU患者
年龄评分	
年龄<70岁（0分）	
年龄≥70岁（1分）	

2. 终末期肝病患者营养评定

主要包含人体成分评定、能量代谢检测、综合评分工具及膳食摄入评定等。

（1）人体成分评定指标

① BMI：亦称体质指数，是人体成分及营养状态的基本参数，是判断营养状态的最基本指标之一。

a. 我国 BMI 评定标准：BMI $\geqslant$ 28.0kg/m² 为肥胖；24.0kg/m² $\leqslant$ BMI < 28.0kg/m² 为超重；18.5kg/m² $\leqslant$ BMI < 24.0kg/m² 为正常；BMI < 18.5kg/m² 为体重过低（营养不良）。

b. 终末期肝病患者常存在水肿、胸腹水等体液潴留，使得 BMI 在应用中受到了一定限制。对于存在体液潴留的终末期肝病患者可以计算干体重 BMI（干体重/身高²，kg/m²）。干体重（DW）可以通过以下几种方法进行评估或计算：出现体液潴留前的体重；穿刺引流之后的体重；校正体重：根据临床判断的腹水严重程度减去一定量体重（轻度 5%，中度 10%，重度 15%，如果存在外周水肿再减 5%）进行校正。

② 上臂围（AC）、三头肌皮褶厚度（TSF）和上臂肌围（AMC）

a. AC：指上臂中点处周长，可通过软尺直接测量。

b. TSF：应用皮脂测量仪直接测量。TSF 正常参考值男性为 8.3mm，女性为 15.3mm。

c. AMC：由 AC 和 TSF 计算得出，AMC（cm）= AC（cm）- 3.14 × TSF（cm）。AMC 正常参考值男性为 24.8cm，女性为 21.0cm。

实测值/正常值 > 90% 为正常；80%~90% 为轻度营养不良；60%~80% 为中度营养不良；< 60% 为重度营养不良。上述指标不受胸水、腹水和下肢水肿的影响。

③ 实验室检测指标：白蛋白、前白蛋白、视黄醇结合

蛋白等水平可以反映肝脏的合成能力，同时也是营养状态的敏感指标。

④ 肌量和肌肉功能评定

a. 骨骼肌肌量的检测方法是通过 CT 或 MRI 扫描，选择第 3 腰椎（L_3）水平肌肉面积总和与身高二次方的比值计算 L_3 骨骼肌指数（SMI）。肌量受年龄、性别、种族等多种因素影响。

b. 肌肉功能评价方法是握力测定。我国 2016 年中华医学会骨质疏松和骨矿盐疾病分会发布的《肌少症共识》建议：静息状态下，优势手握力男性＞25kg、女性＞18kg 为正常，可排除肌少症。

⑤ 生物电阻抗分析法（BIA）：生物组织在不同电流频率下具有不同的阻抗特性，通过测量人体不同部位的生物电阻抗可以推断人体的成分构成。一般可以测量体细胞数量（BCM）、体内总水分（TBW）、细胞外水分（ECW）、体脂肪（TBF）等指标。

⑥ 双能 X 线吸收法（DEXA）：可以检测骨密度、脂肪组织和去脂肪组织等人体成分，从而判断营养状态。

（2）能量代谢检测　人体总能量消耗（TEE）包括基础能量消耗（BEE）、食物特殊动力作用消耗和体力活动能量消耗。疾病状态下的能量消耗还包括应激对代谢的影响。

① BEE：是在餐后 12～15h（一般在清晨睡醒时），全身肌肉放松，情绪和心理状态平静，周围环境舒适安静，温度在 22℃ 左右的特定条件下测定的能量消耗。

② 静息能量消耗（REE）：是指在温度适宜和安静休息状态下的能量消耗，占总能量消耗的 60%～75%。REE 测得的能量消耗比 BEE 稍大，但是两者之差一般小于 10%，而 REE 相对容易测定，因此，这两个概念常相互替代。

③ 能量代谢测量：可以应用 HB（Harris-Benedict）等

公式计算 BEE，再根据活动情况和应激状态计算总能量需求。HB 计算公式：男性 BEE（kcal/d）= 66.4730 + 13.751W + 5.0033H − 6.7550A；女性 BEE（kcal/d）= 655.0955 + 9.463W + 1.8496H − 4.6756A。其中，W 代表体重（kg）；H 代表身高（cm）；A 代表年龄（岁）。

（3）综合评分工具

① 主观全面评定（SGA）：是在临床营养评定中被广泛应用的评分工具。通过收集体重改变、饮食改变、胃肠道症状、活动能力改变、应激反应、肌肉消耗、TSF 及踝部水肿等 8 方面内容，确定患者营养状态（见表 1-8）。

表 1-8　主观全面评定（SGA）主要内容及评定标准

指标	A 级	B 级	C 级
近期（2 周）体重改变	无/升高	减少<5%	减少>5%
饮食改变	无	减少	不进食/低能量流食
胃肠道症状（持续 2 周）	无/食欲不减	轻微恶心、呕吐	严重恶心、呕吐
活动能力改变	无/减退	能下床走动	卧床
应激反应	无/低度	中度	重度
肌肉消耗	无	轻度	重度
三头肌皮褶厚度	正常	轻度减少	重度减少
踝部水肿	无	轻度	重度

注：上述 8 项中，至少 5 项属于 C 级或 B 级者，可分别被评定为重度或中度营养不良。

② 英国皇家自由医院于 2006 年对 SGA 进行了改良，提出了皇家自由医院整体评价量表（Royal Free Hospital-Global Assessment，RFH-GA），增加了 BMI、AMC 和进食

变化量情况，使评价结果更加客观。

（4）膳食摄入评定　临床医师在膳食摄入评定时，可根据收集的膳食摄入信息，查询《中国食物成分表》或应用相关软件计算能量及营养素摄入。有条件的单位可组建由临床医师、营养师、主管护师和临床药师参与的营养支持小组（NST）评定患者营养状态并制订个体化营养支持方案。

三、终末期肝病患者营养支持治疗及随访管理

1. 肝硬化患者营养支持治疗及随访管理

（1）肝硬化患者营养支持治疗目的及目标　使人体获得营养素保证新陈代谢正常进行，抵抗疾病侵袭进而改善患者的临床结局，包括降低感染性并发症发生率、减少住院时间等，使患者受益。

（2）肝硬化患者能量和蛋白质摄入

① 肝硬化患者 24h 总能量消耗是静息能量消耗的 1.3～1.4 倍。营养不良的肝硬化患者每日建议摄入 30～35kcal/（kg·d）或 1.3 倍 REE，以满足代谢需求。

② 建议肝硬化患者摄入蛋白质 1.2～1.5g/（kg·d）以维持氮平衡，降低肌肉减少发生率。

③ 轻度肝性脑病患者无需减少甚至禁止蛋白质摄入。对于严重肝性脑病患者，可根据肝功能及肝性脑病等情况综合判断，酌情减少或短暂限制蛋白质摄入，并尽早根据患者耐受情况逐渐增加蛋白质摄入至目标量。建议肝性脑病患者将每日蛋白质摄入总量分散到多次进餐（4～6 次小餐）以改善耐受性。

（3）支链氨基酸制剂的应用　肝硬化患者的氨基酸失衡主要表现在支链氨基酸（BCAA）水平降低，芳香族氨基酸（AAA）水平升高，BCAA/AAA 比值下降。这种氨基酸失衡可能导致肝性脑病或其他神经系统并发症，与终末期肝病

不良预后相关。

（4）关于维生素和微量元素

① 酒精性肝病患者维生素 B_1 缺乏时可出现韦尼克脑病，为预防韦尼克脑病，在酒精性肝病患者应用葡萄糖进行营养支持前应补充维生素 B_1。

② 脂溶性维生素缺乏常见于胆汁淤积性肝病、酒精性肝病等。据报道约 88% 的肝硬化患者存在维生素 D 缺乏，血清 25(OH)D 水平与 MELD 评分、Child-Pugh 评分呈负相关，有条件的单位终末期肝病患者可检测维生素 D 水平。

③ 硒（Se）是一种重要微量元素，研究发现肝硬化时血清硒水平降低，补充硒制剂可以通过降低免疫炎症反应等机制改善肝病病情。研究显示，伴有营养不良的肝硬化患者常存在锌（Zn）缺乏，锌缺乏可能在肝性脑病发病中发挥作用。

（5）肝硬化患者营养支持治疗途径选择

① 原则：在胃肠功能允许的情况下，患者获取能量和营养素的首要途径是经口饮食，当经口饮食摄入的能量和营养素不能满足需求时，可给予口服营养补充剂（ONS）；不宜经口进食或经口进食及口服营养补充剂仍不能满足需求时，可在充分评估消化道出血等风险的情况下，经鼻胃管或鼻空肠管给予管饲肠内营养；经口摄入和肠内营养仍不能满足营养需求时，应给予肠外营养。

② 方法

由于肝糖原储备能力下降，肝硬化患者饥饿 10h 引起的代谢异常相当于健康人饥饿 2～3 天的代谢状态。

a. 夜间加餐：可选择以碳水化合物为主或富含 BCAA 的制剂。

b. 日间加餐：少食多餐，将每日摄入能量和蛋白质等营养素分至 4～6 次小餐，避免长时间饥饿状态，可以促进蛋白质和能量吸收，防止肌肉减少。

（6）肝硬化患者营养随访管理　鼓励患者家属根据患者个体饮食习惯调整，以促进饮食摄入和营养素的吸收；建议分餐至4～6餐，含夜间加餐，可酌情多摄入新鲜蔬菜和水果，减少食盐摄入。注意监测血糖、肝肾功能、电解质等指标。有食管-胃底静脉曲张及肝性脑病的患者，进食注意事项应具体咨询医师或营养师。

2. 肝衰竭患者营养支持治疗及随访管理

（1）肝衰竭患者营养支持治疗目标　有条件的单位，建议应用间接能量测定方法（代谢车）测定患者的REE。根据患者疾病情况、营养状态、消化吸收功能等综合因素提供能量并逐步达到每日1.3倍REE或30～35kcal/(kg·d)的能量摄入目标；根据肝性脑病等情况，酌情给予蛋白质并逐步达到1.2～1.5g/(kg·d)的蛋白质摄入目标。

（2）肝衰竭患者营养支持治疗途径及方式

① 治疗首选途径是经口进食，首先给予患者饮食指导，包括分餐及夜间加餐、补充维生素和微量元素等，监测患者能量及蛋白质等营养素摄入，必要时可以给予经口或经鼻胃管/空肠管管饲肠内营养，在肠内营养不能满足需求时，应给予肠外营养。

② 经口摄入不足的肝衰竭患者，建议给予口服或静脉补充多种维生素和微量元素。

③ 肝衰竭患者应密切监测血糖水平，积极防治低血糖或高血糖。

（3）肝衰竭患者营养随访管理　建议动态评定患者营养状态，在疾病病情出现变化时，需再次评定患者营养状态，以确定营养因素在病情变化中的作用，必要时调整营养支持治疗方案。

3. 肝癌患者营养支持治疗及随访管理

（1）肝癌患者营养支持目的和目标

① 目的：通过恰当有效的营养干预，改善患者营养状态和肝功能，增强对手术或其他治疗的耐受能力，减少治疗过程中的并发症，提高生活质量，延长存活时间。

② 首要和基本目标：仍然是摄入目标量的能量和蛋白质等营养素。稳定期肝癌患者建议能量摄入 $30\sim35$ kcal/（kg·d）或 1.3 倍 REE，蛋白质摄入 $1.2\sim1.5$ g/（kg·d）以满足代谢需求。进展期肝癌患者酌情调整。

（2）肝癌患者接受治疗期间营养支持要点

① 接受肝癌切除术治疗患者的营养支持

a. 术前存在营养不良或肌少症将增加肝癌切除手术患者病死率，建议术前评定营养状态，遵循快速康复外科方案，包括术前调整进食时间、术后尽早进食进水等措施。

b. 术后早期经口摄入营养素不足时，可酌情给予管饲肠内营养支持，不宜肠内营养或肠内营养不能满足需求时可通过肠外营养补充，避免单纯输入葡萄糖。

② 接受 TACE 或局部消融治疗的肝癌患者的营养支持：改善患者营养状态和肝功能，提高对可能的多次治疗的耐受性，提高生活质量，延长生存时间。

③ 接受有明显胃肠道反应的化疗药物、靶向药物治疗的肝癌患者的营养支持：建议对准备或正在应用化疗药物或靶向药物治疗的肝癌患者密切监测营养状态，有营养不良的患者或胃肠道反应明显、饮食摄入减少的患者，应给予营养支持治疗。

④ 肝癌维持治疗患者的营养支持：在充分考虑患者疾病状态、治疗意愿及家属理解的情况下，选择患者在生理和心理上最为舒适的进食或干预方式。

（3）肝癌患者营养随访管理　建议定期筛查营养风险。根据营养状态、肝癌进展情况、肝功能、下一步治疗计划等综合因素制订包括营养支持在内的治疗方案。

4. 特殊患者的营养支持及管理

（1）肝硬化腹水限盐患者的营养支持　建议限盐过程中注意监测患者的营养状态，若膳食摄入减少或出现营养不良，应酌情给予口服营养补充剂或肠内营养制剂，必要时给予肠外营养补充。

（2）肝硬化消化道出血患者的营养支持　禁食期间建议给予肠外营养，注意能量和多种营养素补充，密切监测血糖、电解质、肝肾功能、血常规、大便潜血等。在逐渐恢复饮食过程中，能量及营养素摄入不能满足需求时，可根据个体情况给予肠内营养制剂或肠外营养补充。

（3）酒精性肝硬化患者的营养支持　应特别注意加强对这部分患者及家属的宣教工作。遵从医嘱，严格戒酒，进行饮食和作息等生活方式调整，是改善患者营养状态和疾病预后、提高生活质量的基础。

（4）终末期肝病接受肝移植患者的营养支持

① 肝移植术前营养不良的患者，术后病死率及并发症发生率均增高。建议对等待肝移植的终末期肝病患者进行营养筛查和评定，有营养不良的患者应给予营养支持治疗。营养支持的目标可根据患者具体情况而定，酌情摄入能量 $30\sim35kcal/(kg \cdot d)$，蛋白质摄入 $1.2\sim1.5g/(kg \cdot d)$。

② 肝移植术后早期（12～24h 内），酌情从低剂量开始给予经口饮食/管饲给予肠内营养，可以减少感染等并发症发生。给予肠外营养支持期间，应密切监测血糖、血氨、肝肾功能等。研究显示肝移植术后患者营养状态完全恢复需要很长一段时间（至少 1 年），且肝移植后长期存活者肥胖或代谢综合征常见。肝移植术后患者应定期监测营养风险，评估营养状态，无论体重是否降低均应注意评估有无肌肉减少，必要时酌情给予营养支持和生活方式干预。

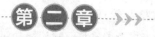

第二章 感染性肝衰竭

第一节 甲型肝炎病毒致肝衰竭

一、概述

1. 定义

甲型肝炎病毒（HAV）致肝衰竭是指由甲型病毒性肝炎引起的严重肝脏损害，导致合成、解毒、代谢和生物转化功能严重障碍或失代偿，出现以黄疸、凝血功能障碍、肝肾综合征、肝性脑病、腹水等为主要表现的一组临床症候群。

2. 发病率及预后转归

（1）发病率　我国甲型肝炎报告发病率从1991年的56/10万下降到2020年的1.05/10万，甲型肝炎暴发数量较之前明显减少。甲型肝炎病毒致肝衰竭较少见，占全部病例的0.1%～0.8%。成人感染HAV者年龄愈大，重型肝炎发病的比例越高。

（2）预后转归　急性甲型肝炎预后良好，甲型肝炎多在3个月内临床康复，不转为慢性。但甲型肝炎病毒致肝衰竭的病死率甚高，达50%。

3. 发病机制

目前，甲型肝炎病毒引起肝细胞损伤的机制尚未完全明了。甲型肝炎病毒进入消化道后穿过肠道上皮进入血液，引起短暂的病毒血症，随后侵入肝细胞内进行复制，2周后由胆汁排出体外。

（1）免疫机制　感染早期 HAV 大量增殖，使肝细胞轻微破坏，随后细胞免疫起了重要作用，HAV 抗原性较强，容易激活特异性 CD8$^+$ T 淋巴细胞，通过直接作用和分泌细胞因子（如干扰素）使肝细胞变性、坏死，在感染后期体液免疫也参与其中，抗-HAV 产生后可通过免疫复合物机制使肝细胞破坏。

（2）宿主因素　未接种甲肝疫苗者及 6 月龄以上婴幼儿等抗-HAV 阴性者普遍易感。

（3）环境因素　与卫生习惯、居住条件及社会发达程度相关。

二、诊断要点

1. 潜伏期

潜伏期一般为 15～50 天，平均潜伏期为 28 天。

2. 临床特征

可表现为急性肝炎（分急性黄疸型肝炎和急性无黄疸型肝炎）、急性淤胆型肝炎及肝衰竭。

（1）急性黄疸型肝炎

① 黄疸前期：病毒血症症状（发热、乏力）及消化道症状（恶心、厌油、腹胀）、尿色加深、肝功能检查示转氨酶升高。

② 黄疸期：热退及消化道症状缓解，但出现皮肤巩膜黄染、肝大伴压痛、尿二胆（尿胆红素、尿胆原）阳性、肝功能检查示转氨酶、TBIL 升高。

③ 恢复期：症状消失、黄疸消退、肝功能恢复正常。

（2）急性淤胆型肝炎　黄疸持续时间较长，黄疸指数较高，多有皮肤瘙痒及大便颜色变浅，但消化道症状轻。

（3）肝衰竭（重型肝炎）　最严重。"三高两低"，即高度乏力、明显消化道症状、重度黄疸，PTA 低、肝脏进行性缩小。

① 急性肝衰竭（急性重型肝炎）：无基础肝病史。常有诱因：劳累、嗜酒、妊娠、服用肝损伤药物、合并感染等。2 周内出现极度乏力、严重消化道症状、黄疸迅速加深、肝浊音界缩小、出血、PTA≤40%、中毒性鼓肠、腹水增多、肝臭、肝肾综合征、Ⅱ度以上肝性脑病等。

② 亚急性肝衰竭（亚急性重型肝炎）：无基础肝病史。2～26 周出现极度乏力、纳差、频繁呕吐、腹胀、肝性脑病、血清总胆红素≥10 倍正常值或每日上升超过 17.1μmol/L、PTA≤40%。分脑病型（先出现Ⅱ度以上肝性脑病）和腹水型（先出现腹水、胸水等）。

3. 辅助检查

（1）肝功能

① 酶学：ALT、AST（肝细胞损伤指标），ALP（淤胆型，儿童骨骼生长发育也可导致升高），GGT（淤胆型，与骨骼疾病无关），CHE（血清胆碱酯酶，反映肝脏储备功能）。

② 胆红素：升高提示肝细胞坏死。

③ 血清蛋白：白蛋白（反映肝脏合成功能）、球蛋白（与体液免疫相关）。

（2）PT、PTA　在肝脏合成功能下降时，PT 延长，PTA≤40%。

（3）血氨　肝性脑病时，血氨升高。

（4）肝炎病毒标志物　抗 HAV-IgG 及抗 HAV-IgM。

（5）尿胆红素和尿胆原　肝细胞性黄疸时均为阳性；溶血性黄疸时以尿胆原阳性为主；梗阻性黄疸时以尿胆红素阳性为主。

（6）上腹部 B 超或 CT。

4. 诊断标准

肝衰竭诊断符合《肝衰竭诊治指南（2018 年版）》；肝炎病毒标志物：抗 HAV-IgM 阳性。

三、治疗要点及处方须知

隔离期：黄疸出现后 1 周或起病之日起 3 周。

1. 一般治疗

（1）饮食　避免油腻，宜清淡易消化，以碳水化合物为主，保证充分的能量供给。

（2）支持治疗　绝对卧床休息，实施重症监护，密切观察病情变化；注意出入量平衡，维持体内电解质及酸碱平衡，补充高糖和维生素，输注白蛋白或血浆，保持肠道通畅，控制血氨来源，维持正氮平衡。

2. 病因治疗

甲型肝炎无有效的抗病毒疗法，可预防接种甲型肝炎减毒活疫苗或接种人血丙种球蛋白。

3. 护肝治疗

推荐应用抗炎护肝药物、肝细胞膜保护剂、解毒保肝药物以及利胆药物。不同护肝药物分别通过抑制炎症反应、解毒、免疫调节、清除活性氧、调节能量代谢、改善肝细胞膜稳定性和完整性及流动性等途径，达到减轻肝脏组织损害、促进肝细胞修复和再生、减轻肝内胆汁淤积、改善肝功能的目的。常用的护肝药物如下。

（1）5％ 葡萄糖 250mL ＋ 异甘草酸镁 100 ～ 200mg ivgtt qd（＞60 岁的患者需注意血压，严重低钾血症、高钠血症、重度高血压、心力衰竭、肾衰竭患者禁用）。

（2）甘草酸单铵半胱氨酸氯化钠注射液 100 ～ 200mL

ivgtt qd（高血压患者慎用，＞60 岁的患者需注意血压）。

（3）5％葡萄糖 100mL＋注射用丁二磺酸腺苷蛋氨酸 1000mg ivgtt qd/bid（会引起血氨升高，昏迷患者慎用）。

（4）5％葡萄糖 100mL＋前列地尔 10μg ivgtt qd（肾功能不全、心脑血管功能障碍者可用，消化道出血患者禁用）。

（5）5％葡萄糖 250mL＋注射用促肝细胞生长素 120mg ivgtt qd。

（6）5％葡萄糖 250mL＋乙酰半胱氨酸 40mL ivgtt qd（慢滴，2h 以上滴完）。

（7）5％葡萄糖 250mL＋还原性谷胱甘肽 1200mg ivgtt qd。

（8）5％葡萄糖 250mL＋苦黄注射液 40mL ivgtt qd。

（9）5％葡萄糖 250mL＋多烯磷脂酰胆碱注射液 20mL ivgtt qd。

（10）10％葡萄糖 250mL＋舒肝宁注射液 10～20mL ivgtt qd（严禁与其他药物配伍使用）。

4. 人工肝

（1）应用时机或适应证

① 肝衰竭的早、中期，PTA 介于 20％～40％的患者为宜；晚期肝衰竭患者病情重、并发症多，应权衡利弊，慎重进行治疗，效果相对较差，应同时积极寻求肝移植机会。肝衰竭患者原则上越早行人工肝治疗，疗效越好，尤其是在肝脏急性炎症期。

② 终末期肝病肝移植术前等待肝源、肝移植术后排异反应及移植肝无功能期的患者。

③ 严重胆汁淤积性肝病经内科药物治疗效果欠佳者、各种原因引起的严重高胆红素血症者。

（2）相对禁忌证

① 活动性出血或弥散性血管内凝血（DIC）者。

② 对治疗过程中所用血制品或药品（如血浆、肝素和鱼精蛋白等）严重过敏者。

③ 血流动力学不稳定者。

④ 心脑血管意外所致梗死非稳定期者。

⑤ 血管外溶血者。

⑥ 严重脓毒症者。

（3）并发症

① 出血：置管处渗血、消化道出血等。

② 凝血：分离器及置管凝血、股静脉血栓等。

③ 低血压。

④ 继发感染。

⑤ 过敏反应。

⑥ 失衡综合征。

⑦ 高枸橼酸盐血症。

5. 肝移植

（1）ALF 行肝移植治疗的手术时机

① 2 周之内肝功能急剧恶化，MELD 评分急速升高。

② MELD 评分未急速升高，但出现消化道出血、肝肾综合征等严重并发症。根据 MELD 评分高低，兼顾能够等待时间、血型一致性、是否伴有肝细胞癌、肝癌分期、年龄等因素。

③ MELD 评分 = $9.6 \times \ln$（肌酐，mg/dL）$+ 3.8 \times \ln$（总胆红素，mg/dL）$+ 11.2 \times \ln$（INR）$+ 6.4 \times$ 病因（胆汁淤积性肝硬化和酒精性肝硬化为 0，病毒等其他原因所致肝硬化为 1）。MELD 评分 25 分以上的受者预后不佳，14～25 分疗效最好。

（2）适应证　各种原因导致的肝脏失代偿及肝功能衰竭。

（3）禁忌证

① 老龄患者（相对禁忌证）。

② 感染：难以控制的感染；HIV 感染（相对禁忌证）。

③ 合并有严重的心、脑、肺、肾等重要脏器病变。

④ 肝脏外的恶性肿瘤。

⑤ 社会心理因素：药瘾、酒精滥用、难以控制的精神疾病。

第二节　乙型肝炎病毒致肝衰竭

一、概述

1. 定义

乙型肝炎病毒致肝衰竭是指由乙型病毒性肝炎引起的严重肝脏损害，导致合成、解毒、代谢和生物转化功能严重障碍或失代偿，出现以黄疸、凝血功能障碍、肝肾综合征、肝性脑病、腹水等为主要表现的一组临床症候群。

2. 发病率及预后转归

（1）发病率　据统计，全球至少有 20 亿人的血清学证据表明过去或现在感染了 HBV，约有 2.92 亿人患有乙型肝炎。每年有近 90 万人死于 HBV 相关并发症，包括肝衰竭和肝细胞癌。在我国，大部分肝衰竭患者是在慢性乙肝基础上诱发引起的。HBV 相关性肝硬化患者急性失代偿导致的慢加急性肝衰竭（ACLF）发生率约为 35%。在慢性乙肝病毒感染的基础上，重叠戊型肝炎，导致急性或亚急性肝功能衰竭，肝衰竭发生率可达 32%。

（2）预后转归　目前在我国，每年因为肝衰竭死亡的人数接近 5 万人，而其中因乙肝病毒导致的肝衰竭占据了 80% 以上。在肝移植和人工肝支持技术发展之前，ALF 的存活率只有 15%，ACLF 28 天死亡率为 40%～50%。但是在过去的十年中，不管有没有肝移植，存活率都提高到了 $60\%\sim80\%$。ALF肝移植后1年的存活率高达 61%，5年的存活率为 55%。

3. 发病机制

（1）针对乙型肝炎病毒表面抗原的体液免疫应答参与清除循环中的病毒颗粒，与肝外病变有关。

（2）针对病毒表面、核心和多聚酶抗原的细胞免疫应答参与清除细胞内感染的病毒并导致感染细胞的破坏。

（3）重型肝炎（肝衰竭）

① 细胞毒性T淋巴细胞（CTL）和辅助性T细胞（Th细胞）对大量HBV感染的肝细胞产生强烈免疫应答，导致大片肝细胞坏死。

② 体液免疫亢进：早期产生大量HBsAb，与HBV结合形成免疫复合物，沉积于肝血窦内，引起微循环障碍。

③ 继发细菌感染及肠源性内毒素吸收增多，刺激单核巨噬细胞产生 $TNF-\alpha$、白细胞介素-1（IL-1）等炎症因子，引起广泛肝细胞坏死。

二、诊断要点

1. 潜伏期

一般为 $1\sim6$ 个月，平均潜伏期为3个月。

2. 临床特征

乙肝所致肝衰竭，可分为急性肝衰竭、亚急性肝衰竭、慢加急性/亚急性肝衰竭以及慢性肝衰竭。

（1）急性肝衰竭（急性重型肝炎）　　无基础肝病史。

① 常有诱因：劳累、嗜酒、妊娠、服用肝损伤药物、合并感染等。

② 2周内出现极度乏力、严重消化道症状、黄疸迅速加

深、肝浊音界缩小、出血倾向、PTA≤40%、中毒性鼓肠、腹水增多、肝臭、肝肾综合征、肝性脑病等。

（2）亚急性肝衰竭（亚急性重型肝炎）　无基础肝病史。

① 2～26周出现极度乏力、纳差、频繁呕吐、腹胀、肝性脑病、血清总胆红素≥10倍正常值或每日上升超过17.1μmol/L、PTA≤40%。

② 分类：脑病型（先出现Ⅱ度以上肝性脑病）、腹水型（先出现腹水、胸水等）。

（3）慢加急性/亚急性肝衰竭（慢性重型肝炎）

① 临床表现类似急性/亚急性肝衰竭。

② 发病基础：慢性乙肝病毒携带状态、肝炎或肝硬化病史，或有慢性肝病体征如肝掌、蜘蛛痣、脾大、白蛋白与球蛋白比值倒置等。

（4）慢性肝衰竭

① 在肝硬化基础上出现。

② 特点：腹水或门静脉高压、肝性脑病、TBIL升高和ALB下降、PTA≤40%。

3. 辅助检查

（1）肝功能

① 酶学：ALT、AST（肝细胞损伤指标），ALP（淤胆型，儿童骨骼生长发育也可导致升高）、GGT（淤胆型，与骨骼疾病无关），CHE（反映肝脏储备功能）。

② 胆红素：升高提示肝细胞坏死。

③ 血清蛋白：白蛋白（反映肝脏合成功能）、球蛋白（与体液免疫相关）。

（2）PT　在肝脏合成功能下降时，PT延长。

（3）血氨　肝性脑病时，血氨上升。

（4）肝炎病毒标志物　见表2-1。

表 2-1　乙型肝炎病毒标志物及临床意义

血清标志物	临床意义
HBsAg	现症感染
抗-HBsAb	既往感染、疫苗接种（保护性抗体）
抗 HBc-IgM	活动性复制
抗 HBc-IgG	既往感染
HBeAg	活动性复制
抗-HBeAb	复制能力降低
HBV DNA	活动性复制

（5）尿胆红素和尿胆原　肝细胞性黄疸时均为阳性；溶血性黄疸时以尿胆原阳性为主；梗阻性黄疸时以尿胆红素阳性为主。

（6）血常规　大多正常，若合并感染可出现白细胞（WBC）、中性粒细胞（N）升高。脾功能亢进（简称脾亢）可有血细胞三系下降。

（7）上腹部 B 超或 CT、胃镜等。

（8）肝活检　了解肝脏炎症和纤维化程度；应用原位杂交和 PCR 法检测肝组织中 HBV DNA，明确肝衰竭病因，了解 HBV 复制程度。

（9）瞬时弹性成像（TE）　《瞬时弹性成像技术诊断肝纤维化专家共识（2018 年更新版）》，ALT 及 TBIL 均正常：LSM＜6.0kPa，定期监测；LSM 6.0～9.0kPa，可考虑肝活检术；LSM 9.0～12.0kPa，进展期肝纤维化，启动抗病毒治疗；LSM≥12.0kPa 诊断肝硬化，启动抗病毒治疗。ALT 异常且 TBIL 正常：LSM＜7.4kPa，定期监测；LSM 7.4～9.4kPa，可考虑肝活检术；LSM 9.4～12.4kPa，显著肝纤维化，考虑抗病毒治疗；LSM 12.4～17.0kPa，进展期肝纤维化，启动抗病毒治疗；LSM≥17.0kPa 诊断肝硬化，启动抗病毒治疗。胆红素异常患者应进行动态评估。不同肝纤维化分期的 LSM 参考值见表 2-2。

表 2-2　不同肝纤维化分期的 LSM 参考值

TE 诊断	TBIL 及 ALT 均正常的 LSM 值/kPa	TBIL 正常、ALT 异常的 LSM 值/kPa
肝硬化	≥12.0	≥17.0
进展期肝纤维化	≥9.0	≥12.4（ALT＜2×ULN 时为 10.6）
排除肝硬化	＜9.0	＜10.6
排除进展期肝纤维化	＜6.0	＜7.4

注：灰色区域可考虑肝活检。

4. 诊断标准

肝衰竭诊断符合《肝衰竭诊治指南（2018 年版）》。

三、治疗要点及处方须知

隔离期：急性期隔离至 HBsAg 阴转；恢复期仍不阴转者按病原携带者处理，不能献血。

1. 病因治疗

（1）抗病毒治疗适应证　HBV 相关急性、亚急性、慢加急性/亚急性和慢性肝衰竭患者的病死率高，若 HBsAg 阳性，建议应用抗病毒治疗。

（2）总原则

① 抗病毒药物应选择快速、强效、低耐药的 NAs，推荐选用 ETV、TDF 或 TAF。IFN-α 有导致肝功能衰竭等并发症的可能，因此禁用于肝衰竭及失代偿期肝硬化患者。

② 早期快速降低 HBV DNA 定量水平是治疗的关键，若 HBV DNA 定量水平在 2～4 周内能下降 2 lg IU/mL，患者生存率可提高。

③ 肝衰竭患者恢复后，抗病毒治疗应长期坚持。

2. 一般治疗

（1）饮食　避免油腻，宜清淡易消化，以碳水化合物为主，保证充分的能量供给。

（2）支持治疗　绝对卧床休息，实施重症监护，密切观察病情变化；注意出入量平衡，维持体内电解质及酸碱平衡，补充高糖和维生素，输注白蛋白或血浆，保持肠道通畅，控制血氨来源，维持正氮平衡。

3. 护肝治疗

推荐应用抗炎护肝药物、肝细胞膜保护剂、解毒保肝药物以及利胆药物。不同护肝药物分别通过抑制炎症反应、解毒、免疫调节、清除活性氧、调节能量代谢、改善肝细胞膜稳定性和完整性及流动性等途径，达到减轻肝脏组织损害、促进肝细胞修复和再生、减轻肝内胆汁淤积、改善肝功能的目的。常用的护肝药物如下。

（1）5% 葡萄糖 250mL ＋ 异甘草酸镁 100～200mg ivgtt qd（>60 岁的患者需注意血压，严重低钾血症、高钠血症、重度高血压、心力衰竭、肾衰竭患者禁用）。

（2）甘草酸单铵半胱氨酸氯化钠注射液 100～200mL ivgtt qd（高血压患者慎用，>60 岁的患者需注意血压）。

（3）5% 葡萄糖 100mL ＋ 注射用丁二磺酸腺苷蛋氨酸 1000mg ivgtt qd/bid（会引起血氨升高，昏迷患者慎用）。

（4）5% 葡萄糖 100mL ＋ 前列地尔 10μg ivgtt qd（肾功能不全、心脑血管功能障碍者可用，消化道出血患者禁用）。

（5）5% 葡萄糖 250mL ＋ 注射用促肝细胞生长素 120mg ivgtt qd。

（6）5％葡萄糖 250mL＋乙酰半胱氨酸 40mL ivgtt qd（慢滴，2h 以上滴完）。

（7）5％葡萄糖 250mL＋还原性谷胱甘肽 1200mg ivgtt qd。

（8）5％葡萄糖 250mL＋苦黄注射液 40mL ivgtt qd。

（9）5％葡萄糖 250mL＋多烯磷脂酰胆碱注射液 20mL ivgtt qd。

（10）10％葡萄糖 250mL＋舒肝宁注射液 10～20mL ivgtt qd（严禁与其他药物配伍使用）。

4. 人工肝

（1）应用时机或适应证

① 肝衰竭的早、中期，PTA 介于 20％～40％的患者为宜；晚期肝衰竭患者病情重、并发症多，应权衡利弊，慎重进行治疗，效果相对较差，应同时积极寻求肝移植机会。肝衰竭患者原则上越早行人工肝治疗，疗效越好，尤其是在肝脏急性炎症期。

② 终末期肝病肝移植术前等待肝源、肝移植术后排异反应及移植肝无功能期的患者。

③ 严重胆汁淤积性肝病经内科药物治疗效果欠佳者、各种原因引起的严重高胆红素血症者。

（2）相对禁忌证

① 活动性出血或 DIC 者。

② 对治疗过程中所用血制品或药品（如血浆、肝素和鱼精蛋白等）严重过敏者。

③ 血流动力学不稳定者。

④ 心脑血管意外所致梗死非稳定期者。

⑤ 血管外溶血者。

⑥ 严重脓毒症者。

（3）并发症

① 出血：置管处渗血、消化道出血等。

② 凝血：分离器及置管凝血、股静脉血栓等。

③ 低血压。

④ 继发感染。

⑤ 过敏反应。

⑥ 失衡综合征。

⑦ 高枸橼酸盐血症。

5. 肝移植

（1）肝移植手术时机

① 2 周之内肝功能急剧恶化，MELD 评分急速升高。

② MELD 评分未急速升高，但出现消化道出血、肝肾综合征等严重并发症。根据 MELD 评分高低，兼顾能够等待时间、血型一致性、是否伴有肝细胞癌、肝癌分期、年龄等因素。

③ MELD 评分 25 分以上的受者预后不佳，14～25 分疗效最好。

（2）适应证　各种原因导致的肝脏失代偿及肝功能衰竭。

（3）禁忌证

① 老龄患者（相对禁忌证）。

② 难以控制的感染；HIV 感染（相对禁忌证）。

③ 合并有严重的心、脑、肺、肾等重要脏器病变。

④ 肝脏外的恶性肿瘤。

⑤ 社会心理因素：药瘾、酒精滥用、难以控制的精神疾病。

第三节　戊型肝炎病毒致肝衰竭

一、概述

1. 定义

戊型病毒性肝炎是一种常见的经消化道传播的急性传染病，我国属于戊型肝炎高流行区。戊型肝炎病毒（HEV）

致肝衰竭是指由戊型病毒性肝炎引起的严重肝脏损害，导致合成、解毒、代谢和生物转化功能严重障碍或失代偿，出现以黄疸、凝血功能障碍、肝肾综合征、肝性脑病、腹水等为主要表现的一组临床症候群。

2. 发病率及预后转归

（1）发病率　据统计，全球每年大约有 2000 万例新发戊型肝炎病例，330 万例急性病例，5.66 万例死亡病例，报道中 60% 的戊型肝炎感染和 65% 因戊型肝炎造成的死亡发生在东亚和南亚地区。单纯戊型肝炎所致肝衰竭的发生率为 11%，而 HBV、HEV 重叠感染的肝衰竭发生率为 25%，病死率为 3.2%。孕妇患戊型肝炎后病情表现更为严重，发生重症戊型肝炎的概率高达 25%～30%，妊娠早期死亡率为 1.5%，而妊娠晚期可高达 20%～25%，也常导致胎儿流产和死胎。

（2）预后转归　戊型肝炎多在 3 个月内临床康复，不转为慢性。但对于老年男性、孕妇，有肝病基础的人群，尤其是长期嗜酒者，感染 HEV 后总胆红素水平更高，发生肝衰竭的概率也明显增高，死亡风险大。

3. 发病机制

（1）免疫机制　发病机制尚不清楚，可能与甲型肝炎相似，细胞免疫是引起肝细胞损伤的主要原因。

（2）宿主因素　老年人、孕妇等为易感人群。

（3）感染因素　戊肝病毒与其他嗜肝病毒重叠感染，如戊肝病毒与乙肝病毒重叠感染。

（4）合并其他慢性肝病基础　合并酒精性肝病、药物性肝病等患者，肝衰竭发生率高。

二、诊断要点

1. 潜伏期

一般为 2～9 周，平均潜伏期为 6 周。

2. 临床特征

可表现为急性肝炎（分急性黄疸型肝炎和急性无黄疸型肝炎）、急性淤胆型肝炎及肝衰竭，大部分戊型肝炎表现为急性黄疸型肝炎。

（1）急性肝炎

① 急性黄疸型肝炎

a. 黄疸前期：病毒血症症状（发热、乏力）及消化道症状（恶心、厌油、腹胀），尿色加深，肝功能检查示转氨酶升高。

b. 黄疸期：热退及消化道症状缓解，但出现皮肤巩膜黄染，肝大伴压痛，尿胆红素、尿胆原阳性，肝功能检查示转氨酶、TBIL升高。急性戊型病毒性肝炎易造成淤胆，且较重。

c. 恢复期：症状消失，黄疸消退，肝功能恢复正常。

② 急性无黄疸型肝炎：符合急性戊型肝炎的临床表现、生化改变及病原学指标，但患者在病程中未出现黄疸，血清TBIL水平未超过正常值上限的2倍。

（2）急性淤胆型肝炎　黄疸持续时间较长，黄疸指数较高，多有皮肤瘙痒及大便颜色变浅，但消化道症状轻。

（3）肝衰竭（重型肝炎）　最严重。起病10天后出现高度乏力和明显食欲不振或恶心、呕吐，皮肤巩膜重度黄染，腹胀或腹水；血清总胆红素上升≥171μmol/L或每日升高值大于17.1μmol/L；血清凝血酶原时间显著延长，PTA低于40%。

① 急性肝衰竭（急性重型肝炎）：2周内出现极度乏力、严重消化道症状、黄疸迅速加深、肝浊音界缩小、出血、PTA≤40%、中毒性鼓肠、腹水增多、肝臭、肝肾综合征、Ⅱ度以上肝性脑病等。

② 亚急性肝衰竭（亚急性重型肝炎）：2～26周出现极

度乏力、纳差、频繁呕吐、腹胀、肝性脑病、血清总胆红素≥10倍正常值或每日上升超过 $17.1\mu mol/L$、PTA≤40%。分脑病型（先出现Ⅱ度以上肝性脑病）和腹水型（先出现腹水、胸水等）。

3. 辅助检查

（1）肝功能　ALT、AST明显升高，血清总胆红素上升≥ $171\mu mol/L$ 或每日升高值大于 $17.1\mu mol/L$。

（2）PTA　PTA≤40%。

（3）血氨　血氨升高提示肝性脑病。

（4）肝炎病毒标志物　抗HEV-IgM阳性，或抗HEV-IgG从阴性转为阳性或其滴度由低转高；在患者的血清、粪便、肝脏组织标本中检测HEV RNA也有重要的诊断价值。

（5）上腹部B超或CT　肝脏密度减低，可帮助鉴别梗阻性黄疸。

4. 诊断标准

（1）流行病学资料　发病前2~9周接触过戊型肝炎患者，或饮用过污染的水或外出就餐，或到过戊型肝炎高发区或流行区。

（2）肝衰竭诊断符合《肝衰竭诊治指南（2018年版）》。

（3）肝炎病毒标志物　抗HEV-IgM阳性，或抗HEV-IgG从阴性转为阳性或滴度由低转高；HEV RNA阳性。

三、治疗要点及处方须知

隔离期：黄疸出现后1周或起病之日起3周。目前，针对戊型肝炎病毒尚无特效抗病毒药物，主要治疗为支持治疗和对症治疗。

1. 一般治疗

（1）饮食　避免油腻，宜清淡易消化，以碳水化合物为主，保证充分的能量供给，能量摄入目标为 30～35kcal/(kg·d)，每日蛋白质摄入 1.2～1.5g/(kg·d)，应根据患者耐受情况，逐步增加能量和蛋白质摄入量至目标值。

（2）支持治疗　绝对卧床休息，实施重症监护，密切观察病情变化；注意出入量平衡，维持体内电解质及酸碱平衡，补充高糖和维生素，输注白蛋白或血浆，保持肠道通畅，控制血氨来源，维持正氮平衡。

2. 病因治疗

戊型肝炎无特效的抗病毒疗法。但有研究表明利巴韦林在免疫抑制的慢性戊型肝炎患者中安全有效，在免疫正常的重症肝炎患者中也有效。

3. 护肝治疗

推荐应用抗炎护肝药物、肝细胞膜保护剂、解毒保肝药物以及利胆药物。不同护肝药物分别通过抑制炎症反应、解毒、免疫调节、清除活性氧、调节能量代谢、改善肝细胞膜稳定性和完整性及流动性等途径，达到减轻肝脏组织损害、促进肝细胞修复和再生、减轻肝内胆汁淤积、改善肝功能的目的。

4. 人工肝

通过非生物型人工肝，例如血浆置换、血浆吸附、胆红素吸附等方式，可以有效地降低患者的 TBIL、直接胆红素（DBIL）、总胆汁酸（TBA）的水平，皮肤瘙痒等症状缓解迅速，与常规内科综合治疗相比，平均住院日显著缩短，取得了满意的临床疗效。

5. 肝移植

肝移植是治疗各种原因所致的中晚期肝功能衰竭的最有效方法之一，适用于经积极内科综合治疗和/或人工肝治疗疗效欠佳，不能通过上述方法好转或恢复者。

第四节　EB 病毒致肝衰竭

一、概述

1. 定义

EB 病毒致肝衰竭是指由 EB 病毒（EBV）引起的严重肝脏损害，出现转氨酶升高、黄疸、凝血功能障碍等肝功能严重障碍或失代偿，常伴随淋巴结肿大、肝脾大、血细胞异常的一组临床症候群。

2. 发病率及预后转归

EBV 在人群中的感染率高，所引起的疾病临床表现复杂、多样，且可致不同程度的肝功能损伤，经治疗后大多预后良好。但部分患者可出现慢性活动性 EBV 性肝炎以及肝衰竭，常并发严重血液系统疾病，甚至可能发展为淋巴组织增生性噬血细胞综合征（HLH），预后极差，死亡率高。

（1）发病率　急性 EB 病毒感染引发的传染性单核细胞增多症（IM）患者中，约 80% 的患者有转氨酶升高，5.0%～6.6% 出现黄疸。传染性单核细胞增多症合并肝损伤的程度与年龄密切相关，年龄越大，肝损伤发生率越高，且损伤程度越重。在慢性活动性 EBV 感染（CAEBV）患者中约有 79.3% 的病例可出现肝大，约 67.1% 的病例存在肝功能异常。

（2）预后转归　一旦出现肝衰竭，预后极差。

3. 发病机制

（1）免疫机制　确切发病机制尚不明确，可能是机体免疫状态、病毒及双方平衡破坏等综合作用的结果。EBV 有噬 B 细胞特性，在感染的 B 淋巴细胞中增殖，并在其表面表达一系列特异性抗原分子，产生细胞因子，激活 NK 细胞及 CD8$^+$T 淋巴细胞，后者转化成细胞毒性 T 细胞（EBV-CTL），从而引起相应组织损伤。同时 EBV 感染细胞的脂质过氧化反应产生了自由基亢进，其毒性作用导致肝细胞受损。EBV 本身对肝细胞并没有直接的杀细胞作用，但因 B 淋巴细胞的大量激活引起淋巴结及肝脾大，同时 CD8$^+$T 细胞的渗透间接导致肝损伤。另外，EBV 所致肝损伤还可使许多细胞过程受影响，如 DNA 修复、细胞信号传导、细胞凋亡等，并使糖酵解、糖异生、蛋白质、脂肪、胆汁分泌和营养素平衡的代谢发生改变。

（2）宿主因素　婴幼儿、免疫缺陷者等，在机体免疫功能受损和某些因素触发下，潜伏的 EBV 可以被再激活，引起病毒复制及临床疾病，可造成全身性感染，引起急性肝功能损害，进一步可导致重症肝炎。

二、诊断要点

1. 临床特征

（1）IM　常见表现为典型的"三联征"（发热、颈部淋巴结肿大、咽扁桃体炎）、肝脾大、皮疹（多形性，多见于躯干及上肢），病程中出现肝炎、肾炎、消化道出血、间质性肺炎等。肝损伤通常发生在病程的第 2 周，以 ALT、AST 和乳酸脱氢酶（LDH）升高最为常见，胆红素多为轻度升高。

（2）CAEBV　EBV 感染后出现慢性或复发性 IM 样症状，持续 3 个月以上，现被认为是 EBV 相关 T/NK 细胞增殖性疾病（PLD）。CAEBV 可累及消化、血液、呼吸、免疫及神经等多个系统，以消化系统最多见，肝脏是 EB 病毒感染后侵犯的主要器官之一。EBV 感染后肝功能损害是淋巴细胞浸润导致免疫损伤的结果，因为免疫风暴导致肝衰竭，会出现乏力、纳差、腹胀、黄疸等症状，甚至出现嗜睡等肝性脑病表现。

2. 辅助检查

（1）实验室检查

① WBC、单核细胞升高，异型淋巴细胞＞10％。

② 骨髓检查排除血液病，异型淋巴细胞＞10％。

③ 嗜异性凝集试验 1：80 以上有诊断价值。

④ EB 病毒特异性抗体：主要包括抗衣壳抗原 IgM 抗体（VCA-IgM）、VCA-IgG、抗核心抗原 IgG 抗体（NA-IgG）、抗早期抗原 IgG 抗体（EA-IgG）。其中，VCA-IgM 滴度升高发生在感染后 4～7d，在 3～4 周时将逐渐降低直至消失。因此，VCA-IgM 滴度升高提示 EB 病毒的新近感染。潜伏 EB 病毒的重新激活可产生抗 EA-IgG，因此，抗 EA-IgG 可提示 CAEBV 进入急性期。VCA-IgG、抗 NA-IgG 则主要提示既往感染。值得注意的是，EB 病毒特异性抗体谱可以因宿主体液免疫应答的个体差异有所变化。研究发现，血清学相关抗体滴度低也并不能除外 CAEBV，因为其异常升高（VCA-IgG≥1：5120，抗 EA 抗体≥1：640）的病例仅占小部分。目前取得的共识，CAEBV 患者 VCA-IgG≥1：640，抗 EA 抗体≥1：160，部分患者只有循环中 EBV DNA 定量的升高。

⑤ 外周血中 EBV DNA 增高或检测到受累组织 EBV DNA 阳性；病理组织原位杂交 EB 病毒编码的 RNA（EBER）阳性。

⑥ 肝损伤一般在第 2 周达高峰，5 周内降至正常。约 80％的患者有肝功能损害，少数可出现肝衰竭，具体指标符合《肝衰竭诊治指南（2018 年版）》。

⑦ 脑脊液呈病毒性脑膜炎表现。

（2）影像学检查　常见肝脾大。

（3）肝脏活检病理　明确肝脏坏死程度，可见肝细胞的弥漫性改变和坏死，甚至是团块坏死。可检测到 EBV。

3. 诊断标准

（1）临床指标　发热、咽扁桃体炎、颈部淋巴结肿大、肝脾大、消化道症状、黄疸、凝血功能障碍。

（2）实验室指标

① VCA-IgM 阳性或 VCA-IgG≥1∶640 和抗 EA-IgG≥1∶160，包括 EBV-VCA-IgA 和（或）EBV-EA-IgA 阳性，且抗 EBV-NA-IgG 阴性。

② 抗 EBV-VCA-IgM 阴性，但抗 EBV-VCA-IgG 阳性，且为低亲和力抗体。

③ 双份血清抗 EBV-VCA-IgG 抗体滴度升高 4 倍以上。

④ 外周血异型淋巴细胞比率>10% 或淋巴细胞增多≥5.0×10^9/L。

⑤ 肝功能异常，凝血功能异常，符合肝衰竭诊断。

三、治疗要点及处方须知

隔离期：急性期患者行呼吸道隔离，在痊愈后 6 个月方可献血。

1. 病因治疗

目前尚无作用明显的抗病毒治疗药物，某些抗病毒药物包括阿昔洛韦、更昔洛韦、泛昔洛韦、缬更昔洛韦、膦甲酸钠或者阿糖腺苷，可使病毒载量下降，但作用短暂，停药后病毒载量复升。免疫球蛋白只能中和循环中的病毒，对细胞内潜伏的病毒无效果。

（1）GS/NS 500mL＋注射用阿昔洛韦 0.5g ivgtt q8h（注意肾损伤）。

（2）GS/NS 500mL＋注射用更昔洛韦 0.25g ivgtt q12h。

（3）GS/NS 500mL＋阿糖腺苷注射液 750mg ivgtt qd。

2. 一般治疗和对症治疗

（1）饮食 避免油腻，宜清淡易消化，以碳水化合物为主，保证充分的能量供给。

（2）支持治疗 绝对卧床休息，实施重症监护，血制品支持治疗，输注白蛋白或新鲜血浆。

（3）护肝 应用抗炎护肝药物、肝细胞膜保护剂、解毒保肝药物以及利胆药物。不同护肝药物分别通过抑制炎症反应、解毒、免疫调节、清除活性氧、调节能量代谢、改善肝细胞膜稳定性和完整性及流动性等途径，达到减轻肝脏组织损害、促进肝细胞修复和再生、减轻肝内胆汁淤积、改善肝功能的目的。具体药物见本章第一节。

（4）免疫抑制剂 严重病例尤其合并 HLH 者可应用糖皮质激素治疗，抑制机体过度反应的免疫状态。激素使用指征：严重的咽部或喉头水肿；自身免疫性溶血性贫血；严重血小板减少；有中枢神经系统并发症；高热不适等严重病毒血症症状；心肌炎或心包炎。

（5）多药联合化疗 对感染的 T/NK 细胞进行减灭，为造血干细胞移植术（HSCT）建立桥梁，推荐采用修改后的 CHOP 方案及 ESCAP 方案，但由于存在肝功能衰竭，化疗方案及药物需要进行评估。

（6）人工肝 高胆红素血症、凝血功能障碍的患者可采取人工肝治疗，模式可选择血浆置换、血浆胆红素吸附等。

（7）造血干细胞移植术 在治疗过程中，根据 EBV DNA 载量和临床表现对 CAEBV 患者的状态进行动态评估，如果发现患者疾病仍处于持续活动状态（表现为反复发热，持续异常的肝功能，肝脾大、淋巴结肿大明显，全血细胞减少和/或出现进行性的皮肤损害，外周血 EBV DNA 载量持续升高等），则建议尽快进行干细胞移植术，但患者常有多器官损害，干细胞移植后发生并发症的风险较大。

第五节　巨细胞病毒致肝衰竭

一、概述

1. 定义

巨细胞病毒（CMV）感染通常无症状，但当机体免疫功能被抑制时，潜伏的 CMV 再激活，引起活动性感染，CMV 感染累及肝脏导致巨细胞病毒性肝炎。

巨细胞病毒致肝衰竭是指由巨细胞病毒引起的严重肝脏损害，导致合成、解毒、代谢和生物转化功能严重障碍或失代偿，出现以黄疸、凝血功能障碍、肝肾综合征、肝性脑病、腹水等为主要表现的一组临床症候群。

2. 发病率及预后转归

（1）发病率　CMV 是普遍存在的 β-人疱疹病毒，也称为人疱疹病毒 5 型。CMV 通过唾液、泪液、尿液、生殖器分泌物、母乳、血液和胎盘转移传播。CMV 感染在我国流行广泛，全球血清阳性率为 60%～100%。健康成人 CMV 感染通常无症状。婴幼儿及老年人，或合并手术、肿瘤、移植、应用糖皮质激素等所致机体免疫力低下者易受侵害。CMV 由潜伏状态转化为原发性或继发性感染，引发严重的临床症状甚至死亡。肝炎是 CMV 感染的常见并发症，可作为多系统受累或孤立的一部分发生，尤其在新生儿肝炎、婴儿肝炎的发病机制中发挥重要作用。成人巨细胞病毒性肝炎约 43.10% 发生急性无黄疸型肝炎，其次为急性黄疸型肝炎（37.07%），少数慢性化（13.79%），严重者可发生肝衰竭（6.03%）。

（2）预后转归　一旦发生肝衰竭，预后极差。经治疗总体改善率为31.58%，其中成人患者的改善率仅为16.67%。

3. 发病机制

免疫机制：免疫攻击、自身免疫与巨细胞病毒毒力是引起肝细胞损害的主要因素。巨细胞病毒糖蛋白B（gB）与gH、gM、gL共同参与对宿主细胞的渗透、组织嗜性或病毒复制，进而入侵宿主细胞，主要介导病毒进入宿主细胞，参与细胞与细胞间病毒传递，并融合感染细胞，可能是宿主细胞免疫和体液免疫的重要靶点。

二、诊断要点

1. 临床特征

CMV诱导的肝损伤临床表现具有多样性，且在患者之间有很大的差异。除了能导致一些轻微症状，如轻度肝大或转氨酶水平轻度升高，亦可导致中度和重度疾病，如肝炎、肝硬化、肝癌。

临床分型以急性无黄疸型肝炎为主，其次为急性黄疸型肝炎，少数慢性化，严重者可发生肝衰竭，以急性及亚急性肝衰竭为主。

（1）成人巨细胞病毒性黄疸/无黄疸型肝炎　临床表现多样，主要为急性起病，常有不同程度的发热，热程平均为5～20天，可有畏寒、头痛、干咳、咽痛等伴随症状，乏力多见，但程度较轻，纳差、恶心呕吐、腹胀等消化道症状不明显，少部分可见皮肤瘙痒、灰白便。

（2）肝衰竭　急性起病，常有发热，成人的乏力、纳差、恶心、腹胀等消化道症状明显，而婴儿主要以出生后黄疸持续不退、嗜睡、肝脾大的婴儿肝炎综合征为主要表现。

（3）体征　主要表现为黄疸、肝脾大、淋巴结肿大、皮疹。

2. 辅助检查

（1）实验室检查

① WBC、单核细胞升高，异型淋巴细胞＞10％。

② 血 CMV DNA 阳性，还可通过原位 PCR 法查出组织细胞内的 DNA。可采集晨尿作为检测标本替代血液检测，且需反复、连续、多次检查，以提高检出率。

③ 外周血多形核细胞进行 CMV pp65 抗原检测。

④ CMV-IgM 抗体阳性，但免疫缺陷者或新生儿/幼小婴儿产生 IgM 的能力较弱，因此感染 CMV 后可出现假阴性。

⑤ 肝功能：可轻中度异常，以肝酶（ALT、AST）增高为主，GGT 及 LDH 亦有明显异常，黄疸型肝炎胆红素及胆汁酸升高明显，少数可出现肝衰竭的肝功能表现。

（2）影像学检查　胸腹部 CT：可出现肺部炎症改变及肝脾大。

（3）活检病理　肝细胞变性、点灶状坏死，以分叶核白细胞为主的炎症细胞浸润，肝细胞内色素颗粒沉着，可见吞噬色素的 Kupffer 细胞，汇管区轻微扩大，纤维组织轻度增生，少部分可见毛细胆管及肝细胞淤胆，偶见核内或胞浆内包涵体（巨细胞包涵体），肝衰竭患者示肝脏亚大块坏死。免疫组化 CMV 抗原的表达与分布：肝组织中 CMV 抗原呈细颗粒状，阳性信号定位于肝细胞胞浆内，呈小灶或稀疏散在分布。

3. 国内外诊断标准

肝功能异常，凝血功能异常，符合肝衰竭诊断，同时根据《巨细胞病毒感染诊断方案》，具备巨细胞病毒感染的实验室诊断依据；排除甲、乙、丙、戊型肝炎病毒感染和其他

致肝损害的病原 [如 EB 病毒、单纯疱疹病毒 (HSV) 等] 感染、自身免疫性肝病、代谢性肝病、药物性及酒精性肝炎。

三、治疗要点及处方须知

1. 病因治疗

目前一线治疗药物为更昔洛韦和缬更昔洛韦，其他药物有膦甲酸钠、西多福韦、阿昔洛韦等。抗病毒治疗疗程≥3周。经积极抗病毒治疗后可明显缩短病程，减缓发展为慢性肝炎、肝硬化。

(1) GS/NS 500mL＋注射用更昔洛韦 0.25g ivgtt q12h。DNA 聚合酶抑制剂更昔洛韦是治疗 CMV 感染最常用的一线药物。因更昔洛韦的口服生物利用度低，故静脉给药。主要药物不良反应为骨髓抑制，需定期进行全血细胞计数检查。

(2) 缬更昔洛韦是更昔洛韦的左旋缬氨酰酯 (前体药物)，口服后被小肠和肝内的酯酶迅速转化成更昔洛韦。临床常用缬更昔洛韦 900mg 口服 bid。

(3) GS/NS 500mL＋注射用阿昔洛韦 0.5g ivgtt q8h。阿昔洛韦与更昔洛韦结构相似，主要用于单纯疱疹病毒的预防，但近些年也考虑将其应用于 CMV 的防治中。阿昔洛韦的优势在于没有骨髓抑制毒性，在缬更昔洛韦/更昔洛韦出现药物不良反应时可考虑替代。使用阿昔洛韦需要关注肾损伤。

2. 一般治疗

(1) 饮食　采用循序渐进的方法进行营养支持，开始时能量供应为 $25 \sim 30$ kcal/(kg·d)，蛋白质供应量为 $1.0 \sim 1.3$ g/(kg·d)。由于肝内淤胆和肝功能受损，应限制脂肪摄入，以不超过总能量的 30% 为宜。

（2）支持治疗　绝对卧床休息，实施重症监护，密切观察病情变化；注意出入量平衡，维持体内电解质及酸碱平衡，补充高糖和维生素，输注白蛋白或血浆，保持肠道通畅，控制血氨来源，维持正氮平衡。

3. 护肝

具体药物见本章第一节。

4. 人工肝

如血浆置换等。

5. 肝移植

肝移植是终末期肝病患者的首选治疗方法，移植排斥和感染是肝移植后的主要并发症。在接受肝移植的个体中，CMV 是肝移植后发病率和死亡率最具决定性的病毒感染病原体，且与移植物存活率降低有关。移植后 CMV 复制的风险取决于供体和受体的移植前血清状态、移植类型、移植后时间、免疫抑制方案、T 细胞耗竭抗体的使用、年龄、性别、人类白细胞抗原类型匹配情况。尽管在预防和治疗方面取得了重大进展，CMV 感染仍是肝移植后常见的并发症，可能导致患者的病情恶化和死亡率增加。

第三章 **>>>**

非感染性肝衰竭

<<<

第一节 药物性肝衰竭

一、概述

1. 定义

药物性肝损伤（drug-induced liver injury，DILI）是指由各类处方或非处方的化学药物、生物制剂、传统中药（TCM）、天然药（NM）、保健品（HP）、膳食补充剂（DS）及其代谢产物乃至辅料等所诱发的肝损伤。药物作用后引起肝细胞发生大量坏死，导致肝功能衰竭，即药物性肝衰竭。

2. 发病率及预后转归

（1）发病率 在发达国家，DILI 的发病率介于 1/10万～20/10 万。我国尚缺乏面向普通人群的大规模 DILI 流行病学数据，故不清楚药物性肝衰竭在人群中的确切发病率。由于各地药物种类、用药习惯（剂量和疗程）以及不同地区、不同种族及不同人群药物代谢酶的基因多态性等，药物性肝衰竭的种类和发病率也可能存在地区差异。根据 Hy's 法则，若一种药物在临床 Ⅲ 期试验中有患者出现血清

ALT 或 AST>3×ULN 和 TBIL>2×ULN 的肝细胞性黄疸，则约 10% 可发展为急性肝衰竭（ALF）。

（2）预后转归　药物性急性肝衰竭及亚急性肝衰竭（SALF）病死率均高。美国 ALF 研究小组收集的 133 例药物性 ALF 患者中，3 周内未行肝移植者生存率仅为 23%，接受肝移植者生存率为 42%。另一项美国多中心、前瞻性、大型队列研究初步结果显示，660 例药物相关性肝损伤成年患者，发病 6 个月内 30 个患者接受肝移植，32 例患者死亡，死亡病例中约 53% 与严重肝损伤直接相关。

3. 危险因素

（1）宿主因素　包括遗传学因素和非遗传学因素。

① 遗传学因素：指药物代谢酶、药物转运蛋白和人类白细胞抗原系统等的基因多态性与 DILI 相关。

② 非遗传学因素

a. 年龄：高龄是 DILI 的重要易感因素。

b. 性别：女性可能对某些药物（如米诺环素、甲基多巴等）表现出更高的易感性，且易于呈现慢性自身免疫性肝炎（AIH）的特点，发生 ALF 的风险性更高。

c. 妊娠：妊娠期 DILI 常见可疑药物有甲基多巴、肼屈嗪、抗生素、丙硫氧嘧啶（PTU）及抗逆转录病毒药物等。PTU 可致妊娠期妇女发生药物性肝衰竭。

d. 种族：种族是发生 DILI 的风险因素之一。

e. 酒精：经常饮酒是与异烟肼、甲氨蝶呤和氟烷等特定药物相关的 DILI 的一个促成因素。

f. 基础疾病：有慢性肝病基础的患者更易发生 DILI，出现肝衰竭甚至死亡的风险更高。HBV、HCV、HIV 感染是某些 DILI 的易感因素，影响 DILI 的发生率和病死率。AIH 也可增加患者对 DILI 的易感性。

（2）药物因素　药物的化学性质、剂量、疗程以及药物相互作用常可影响 DILI 的潜伏期、临床表型、病程和结局。

无论哪种药物，只要其特性是以细胞色素 P450 酶为主的肝脏代谢，活性代谢产物的形成，以及线粒体和胆盐输出泵（BSEP）功能的双重抑制，剂量＞100mg/d 时，都可能带来 DILI 风险。

免疫检查点抑制剂可在相当大比例的患者中引起免疫相关的肝毒性，其中细胞毒性 T 淋巴细胞相关抗原-4（CTLA-4）抑制剂（伊匹单抗）比程序性死亡受体配体 1（PD-L1）抑制剂（纳武利尤单抗）的肝毒性更强，联合治疗的风险更大。建议在临床和组织学评估的基础上，如果 DILI 程度严重，应由包括肝病专家在内的多学科小组做出使用皮质类固醇治疗免疫检查点抑制剂相关肝炎的决定。

（3）环境因素　过量饮酒可能增加度洛西汀、对乙酰氨基酚、甲氨蝶呤及异烟肼等引起 DILI 的风险。

4. 发病机制

发病机制分为药物的直接肝毒性和特异质性肝毒性。

（1）药物的直接肝毒性　药物直接引起的肝坏死、脂肪变性均可导致严重的肝衰竭。药物经肝进行生物转化后主要发生药理活性的改变，有部分药物具有直接的肝细胞毒性。

（2）药物的特异质性肝毒性　特异性药物反应是否导致严重肝损害发生常无法预测，亦无明显的剂量-效应关系，具体机制可能与药物作为半抗原引起的超敏反应，药物代谢产生的中间代谢产物介导的超敏反应，以及机体的状态及遗传特点等有关。

① 药物代谢酶系（细胞色素 P450 等 I 相代谢酶系和多种 II 相代谢酶系）、跨膜转运蛋白（ATP 结合盒转运蛋白B11 等）、溶质转运蛋白（有机阴离子转运多肽 1B1 等）及HLA 的基因多态性和其表观遗传特点可增加宿主对药物性

肝衰竭的易感性。

②　药物及其活性代谢产物可诱导肝细胞线粒体损伤和氧化应激，引起肝细胞凋亡、坏死和自噬。

③　适应性免疫攻击：细胞损伤和死亡所产生的危险信号可活化抗原递呈细胞而诱导适应性免疫攻击。再者，许多药物代谢产物可能作为半抗原与宿主蛋白结合形成新抗原。

④　恢复性组织修复（RTR）：药物在启动肝损伤的同时也激发 RTR，RTR 以肝细胞再生和肝组织修复为特征。肝组织修复状态可能是肝损伤进展或消退的内在决定性因素。

二、诊断要点

1. 临床特征

（1）急性 DILI　病程＜6 个月。

①　潜伏期：潜伏期差异很大，短至 1 到数日，长达数月。

②　临床表现

a. 多数患者可无明显症状，仅有血清 ALT、AST、ALP、GGT 等肝脏生化指标不同程度的升高。

b. 部分患者可有乏力、食欲减退、厌油、肝区胀痛及上腹不适等消化道症状。淤胆明显者可有全身皮肤黄染、大便颜色变浅和瘙痒等。

c. 少数患者可有发热、皮疹、嗜酸性粒细胞增多甚至关节酸痛等过敏表现，还可能伴有其他肝外器官损伤的表现。

d. 病情严重者可出现 ALF 或 SALF。

（2）慢性 DILI　病程＞6 个月，血清 ALT、AST、ALP 及 TBIL 仍持续异常，或存在门静脉高压或慢性肝损伤的影像学和组织学证据。临床表现为慢性肝炎、肝纤维化、代偿性和失代偿性肝硬化、AIH样DILI、慢性肝内胆汁淤积和胆管消失综合征等。少数患者还可出现肝窦阻塞综合征/肝小静脉闭塞病（HSOS/HVOD）及肝脏肿瘤等。HSOS/HVOD可呈急性，并有腹水、黄疸、肝大等表现。

2. 辅助检查

（1）实验室检查

① 过敏特异质患者可能会出现嗜酸性粒细胞增高（>5%）。需注意基础疾病对患者血常规的影响。

② 血清ALT、ALP、GGT和TBIL等改变是目前判断是否有肝损伤和诊断DILI的主要实验室指标。

a. 血清ALT的上升较AST对诊断DILI的意义可能更大：一些急性DILI患者ALT可高达正常值上限100倍以上，但也应注意某些DILI未必出现血清ALT显著上升。

b. ALP升高：应除外生长发育期儿童和骨病患者的非肝源性ALP升高。

c. GGT对胆汁淤积型DILI/混合型DILI的诊断灵敏性和特异性可能不低于ALP。

d. 血清TBIL升高、白蛋白水平降低和凝血功能下降均提示肝损伤较重。INR≥1.5判断为凝血功能下降，也可参考PTA等指标加以判断。

（2）影像学检查　超声、CT或磁共振胰胆管造影（MRCP）等常规影像学检查和必要的内镜逆行胰胆管造影（ERCP）。急性DILI患者，肝脏超声多无明显改变或仅有轻度肿大。药物性ALF患者可出现肝脏体积缩小。少数慢性DILI患者可有肝硬化、脾大和门静脉内径扩大等影像学表现，肝内外胆道通常无明显扩张。影像学对HSOS/HVOD

的诊断有较大价值，CT平扫见肝大，增强的门静脉期可见地图状改变（肝脏密度不均匀，呈斑片状）、肝静脉显示不清、腹水等。

（3）病理组织学检查　经临床和实验室检查仍不能确诊DILI或需进行鉴别诊断时，行肝活检病理组织学检查有助于进一步明确诊断和评估病损程度。

3. 诊断标准

诊断仍属排他性诊断。首先要确认存在肝损伤，其次排除其他肝病，再通过因果关系评估来确定肝损伤与可疑药物的相关程度。DILI的诊断评估方案主要有 Roussel Uclaf 因果关系评估法（Roussel Uclaf Causality Assessment Method，RUCAM）。RUCAM量表主要包括 7 个因素，分别为药物使用距离肝损伤发生的时间、病程的特点、危险因子、伴随使用的药物、排除非药物因素、药物肝毒性的已知情况和再用药反应。RUCAM量表根据评分结果将药物与肝损伤的因果相关性分为 5 级。极可能（highly probable），>8分；很可能（probable），6~8 分；可能（possible），3~5 分；不太可能（unlikely），1~2 分；可排除（excluded），≤0 分，见表 3-1。

表 3-1　RUCAM 量表

项目	肝细胞型	胆汁淤积或混合型	评价
1. 服药至发病时间			
不相关	反应发生在开始服药前或停药后超过15 天	反应发生在开始服药前或停药后超过30 天	无相关性
未知	无法获得服药至发病时间	无法获得服药至发病时间	无法评价

项目	肝细胞型		胆汁淤积或混合型		评价
	初次治疗	随后的治疗	初次治疗	随后的治疗	计分
从服药开始					
提示	5~90 天	1~15 天	5~90 天	1~90 天	+2
可疑	<5 天或 >90 天	>15 天	<5 天或 >90 天	>90 天	+1
从停药开始					
可疑	≤15 天	≤15 天	≤30 天	≤30 天	+1
2. 病程					
	ALT 峰值与正常上限的差值		ALP 或 TBIL 峰值与正常上限的差值		计分
停药后					
高度提示	8 天内降低>50%		不适用		+3
提示	30 天内降低≥50%		180 天内下降≥50%		+2
可疑	在 30 天不适用		180 天内下降<50%		+1
无结论	没有相关资料或在 30 天后≥50%		不变、上升或没有资料		0
与药物作用相反	30 天后下降< 50%或再升高		不适用		-2
如果药物仍在使用					
无结论	所有情况		所有情况		0
3. 危险因子					
	酒精		酒精或怀孕		计分
有					+1
无					0
年龄≥55 岁					+1

项目	肝细胞型	胆汁淤积或混合型	评价
	酒精	酒精或怀孕	计分
年龄＜55 岁			0
4. 伴随用药			计分
无或伴随用药使用时间与发病时间不相符			0
伴随用药使用时间与发病时间相符			−1
已知伴随用药有肝毒性且使用时间与发病时间相符合			−2
有证据表明伴随用药致肝损伤（再用药反应或有价值的检测）			−3
5. 除外其它原因			计分
（1）近期感染过甲肝病毒或乙肝病毒或丙肝病毒或其他非甲非乙型肝炎病毒感染的证据；胆道梗阻（B 超）；酗酒（AST/ALT ≥ 2）；近期（2 周内）有低血压、休克或肝缺血史。 （2）有重要疾病并发症；临床和/或实验室检查提示 CMV、EBV 或疱疹病毒感染	所有原因，包括（1）和（2）完全排除		+2
	（1）中所有原因被排除		+1
	（1）中 4～5 个原因被排除		0
	（1）中少于 4 个原因被排除		−2
	高度怀疑非药物因素		−3
6. 药物既往肝损伤的报告			计分
产品说明书中有肝毒性的报告			+2
有文献报道但产品说明书中无相关信息			+1
尚无肝毒性报道			0

项目	肝细胞型	胆汁淤积或混合型	评价
7. 再用药反应			计分
阳性	单用该药物 ALT 升高≥2×ULN	单用该药物 ALP 或 TBIL 升高≥2×ULN	+3
可疑	与首次发生肝损伤时合并用药一起给药致 ALT 升高≥2×ULN	与首次发生肝损伤时合并用药一起给药致 ALP 或 TBIL 升高≥2×ULN	+1
阴性	再用相同药物 ALT 仍在正常范围	再用相同药物 ALP 或 TBIL 仍在正常范围	−2
未做或不可判断	其它状况	其它状况	0

注：慢代谢型药物除外。最后判断：>8分，极可能；6～8分，很可能；3～5分，可能；1～2分，不太可能；≤0分，可排除。

(1) 鉴于部分患者表现为药物性自限性轻度肝损伤（适应），此后可自行完全恢复。为避免不必要的停药，2011年国际严重不良反应协会（iSAEC）规定 DILI 的生化诊断标准为出现以下任一情况。

① ALT≥5×ULN。

② ALP≥2×ULN，特别是伴有 5′-核苷酸酶或 GGT 升高且排除骨病引起的 ALP 升高。

③ ALT≥3×ULN 且 TBIL≥2×ULN。

需要指出，此非 DILI 的临床诊断标准，而主要是对治疗决策更具参考意义。

(2) 下列情况应考虑肝组织活检

① 经临床和实验室检查仍不能确诊 DILI，尤其是 AIH 仍不能排除时。

② 停用可疑药物后肝脏生化指标仍持续上升或出现肝

功能恶化的其他迹象。

③ 停用可疑药物 1~3 个月，肝脏生化指标未降至峰值的 50% 或更低。

④ 怀疑慢性 DILI 或伴有其他慢性肝病时。

⑤ 长期使用某些可能导致肝纤维化的药物，如甲氨蝶呤等。

（3）程度分级　目前国际上通常将急性 DILI 的严重程度分为 0~5 级。结合我国肝衰竭指南，对分级略做修正。

① 0 级（无肝损伤）：患者对暴露药物可耐受，无肝毒性反应。

② 1 级（轻度肝损伤）：血清 ALT 和（或）ALP 呈可恢复性升高，TBIL < 2.5 × ULN（42.75μmol/L 或 2.5mg/dL），且 INR<1.5。多数患者可适应，可有或无乏力、虚弱、恶心、厌食、右上腹痛、黄疸、瘙痒、皮疹或体重减轻等症状。

③ 2 级（中度肝损伤）：血清 ALT 和（或）ALP 升高，TBIL≥2.5×ULN，或虽无 TBIL 升高但 INR≥1.5，上述症状可有加重。

④ 3 级（重度肝损伤）：血清 ALT 和（或）ALP 升高，TBIL≥5×ULN（85.5μmol/L 或 5mg/dL），伴或不伴 INR≥1.5，患者症状进一步加重，需要住院治疗，或住院时间延长。

⑤ 4 级（急性肝衰竭）：血清 ALT 和（或）ALP 水平升高，TBIL≥10×ULN（171μmol/L 或 10mg/dL）或每日上升 ≥17.1μmol/L（1.0mg/dL），INR≥2.0 或 PTA<40%，可同时出现腹水或肝性脑病，或与 DILI 相关的其他器官功能衰竭。

⑥ 5 级（致命）：因 DILI 死亡，或需接受肝移植才能存活。

（4）与 AIH 的鉴别　少数 DILI 患者因临床表现与经典 AIH 相似，可出现相关自身抗体阳性，可出现 IgG 增高，临床较难与经典 AIH 鉴别。下列三种情况需特别注意。

① 在 AIH 基础上出现 DILI。

② 药物诱导的 AIH（DIAIH）。

③ 自身免疫性肝炎样 DILI（AL-DILI）：AL-DILI 最多见，是指肝损伤同时伴有血清免疫球蛋白显著升高，抗核抗体（ANA）、抗平滑肌抗体（SMA）、抗肝肾微粒体抗体-1（LKM-1）阳性，偶见抗线粒体抗体（AMA）阳性；往往呈慢性病程，表现为 AIH 样症状，但急性发作也可致肝功能衰竭，对糖皮质激素应答良好且停药后不易复发，支持 AL-DILI 的诊断。肝组织学同样也为鉴别 AL-DILI 和经典 AIH 的主要手段之一，AIH 特征性组织学表现包括浆细胞浸润、肝细胞呈"玫瑰花环"样改变，以及淋巴细胞穿入（emperi-polesis）现象。DILI 的病理学表现多种多样，由于 DILI 可出现界面性肝炎、浆细胞浸润等表现，造成 DILI 与 AIH 鉴别困难。但研究发现，DILI 具有一些特征性改变，如肝细胞脂肪变性，尤其以小泡性脂肪变性为主，汇管区中性粒细胞和嗜酸性粒细胞浸润及肝细胞胆汁淤积等更多见于 AL-DILI。对于正在接受皮质类固醇治疗的疑似药物相关的 AIH 患者，一旦肝损伤得到修复，应停止治疗，同时进行密切监测。

三、治疗

1. 治疗原则

（1）及时停用可疑肝损伤药物，尽量避免再次使用可疑药物或同类药物。

（2）应充分权衡停药加速原发病进展和继续用药导致肝损伤加重的风险。

（3）根据 DILI 的临床类型选用适当的药物治疗。

（4）ALF/SALF 等重症患者必要时行人工肝治疗，可考虑紧急肝移植。

2. 停药

（1）怀疑 DILI 诊断后立即停药，约 95% 的患者可自行改善甚至痊愈；少数发展为慢性，极少数进展为 ALF/SALF。

（2）多数情况下血清 ALT 或 AST 升高≥3×ULN 而无症状者并非立即停药的指征；出现 TBIL 和（或）INR 升高等肝脏明显受损的情况时，若继续用药则有诱发 ALF/SALF 的危险。

（3）停药原则

① 血清 ALT 或 AST>8×ULN。

② ALT 或 AST>5×ULN，持续 2 周。

③ ALT 或 AST>3×ULN，且 TBIL>2×ULN 或 INR>1.5。

④ ALT 或 AST>3×ULN，伴逐渐加重的疲劳、恶心、呕吐、右上腹疼痛或压痛、发热、皮疹和（或）嗜酸性粒细胞增多（>5%）。

3. 药物治疗

根据 DILI 的损伤类型选择适当的药物治疗，例如肝细胞保护剂、促进胆汁排泄的药物等。

（1）GS 250mL＋异甘草酸镁 100～200mg ivgtt qd 或甘草酸单铵半胱氨酸 100～200mL ivgtt qd（>60 岁的患者需注意血压，严重低钾血症、高钠血症、重度高血压、心力衰竭、肾衰竭患者禁用）。

（2）双环醇片 1～2 片，tid。

（3）GS 100mL＋注射用丁二磺酸腺苷蛋氨酸 1000mg ivgtt bid（会引起血氨升高，昏迷患者慎用）。

（4）GS 250mL＋还原性谷胱甘肽 1800mg ivgtt qd。

（5）GS 250mL＋多烯磷脂酰胆碱注射液 20mL ivgtt qd。

（6）解毒剂　GS 250mL＋乙酰半胱氨酸注射液 40mL ivgtt qd（儿童不推荐）。

（7）牛磺熊去氧胆酸胶囊 1～2 粒 bid。

（8）熊去氧胆酸胶囊 1～2 粒，bid（如妊娠，需妊娠＞3 个月才能使用）。

（9）水飞蓟素胶囊 1 片，tid。

（10）HSOS/HVOD 早期应用低分子量肝素　抗活化凝血因子 X（FXa）作用更强，可持续 24h，无须严格监测血液学，不良反应小；100IU/kg 皮下注射，q12h。

4. 激素

疗效尚缺乏随机对照研究，应严格掌握治疗适应证，宜用于超敏或自身免疫征象明显且停用肝损伤药物后生化指标改善不明显甚至继续恶化的患者，并应充分权衡治疗获益和可能的不良反应。

急性肝衰竭早期：肝界明显缩小，无明显腹水及感染，肝脏炎症明显时（表现为极高的 ALT 或 AST）短期使用可能获益。

（1）急性肝衰竭早期出现较重的急性消化道症状时可使用激素（使用有争议，剂量及疗程存在个体差异性；应特别注意预防上消化道出血），必要时可加用免疫球蛋白增强免疫力及氟康唑/伏立康唑预防真菌感染。

（2）在应用糖皮质激素期间可使用人工肝清除毒素，注意防治感染。

（3）在用激素前尽量排除结核菌感染。

5. 血液净化

（1）血液透析　适用于清除血液中分子量较小、非脂溶性的毒物（如苯巴比妥、水杨酸类、甲醇）或伴有肾损伤的中毒。

（2）人工肝（效果好、需尽早）　适用于清除血浆蛋白结合率高的化学物质或药物中毒。

6. 肝移植

对出现肝性脑病和严重凝血功能障碍的 ALF/SALF，以及失代偿性肝硬化，可考虑肝移植。

第二节　酒精性肝衰竭

一、概述

1. 定义

酒精性肝病（alcoholic liver disease，ALD）是由长期大量饮酒导致的肝脏疾病，包括酒精性脂肪肝、酒精性肝炎、酒精性肝纤维化/肝硬化，可发展成肝癌。酒精性肝衰竭是指酒精性肝炎（AH）患者出现快速进展或加重的黄疸、凝血异常及肝脏相关并发症。在感染、大量饮酒等诱因的作用下，部分患者短期内病情迅速进展，不仅导致肝功能急性失代偿，并且出现以器官功能衰竭和较高的 28 天病死率等为主要特征的慢加急性肝衰竭（ACLF）。

2. 发病率及预后转归

（1）发病率　我国尚缺乏全国性的酒精性肝病流行病学资料，但地区性的流行病学调查结果显示，我国饮酒人群比例和酒精性肝病患病率均呈上升趋势。21 世纪初，我国部分省份酒精性肝病流行病学调查资料显示，酒精性肝病患病率为 0.50%～8.55%，其中 40～49 岁人群的酒精性肝病患病率最高，达 10%以上。中国人民解放军第 302 医院的统计数据显示，2002 年至 2013 年 12 年间住院的酒精性肝病患者疾病谱分型比例分别为：酒精性肝硬化（81.18%）、轻型 AH

（9.51%）、重症 AH（5.51%）、酒精性脂肪肝（3.80%）。

（2）预后转归　肝纤维化是最重要的转归决定因素，识别和定量评估纤维化是判断病情、随访疗效、评估预后的关键环节。在资源有限的情况下，推荐使用 AST/PLT 比值作为无创肝纤维化初步评估；在设备且经济条件允许的情况下，推荐瞬时弹性成像或 FibroTest 作为无创肝纤维化评估的首选检测。有多种方法用于评价酒精性肝病的严重程度及近期存活率，Maddrey 判别函数的计算公式为：$4.6 \times PT$（s）差值$+ TBIL$（mg/dL），得分>32 表示有很高的 30 天病死率。MELD 评分>18、Glasgow 酒精性肝炎评分>8、ABIC 评分>9 均提示预后不良。重症酒精性肝炎糖皮质激素治疗 7 天时可使用 Lille 评分评估，评分>0.45 提示激素无效。

3. 危险因素

影响酒精性肝损伤进展或导致加重的因素有很多，目前国内外研究已经发现的危险因素主要包括：

（1）饮酒量　酒精所造成的肝损伤有阈值效应，即达到一定饮酒量或饮酒年限，就会大大增加肝损伤风险。然而，饮酒量与肝损伤程度的量效关系存在个体差异。

（2）饮酒方式　空腹饮酒较伴有进餐的饮酒方式更易造成肝损伤；相比偶尔饮酒和酗酒，每日饮酒更易引起严重的酒精性肝损伤。

（3）性别　与男性相比，女性对乙醇介导的肝毒性更敏感，更小剂量和更短的饮酒期限就可能出现更重的酒精性肝病，也更易发生严重的酒精性肝炎和肝硬化。

（4）肝炎病毒感染　肝炎病毒感染与乙醇对肝脏损伤起协同作用。在肝炎病毒感染基础上饮酒，或在酒精性肝病基础上并发 HBV 或 HCV 感染，都可加速肝脏疾病的发生和发展。

（5）种族、遗传、个体差异　汉族人群的酒精性肝病易感基因乙醇脱氢酶（ADH)-2、ADH-3 和乙醛脱氢酶（AL-DH)-2 的等位基因频率以及基因型分布不同于西方国家的人种。酒精性肝病并非发生于所有的饮酒者，提示酒精性肝病的易感性存在个体差异。

（6）营养不良　维生素 A 缺少或维生素 E 水平下降，也可加重肝损伤。富含多不饱和脂肪酸的饮食可促进酒精性肝病的进展。肥胖或超重可增加酒精性肝病进展的风险。

4. 发病机制

尚未完全阐明。在肝内，乙醇经 ADH 转化为乙醛，再经 ALDH 转化为乙酸；在外周组织，乙酸降解为水和 CO_2。

（1）乙醛与蛋白质结合形成乙醛-蛋白质加合物，后者可直接损伤肝细胞并诱导免疫反应。

（2）耗氧过程致小叶中央区缺氧。

（3）产生活性氧，致肝组织损害。

（4）使氧化型辅酶Ⅰ（NAD）降低、还原型辅酶Ⅰ（NADH）升高，导致高脂血症和脂肪肝。

（5）肝脏微循环障碍和低氧血症　长期大量饮酒致肝内血管收缩、血流及氧供减少。

二、诊断要点

1. 饮酒史

（1）有长期饮酒史，一般超过 5 年，折合乙醇量为男性≥40g/d、女性≥20g/d。

（2）2 周内有大量饮酒史，折合乙醇量>80g/d。

（3）换算公式　乙醇量（g）＝饮酒量（mL）×乙醇含量（％）×0.8。例如，一瓶 8 度 500mL 的啤酒，乙醇量＝500×0.08×0.8＝32（g）。

2. 临床表现

酒精性肝病的表现具有非特异性。

（1）可无症状，或有右上腹胀痛、食欲缺乏、乏力、体重减轻、黄疸等。

（2）随着病情加重，可有神经精神症状、蜘蛛痣、肝掌等表现。

3. 肝功能异常

临床诊断须排除嗜肝病毒现症感染、药物性和中毒性肝损伤、自身免疫性肝病等。

（1）AST/ALT＞2、GGT 升高、平均红细胞体积（MCV）升高为酒精性肝病的特点。

（2）禁酒后这些指标可明显下降，通常 4 周内基本恢复正常（但 GGT 恢复较慢），有助于诊断。

（3）缺糖转铁蛋白（CDT）特异性升高。

4. 影像学诊断

（1）超声　超声是目前最常用于酒精性脂肪肝诊断的方法，具有无辐射、无创伤、价格低廉等优点，可作为首选。然而超声无法敏感识别 30％ 以下的肝脂肪变性，存在操作者和仪器依赖性，不能区分单纯性脂肪肝与脂肪性肝炎。具备以下 3 项腹部超声表现中的 2 项者为弥漫性脂肪肝。

① 肝近场回声弥漫性增强，回声强于肾脏。

② 肝远场回声逐渐衰减。

③ 肝内管道结构显示不清。

（2）CT　弥漫性肝密度降低，肝脏与脾脏的 CT 值之比 ≤1。

（3）MRI

① 磁共振波谱分析、双回波同相位和反相位肝 MRI 可

以定量评估酒精性肝病肝脂肪变性程度。

② 磁共振弹性成像（MRE）用来诊断肝纤维化的界值为 2.93kPa。MRE 可完整评估肝脏实质的病变，且不受肥胖、腹水的影响。

（4）瞬时弹性成像 通过 1 次检测同时得到肝硬度和肝脂肪变性程度两个指标。瞬时弹性成像用于诊断酒精性肝病进展期肝纤维化及肝硬化时，LSM 临界值分别为 12.96kPa 及 22.7kPa。

5. 病理学诊断

酒精性肝病的病理学改变主要为大泡性或大泡性为主伴小泡性的混合性肝细胞脂肪变性。依据病变肝组织是否伴有炎症反应和纤维化，可分为酒精性脂肪肝、酒精性肝炎、酒精性肝纤维化、酒精性肝硬化。

6. 临床分型

（1）轻症酒精性肝病 肝生化、影像学和病理学结果基本正常或轻微异常。

（2）酒精性脂肪肝 影像学符合脂肪肝标准，血清 ALT、AST 或 GGT 可轻微异常。

（3）酒精性肝炎 短期内肝细胞大量坏死引起的一组临床病理综合征，可发生于有或无肝硬化的基础上，主要表现为血清 ALT、AST 或 GGT 升高，可有血清 TBIL 增高，可伴有发热、外周血中性粒细胞升高。重症酒精性肝炎（酒精性肝衰竭）指酒精性肝炎患者出现肝衰竭的表现，如黄疸、凝血障碍、肝性脑病、急性肾衰竭、上消化道出血等，常伴有内毒素血症。

（4）酒精性肝纤维化 临床症状、体征、常规超声显像和 CT 检查常无特征性改变。未做肝组织活检时，应结合饮酒史、瞬时弹性成像或 MRI、血清纤维化标志物、GGT、AST/ALT、AST/PLT 比值、胆固醇、TBIL、α2-球蛋白、铁蛋白、稳态模式胰岛素抵抗等改变，综合评估，作出诊断。

（5）酒精性肝硬化　有肝硬化的临床表现和血生化指标、瞬时弹性成像及影像学的改变。

三、治疗

治疗原则：戒酒和营养支持，减轻酒精性肝病的严重程度，改善已存在的继发性营养不良，对症治疗，积极处理酒精性肝硬化的并发症。

1. 戒酒

完全戒酒是酒精性肝病最主要和最基本的治疗措施。

（1）主动戒酒比较困难者可口服巴氯芬。

（2）酒精依赖者在戒酒过程中要及时预防和治疗酒精戒断综合征，可使用地西泮类镇静药物治疗。

2. 营养支持

高蛋白、低脂饮食，并补充 B 族维生素、维生素 C、维生素 K 及叶酸。

（1）重症酒精性肝炎患者应考虑夜间加餐（约 700kcal/d），以防止肌肉萎缩，增加骨骼肌容量。

（2）韦尼克脑病症状明显者应及时补充 B 族维生素。

3. 药物治疗

（1）糖皮质激素　可改善重症酒精性肝炎患者的 28 天生存率，但对 90 天及半年生存率改善效果不明。

① 风险评估：Maddrey 评分≥32 的患者可诊断为酒精性肝衰竭。Maddrey 评分<32 的酒精性肝炎患者 5 年死亡率在 50% 左右。Maddrey 评分≥32 的患者建议使用糖皮质激素或其他药物治疗。MELD 评分>20 的患者也应考虑糖皮质激素治疗。

② 剂量：无糖皮质激素使用禁忌证的重症 AH 患者

（Maddrey 评分≥32 或 MELD 评分＞20），应使用泼尼松龙（40mg/d，口服）治疗，连用 28 天可直接停用或 3 周内逐步减量停用。

③ 联合：静脉注射 N-乙酰半胱氨酸联合泼尼松龙（40mg/d，口服）可以提高重症 AH 患者的 30 天生存率。

④ 在使用糖皮质激素 7 天后，应使用 Lille 评分来重新评估预后，以确定无应答者并指导治疗。Lille 评分计算公式：3.19−0.101×年龄（岁）＋0.147×白蛋白（0 天时，g/L）＋0.0165×胆红素的改变（$\mu mol/L$）−0.206×肾功能有无（无为 0，有为 1）−0.0065×胆红素的水平（0 天时，$\mu mol/L$）−0.0096×凝血酶原时间（s）。Lille 评分分值范围为 0～1，若≥0.45，提示糖皮质激素治疗将不起作用，应停用。

（2）美他多辛（可加速乙醇从血清中清除）　0.5g po bid，疗程为 6 周（支气管哮喘患者禁用，可以拮抗左旋多巴）。

（3）己酮可可碱（PTX）　400mg po tid，疗程为 4 周。PTX 可改善重症 AH 患者的短期生存率，可作为其二线治疗药物，尤其是对激素治疗有禁忌的患者。

（4）保肝药物　S-腺苷蛋氨酸、多烯磷脂酰胆碱、甘草酸制剂、水飞蓟素类和还原型谷胱甘肽、双环醇等药物。

（5）应重视抗肝纤维化治疗。

4. 血液净化治疗

酒精易溶于水，也具有亲脂性，血液透析可以直接将乙醇和乙醇代谢产物从血中清除。酒精性肝衰竭缺乏有效的治疗方法，短期呈现高死亡率，人工肝支持治疗可以清除体内有害物质，补充必需物质，促进肝功能恢复，延长患者等待肝移植的时间。

5. 积极处理酒精性肝硬化的并发症

如食管-胃底静脉曲张破裂出血、自发性细菌性腹膜炎

（SBP）、肝性脑病和肝细胞癌等。

6. 严重酒精性肝硬化患者可考虑肝移植

肝移植是包括酒精性肝病在内的终末期肝病的唯一治愈性措施，早期的肝移植可以提高生存率。要求：患者肝移植前戒酒3～6个月，并且无其他脏器的严重酒精性损害。移植后抗排异应尽量减少或避免应用钙调神经磷酸酶抑制剂以降低肿瘤的发生。

第三节　自身免疫性肝衰竭

一、概述

1. 定义

自身免疫性肝炎（autoimmune hepatitis，AIH）是一种病因不明、肝脏炎症无法根除的肝炎。以肝组织界面性炎症、淋巴细胞浸润、高 γ-球蛋白血症和自身抗体为特征。严重病例可快速进展为肝硬化和肝衰竭。

2. 发病率及预后转归

（1）发病率　在欧洲国家，AIH 的时点患病率为（10～25）/10 万人；日本流行病学调查发现 AIH 的时点患病率为（8.7～23.9）/10 万人；AIH 在我国的确切发病率和患病率尚不清楚，但国内文献报道的病例数呈明显上升趋势。女性患病多于男性，比例约为 3.6：1，所有年龄和种族都可发病，发病年龄为 14～71 岁，峰值年龄为 51 岁。大约 25% 的 AIH 患者表现为急性发作，甚至可进展至急性肝衰竭，但急性重型 AIH 或是相关急性肝衰竭的发病率尚不清楚。

（2）预后转归

① AIH 患者在获得生化缓解后一般预后较好，生存期接近正常人群。

② 预后不佳的危险因素主要包括诊断时已有肝硬化和治疗后未能获得生化缓解。

3. 发病机制

具有遗传易感性（在细菌、病毒、药物、环境等作用下，机体丧失对自身抗原的免疫耐受能力），自身抗原和自身反应性 T 细胞、成熟 T 细胞亚群与分泌 IL-17 的 Th17 细胞平衡的免疫调控异常。

二、诊断要点

1. 临床表现

大多数起病隐匿，一般表现为慢性肝病。

（1）常见表现包括嗜睡、乏力、全身不适等。

（2）体检可发现肝大、脾大、腹水等体征，偶见周围性水肿。

（3）约 1/3 的患者诊断时已存在肝硬化表现，少数患者以食管-胃底静脉曲张破裂出血引起的呕血、黑便为首发症状。

（4）少部分患者可伴发热症状。

（5）10%～20% 的患者可没有临床症状，仅体检时意外发现转氨酶升高，无症状患者进展至肝硬化的危险性与有症状者相近。

（6）AIH 可在女性妊娠期或产后首次发病。

（7）约 25% 的患者表现为急性发作，甚至可进展至急性肝衰竭。部分患者呈波动性或间歇性发作，临床症状和生化异常可自行缓解至正常，之后又会复燃。

（8）常合并其他器官或系统性自身免疫性疾病，如桥本甲状腺炎（10%～23%）、糖尿病（7%～9%）、炎性肠病（2%～8%）、类风湿关节炎（2%～5%）、干燥综合征（1%～4%）、银屑病（3%）和系统性红斑狼疮（1%～2%）等。AIH 和其他自身免疫性疾病（如系统性红斑狼疮）均为独立的疾病，若同时存在可按主要疾病类型处理，糖皮质激素剂量以能控制疾病活动为主。

2. 肝功能异常

（1）肝细胞损伤型改变，AST、ALT 升高，ALP 和 GGT 可正常或轻度升高。

（2）病情严重或急性发作时 TBIL 升高。

（3）转氨酶水平不能精确地反映肝内炎症情况。

3. 免疫学检查

（1）血清免疫球蛋白　IgG 和 γ-球蛋白异常升高是 AIH 的特征之一，IgG 水平可反映肝内炎症活动程度及治疗应答情况。其中 IgG4 是 IgG 的 4 个亚群之一，血清 IgG4≥正常值（1350mg/L）可作为 IgG4 相关疾病的血清学诊断标准之一。

（2）自身抗体与分型　诊断 AIH 敏感性尚可，但特异性不佳。

① 1 型 AIH：抗核抗体（ANA）、抗平滑肌抗体（ASMA）、抗可溶性肝抗原抗体（抗 SLA）可呈阳性。最常见，约占 AIH 的 90%，免疫抑制治疗效果较好。

② 2 型 AIH：抗肝肾微粒体抗体-1 型（抗 LKM-1）、抗肝细胞溶质抗原-1 型（抗 LC-1）可呈阳性。儿童多见，快速进展为肝硬化，复发率高，免疫抑制治疗效果差。

③ 高滴度抗 F-肌动蛋白诊断 AIH 特异性高。

4. 肝组织学检查

可明确诊断，精确评价肝病分级和分期；10%～20%

自身抗体阴性患者的血清 IgG 或 γ-球蛋白水平升高不明显，肝组织学检查可能是确诊的唯一依据；有助于与其他肝病（如药物性肝损伤、Wilson 病等）鉴别，明确有无与其他自身免疫性肝病［如 PBC 和原发性硬化性胆管炎（PSC）］的重叠存在；可协助判断合适的停药时机。肝组织学仍有轻度界面性肝炎的患者停用免疫抑制剂后 80％以上会复发。

（1）界面性肝炎　由于汇管区炎症导致与汇管区或纤维间隔相邻的肝细胞坏死，表现为界面处肝细胞呈单个或小簇状坏死、脱落，导致小叶界面呈"虫蛀"状改变；特异性并不高，轻度界面性肝炎也可存在于其他慢性肝病（如病毒性肝炎、药物性肝损伤、Wilson 病等）。

（2）淋巴-浆细胞浸润　肝组织汇管区及其周围浸润的炎症细胞主要为淋巴细胞和浆细胞。

（3）肝细胞呈玫瑰花环样改变　指由数个水样变性的肝细胞形成的假腺样结构，中心有时可见扩张的毛细胆管，形似玫瑰花环。

（4）穿入现象　指淋巴细胞（主要为 CD8$^+$ T 细胞）进入肝细胞后，在其周围形成空晕样结构，可导致肝细胞凋亡。

（5）小叶中央坏死。

5. 诊断标准

临床上如遇到不明原因肝功能异常和（或）肝硬化的任何年龄、任何性别的患者，均应考虑 AIH 的可能。

（1）1999 年国际自身免疫性肝炎小组（IAIHG）更新的 AIH 综合评分诊断系统适用于具有复杂表现患者的诊断，多用于临床研究，见表 3-2。

（2）2008 年 IAIHG 提出了 AIH 简化诊断积分系统，见表 3-3。

表 3-2 AIH 综合评分诊断系统 (1999 年)

参数/临床特征	计分	参数/临床特征	计分
女性	+2	**药物史**	
ALP(正常值上限倍数)与 AST(或 ALT)(正常值上限倍数)的比值		阳性	−4
		阴性	+1
		平均酒精摄入量	
<1.5	+2	<25g/d	+2
1.5~3.0	0	>60g/d	−2
>3.0	−2	**肝脏组织学检查**	
		界面性肝炎	+3
血清 γ-球蛋白或 IgG 与正常值的比值		主要为淋巴-浆细胞浸润	+1
>2.0	+3	肝细胞呈玫瑰花环样改变	+1
1.5~2.0	+2	无上述表现	−5
1.0~1.5	+1	**胆管改变**	−3
<1.0	0	**其他改变**	−3
ANA、SMA 或 LKM-1 滴度		**其他免疫性疾病**	
		其他可用的参数	
>1:80	+3	其他特异性自身抗体(SLA/LP、LC-1、ASGPR、pANCA)阳性	+2
1:80	+2		
1:40	+1		
<1:40	0	HLA-DR3 或 DR4	+1
AMA 阳性	−4	**对治疗的反应**	
肝炎病毒标志物		完全	+2
阳性	−3	复发	+3
阴性	+3		

参数/临床特征	计分	参数/临床特征	计分
总积分的解释			
治疗前：		治疗后：	
明确的 AIH	≥16	明确的 AIH	≥18
可能的 AIH	10～15	可能的 AIH	12～17

表 3-3　AIH 简化诊断积分系统

变量	标准	分值	备注
ANA 或 ASMA	≥1∶40	1分	相当于我国常用的 ANA 1∶100 最低滴度
ANA 或 ASMA	≥1∶80	2分	多项同时出现时最多给 2分
LKM-1	≥1∶40	2分	
SLA	阳性	2分	
IgG	>正常值上限	1分	
	>1.1 倍正常值上限	2分	
肝组织学	符合 AIH	1分	界面性肝炎、汇管区及小叶内淋巴-浆细胞浸润、肝细胞呈玫瑰花环样改变以及穿入现象被认为是特征性肝组织学改变，4 项中具备 3 项为典型表现
	典型 AIH 表现	2分	
排除病毒性肝炎	是	2分	

注：总分＝6，提示 AIH 可能；总分≥7，确诊 AIH。但简化诊断积分系统容易漏诊部分不典型患者。

（3）如自身抗体滴度低或阴性和（或）血清 IgG 水平较

低甚至正常的患者，出现不明原因肝功能异常，自身免疫性肝病常是不明原因肝功能异常的病因。当重点考虑自身免疫性肝病时，诊断思路见图 3-1、图 3-2（注意：病理活检是对自身抗体阴性患者的强烈建议，是急性起病与自身免疫性肝病重叠综合征早期诊断的重要手段）。

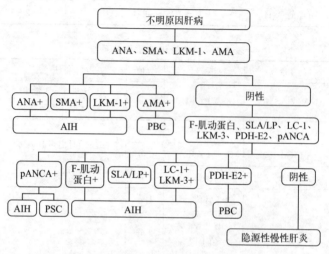

图 3-1 美国肝病研究学会（AASLD）
自身免疫性肝炎诊断路线图

三、治疗

总体目标是获得肝组织学缓解，防止肝纤维化的发展和肝衰竭的发生，提高患者的生存期和生存质量。临床上可行的治疗目标是获得完全生化缓解（即血清 ALT/AST 和 IgG/γ-球蛋白水平均恢复正常）和肝组织学缓解（肝内组织学正常、无任何炎症活动）。

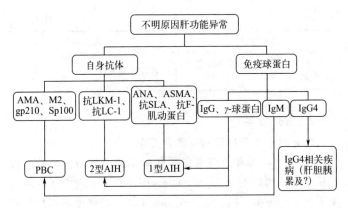

图 3-2 我国自身免疫性肝炎诊断路线图

1. 治疗指征

(1) 中度以上炎症 (ALT、AST >3×ULN, IgG >
1.5×ULN),急性 (ALT、AST>10×ULN) 尤其是重症
(INR>1.5) AIH,应及时启动免疫治疗。

(2) 轻微炎症 (ALT、AST<3×ULN, IgG<1.5×
ULN) 的老年患者 (>65 岁) 需平衡利弊。

(3) 从肝组织学角度判断,存在中度以上界面性肝炎是
治疗的重要指征。桥接性坏死、多小叶坏死或塌陷性坏死、
中央静脉周围炎等特点提示急性或重症 AIH,需及时启动
免疫抑制治疗。

自身免疫性肝炎启动免疫治疗的指征见表 3-4。

表 3-4 自身免疫性肝炎启动免疫治疗指征

绝对指征	相对指征
血清 AST≥正常值上限 10 倍	症状 (乏力、关节疼痛、黄疸)
血清 AST≥正常值上限 5 倍及 γ-球蛋白≥正常上限 2 倍	血清 AST 和/或 γ-球蛋白水平低于绝对指征标准

绝对指征	相对指征
肝组织学检查示桥接性坏死或多滤泡坏死	界面性肝炎

2. 治疗方案

（1）激素和免疫抑制剂联合治疗

① 方案：通常采用糖皮质激素单药诱导缓解治疗，泼尼松（龙）初始剂量为 40～60mg/d，并于 4 周内逐渐减量至 15～20mg/d，并以 2.5～10mg/d 维持；也可采用糖皮质激素联合硫唑嘌呤（AZA）50mg/d 诱导治疗，泼尼松（龙）初始剂量为 30mg/d，并于 4 周内逐渐减量至 10mg/d，硫唑嘌呤无需减量；维持治疗阶段可以泼尼松（龙）2.5～10mg/d 联合硫唑嘌呤 50mg/d 或单用硫唑嘌呤 50mg/d 维持。成人自身免疫性肝炎的治疗方案见表 3-5。

表 3-5　成人自身免疫性肝炎的治疗方案

项目	单用泼尼松（龙）/（mg/d）	联合疗法	
		泼尼松（龙）/（mg/d）	硫唑嘌呤/（mg/d）
第一周	60	30	50
第二周	40	20	50
第三周	30	15	50
第四周	20	15	50
维持至治疗终点	10	10	50
选择的原因	白细胞减少；硫嘌呤甲基转移酶缺陷；妊娠；肿瘤；疗程短（≤6个月）	绝经后；骨质疏松；脆性糖尿病；肥胖；痤疮；情绪不稳定；高血压	

② 以上经典治疗效果不佳者，建议选择环孢素 A（CsA）、吗替麦考酚酯（MMF）、羟氯喹等免疫抑制剂治疗。

③ 伴发黄疸的 AIH 可先以糖皮质激素改善病情，待胆红素显著下降后再考虑加用硫唑嘌呤联合治疗。

④ 硫嘌呤甲基转移酶（TPMT）介导 6-硫基嘌呤的代谢，TPMT 活性低者不要应用硫唑嘌呤，TPMT 活性中等者避免应用大剂量方案。

⑤ 在糖皮质激素减量过程中或在维持治疗过程中出现反跳时，应短期（1 周）给予大剂量甲泼尼龙（40～60mg/d）静脉输注，病情缓解后改为口服泼尼松（龙）治疗（30～40mg/d），适当放缓减量速度，并加用免疫抑制剂维持治疗。

（2）应答不完全的处理　应首先考虑 AIH 诊断是否有误和患者对治疗的依从性如何。

① 应答不完全的定义：经 2～3 年治疗后，临床表现、实验室指标（血清转氨酶、胆红素、IgG 和/或 γ-球蛋白）和肝组织学等改善但未完全恢复正常。

② 泼尼松（龙）和硫唑嘌呤联合治疗 2 年仍未达到缓解的患者，建议继续使用泼尼松（龙）（5～10mg/d）＋大剂量硫唑嘌呤 [最高达 2mg/(kg·d)]，12～18 个月后肝活检复查。

③ 对于已接受至少 36 个月连续治疗但临床表现、实验室指标和肝组织学的改善未达到治疗终点的不完全应答患者，建议将泼尼松（龙）或硫唑嘌呤调整至适合剂量并长期维持治疗，使此类患者处于无症状、实验室指标稳定的状态。

（3）疗程　一般应维持 3 年以上，或获得生化缓解后至少 2 年。

（4）停药指征　建议停药前行肝组织学检查。获得完全生化应答，肝内组织学正常、无任何炎症活动表现（即使轻度界面性肝炎存在也预示停药后可能复发）方可考虑停药。

（5）停药后复发

① 定义：ALT、AST＞3×ULN，伴 IgG 和 γ-球蛋白升高。

② 治疗：初始用泼尼松（龙）和硫唑嘌呤联合治疗，用硫唑嘌呤维持；不能耐受硫唑嘌呤者，可用小剂量泼尼松（龙）（≤10mg/d）长期维持治疗。2 次以上复发者建议以最小剂量长期维持治疗。

3. 药物不良反应及治疗

（1）糖皮质激素

① 不良反应：库欣体征（满月脸、痤疮、水牛背、向心性肥胖等）；骨质疏松导致脊柱压缩性骨折和股骨头缺血性坏死等骨病；与 2 型糖尿病、白内障、高血压、感染（包括已有的结核发生恶化）、精神疾病的发生有关。

② 治疗

a. 尽量采用联合治疗方案，尽量减少糖皮质激素剂量，并最终过渡至硫唑嘌呤单药维持治疗方案。

b. 治疗前做基线骨密度检测并每年监测随访。

c. 骨病的辅助治疗：规律负重锻炼；补充维生素 D_3 和钙质；适时给予骨活性制剂，如阿仑膦酸钠片 10mg（1片）po qd。

（2）硫唑嘌呤

① 不良反应：血细胞减少（尤其是前 3 个月需密切监测血常规变化）、肝内胆汁淤积、静脉闭塞性疾病、胰腺炎、严重恶心呕吐、皮疹等。

② 治疗

a. 若 WBC 快速下降或＜3.5×10^9/L，需紧急停用硫唑嘌呤。

b. 上述不良反应，一般均可在减量或停用硫唑嘌呤后改善。

c. 不推荐使用硫唑嘌呤的患者：WBC$<3.5\times10^9$/L 或 PLT$<50\times10^9$/L 者（尤其注意肝硬化者）、恶性肿瘤患者等。

4. 肝移植

20%的患者在肝移植后会复发。

（1）指征

① 经内科综合处理疗效不佳。

② 急性肝衰竭经糖皮质激素治疗 1 周后病情无明显改善甚至恶化。

③ 失代偿期肝硬化患者，其移植指征与其他病因导致的肝硬化相似，包括反复食管-胃底静脉曲张破裂出血、肝性脑病、顽固性腹水、自发性细菌性腹膜炎和肝肾综合征等并发症经内科处理疗效不佳。

（2）肝移植术后 AIH 复发的患者建议在抗排异治疗方案基础上加用泼尼松（龙）或硫唑嘌呤。

（3）因其他病因进行肝移植的患者如出现 AIH 样生化和肝组织学表现，需考虑"新发"AIH 的可能性。

5. AIH 相关急性肝衰竭

（1）病程<30 天且无既往明确肝病史，临床症状明显（如黄疸、疲乏、发热、恶心、全身不适等），血清学明显异常（ALT$>5\times$ULN，TBIL$>34.2\mu$mol/L），肝组织学特征可见小叶中央坏死，而自身抗体和 IgG 水平降低。

（2）及时启动糖皮质激素治疗以防止肝衰竭的发生。

（3）AIH 相关急性肝衰竭患者可先予 1~2 周静脉输注甲泼尼龙（一般剂量为 40~60mg/d）治疗，若 2 周内病情无明显改善甚至有恶化者需考虑更改治疗方案或进行肝移植术；若治疗 7 天，MELD 评分未显示好转，也是改变治疗方案的客观指标。

第四节 职业、环境中毒性肝衰竭

一、概述

1. 定义

中毒性肝炎是由自然环境中物理、化学、生物等亲肝毒物（如磷、砷、四氯化碳等）所致的肝脏病变。职业中毒性肝病是在职业接触中吸收化学毒物所引起的中毒性肝脏疾病。职业、环境中毒性肝衰竭为重度肝损害类型，出现重度黄疸、肝性脑病、腹水、肝肾综合征等临床表现，伴凝血时间显著延长。

2. 病因

（1）感染性疾病 如败血症、伤寒及暴发型流行性脑脊髓膜炎等都可引起中毒性肝炎。

（2）职业中毒

① 金属、类金属及其化合物：黄磷、磷化氢、三氧化二砷（砒霜）、铊、铅、汞、锑、砷化氢、有机锡、十硼烷等。

② 卤烃类化合物：四氯化碳、三氯甲烷（氯仿）、二氯甲烷、三氯乙烷、四氯乙烷、三氯丙烷、氯乙烯、三氯乙烯、四氯乙烯、氯丁二烯、多氯联苯等。

③ 芳香族氨基及硝基化合物：苯胺、甲苯胺、氯苯胺、甲氧基苯胺（氨基苯甲醚）、乙氧基苯胺（氨基苯乙醚）、联苯、联苯醚、二甲苯胺、二硝基苯、三硝基苯、三硝基甲苯、硝基氯苯、二硝基氯苯、硝基苯酚、2,4,6-三硝基苯甲硝胺（特屈儿）等。

④ 其他化合物：乙醇、丙烯腈、2-三氟甲基-5-氨基吡啶、2-溴基-2-硝基丙二醇、氯乙醇、五氯酚、肼（联氨）、二甲基甲（乙）酰胺。

(3) 农药中毒　有机磷（氯）农药、除草剂、毒鼠剂。

(4) 生活性中毒　药物、毒蛇咬伤、误食毒蕈等。

3. 中毒途径

(1) 消化道　氰化钾（钠）、有机磷农药、鼠毒强等。

(2) 呼吸道　砷化氢、硫化氢、芳香族类化合物等。

(3) 皮肤　卤烃类化合物、芳香族类及硝基类化合物、肼类化合物。

4. 肝损伤类型

(1) 肝细胞坏死　肝毒性物质及代谢产物导致肝细胞水肿、甘油三酯堆积、细胞膜裂解、细胞器和细胞核溶解等肝脏坏死表现，可表现为带状、块状或弥漫性坏死。

(2) 肝细胞脂肪变性　有两种病理表现。

① 小泡性脂肪变性：肝细胞内可见许多小脂滴，细胞核多数不受压迫。

② 大泡性脂肪变性：肝细胞内可见巨大脂泡，细胞核受到压迫靠近细胞边缘。

(3) 胆汁淤积性损害

① 主要见毛细胆管内胆栓形成、胆小管扩张，不伴明显的肝细胞损伤。

② 生物化学特征：以血清胆红素、胆酸、ALP、GGT升高为主。

(4) 肝硬化　因化学物质对肝脏慢性损伤所致。

(5) 肝脏肿瘤

① 环境中毒物：黄曲霉毒素、苏铁苷、黄樟脑等。

② 化学合成物：二烷基亚硝胺、二甲基苯并蒽、氯乙烯等。

二、诊断

1. 急性中毒性肝炎

（1）轻度　短期接触较高浓度肝脏毒物，出现 ALT 升高及其他指标异常，并具有下列表现之一者。

① 出现乏力、食欲缺乏、恶心、肝区疼痛等症状。

② 临床检查示肝脏质软、肝区压痛或叩击痛，B 超示肝大，可伴有轻度黄疸（TBIL：$17.1 \sim 51.3 \mu mol/L$）。

（2）中度　出现明显乏力、精神萎靡、厌食、厌油、恶心、腹胀、肝区疼痛，肝大，压痛明显，并具有下列表现之一者。

① 中度黄疸（TBIL：$51.3 \sim 85.5 \mu mol/L$）。

② B 超示脾大。

③ 病程在 4 周以上。

（3）重度　具有下列表现之一者。

① 肝性脑病。

② 重度黄疸（TBIL$\geqslant 85.5 \mu mol/L$）。

③ 腹水。

④ 肝肾综合征。

⑤ PT 升高，较正常时间延长 1 倍以上，伴有出血倾向。

（4）急性中毒性肝炎诊断要点

① 根据职业接触史、现场调查、流行病学史及生物监测等，获得病因学资料。

② 综合分析症状、体征、肝功能以及其他必要的检查等，获得急性肝病的依据。

③ 探讨肝脏疾病是否由毒物所致：a. 接触毒物时间和发病情况是否相符；b. 毒物的作用性质和临床表现是否相符；c. 可能吸收的剂量和严重程度是否相符。

2. 慢性中毒性肝炎

有明确的 3 个月以上肝脏毒物密切接触史，且病程＞3 个月，主要根据肝病临床表现、肝功能异常及影像学检查综合分析。

（1）轻度　出现肝功能异常，并具有下列表现之一者。

① 出现乏力、食欲缺乏、恶心、肝区疼痛等症状。

② 临床检查示肝脏质软、肝区压痛或叩击痛，B 超示肝大。

（2）中度　出现肝功能异常，并具有下列表现之一者。

① 肝脏质地变硬，伴有肝区明显压痛。

② B 超示肝大、脾大。

（3）重度　具有下列表现之一者。

① 白蛋白、TBIL、PTA、胆碱酯酶四项指标中至少一项达到重度异常。

② 肝性脑病。

③ 肝硬化失代偿期。

④ 中、重度肾损伤。

⑤ 严重上消化道出血或脑出血。

3. 毒物鉴定

如无明确的毒物接触史或服用史，无证据能提供临床的诊断依据，可测定患者血液、尿液、粪便、指甲、皮肤等组织中获取的毒物或其代谢产物。

三、治疗

1. 病因治疗

（1）及时脱离肝脏毒物接触，清洗皮肤。

（2）早期应用络合剂/特效解毒剂。

① 铅中毒：依地酸钙钠 15～25mg/kg ivgtt qd，连用 3

天，然后停 4 天，7 天为 1 个疗程。

② 砷中毒：二巯丙磺酸钠 2.5～5mg/kg ivgtt，第 1 天 q4h/q6h，第 2 天 bid/tid，第 3 天 qd/bid，7 天为 1 个疗程。

③ 苯胺、硝基苯等致高铁血红蛋白血症：1% 亚甲蓝溶液 5～10mL 稀释于 25%GS 20～40mL，iv qd。

（3）减少毒物吸收、促进毒物排泄：导泻、利尿、人工肝治疗。

2. 护肝

（1）GS 250mL＋异甘草酸镁 100～200mg ivgtt qd 或甘草酸单铵半胱氨酸 100～200mL ivgtt qd（＞60 岁的患者需注意血压，严重低钾血症、高钠血症、重度高血压、心力衰竭、肾衰竭患者禁用）。

（2）双环醇片 1～2 片 po tid。

（3）GS 250mL＋注射用丁二磺酸腺苷蛋氨酸 1000mg ivgtt qd（会引起血氨升高，昏迷患者慎用）。

（4）GS 250mL＋还原性谷胱甘肽 1800mg ivgtt qd。

（5）GS 250mL＋多烯磷脂酰胆碱注射液 20mL ivgtt qd。

（6）GS 250mL＋乙酰半胱氨酸注射液 40mL ivgtt qd。

3. 激素

主张早期应用（应特别注意预防上消化道出血）。

4. 对症支持治疗

（1）卧床休息，给予富含维生素、易消化的清淡食物。

（2）补充大剂量维生素 C。

5. 血液净化治疗

对于中毒致肝功能衰竭，人工肝等血液净化治疗有其适应证，建议在针对病因等治疗的基础上，尽早开始血液净化治疗，并根据毒物性质和代谢特点以及治疗原理选择血液净化模式，以帮助血液中的毒物排出体外，阻断病情进展，促进肝功能恢复。

6. 积极治疗其他系统并发症，避免多脏器衰竭

职业、环境中毒往往兼有其他器官受累，应密切监测肾功能、呼吸系统、心血管系统、神经系统等变化。一旦有其他器官功能障碍，立即进行相应治疗。

第五节　毒蕈中毒

一、概述

1. 定义

毒蕈又称毒蘑菇，在自然界分布很广，由于食用了毒蘑菇而发生的恶心、呕吐、腹痛、腹泻，严重者出现神经系统损害、全身性出血、肝肾功能衰竭等中毒症状称为毒蕈中毒。我国食用蘑菇有 300 余种，毒蘑菇 80 余种，其中有剧毒可致死的近 10 种。毒蕈中所含毒素主要有：胃肠毒素、毒蕈碱、毒蕈溶血素、精神症状毒素及毒肽和毒伞肽等。

2. 引起肝损伤的常见毒蕈

（1）白毒鹅膏菌　又名白罗伞、白鹅膏、白帽菌。

（2）毒鹅膏菌　又名绿帽菌、鬼笔鹅膏、蒜叶菌、高把菌、毒伞。

（3）褶伞菌　又名包脚黑伞、半卵形斑褶菇、毒粉褶菌。

（4）细褐鳞蘑菇　又名褐鳞小伞菌。

（5）秋生盔孢伞　又名焦脚菌。

（6）其他　大鹿花菌、赭红拟口蘑、细环柄菇、大青褶伞、毛头鬼伞、芥味滑锈伞、粪锈伞、美丽粘草菇、毛头乳菇、臭黄菇、白黄粘盖牛肝菌。

3. 中毒途径

毒蕈中毒常因个人或家庭采集野生鲜蘑菇食用而引起。

4. 毒素分类及毒素作用机制

（1）黑伞蕈属和乳菇属的某些蕈种含有类树脂物质，可对胃肠道产生刺激作用。

（2）丝盖伞属及杯伞属等蕈类含有毒蕈碱，具有胆碱能促进作用，不能通过血脑屏障，可兴奋副交感神经并产生明显的临床症状，即毒蕈碱样症状。

（3）裸盖菇属及斑褶伞属蕈类含有裸盖菇素，激动 5-羟色胺受体，可致幻觉和精神失常。

（4）鹿花蕈（又称马鞍蕈）含鹿花草素，可抑制谷氨酸脱羧酶的辅助因子吡哆醛，减少 γ-氨基丁酸（GABA）合成而产生毒性，具有强烈的溶血作用。

（5）鹅膏菌属、环柄菇属、盔孢伞属含有鹅膏毒肽、鬼笔毒肽及毒伞肽等环肽类毒素，可引起肝、肾、心、脑等损害，对肝损害最严重。可使体内大部分器官发生细胞变性，特别是直接作用于肝、肾的细胞核，抑制 RNA 聚合酶Ⅱ活性，阻止 mRNA 转录和蛋白质合成，减少糖原的合成，导致肝细胞坏死及肾小管上皮细胞坏死。也可通过氧化应激，产生内源性因子，造成细胞凋亡。此类中毒病死率高，食用含有此类毒素的新鲜菇 50g 即可致成人死亡。

5. 发病时间性、地域性及预后转归

（1）发病时间性、地域性　在我国，6～9 月是毒蕈中毒高发期，以云南、贵州、四川、湖北、湖南、广西、广东为中毒高发地域。

（2）预后转归　全球每年有（5～10）/10 万人因毒蕈中毒而死亡，主要集中在欧洲、美国、日本、中国、伊朗等地区或国家。我国毒蕈中毒的总体病死率为 11.69%～42.30%，

明显高于欧美及日本等。明确种类为致死性毒蕈中毒或毒素检测为致死性毒素，胃肠道症状潜伏期长（＞6h），早期表现为肝肾功能不全（如转氨酶升高，胆红素、凝血功能异常增高），合并多个脏器功能不全往往提示患者预后差。

二、诊断要点

1. 临床分型

毒蕈中毒的临床表现分七型，见表3-6。

表3-6　毒蕈中毒的临床分型及表现

临床分型	毒蕈种类	临床特点	预后
急性肝损伤型	鹅膏菌属、盔孢伞属、环柄菇属等	潜伏期通常大于6h，一般为10～14h，初期表现为胃肠道症状，可一过性缓解消失，即假愈期。36～48h后出现黄疸、出血、凝血酶原时间延长、胆酶分离、急性肝衰竭、多脏器功能衰竭，甚至死亡	高致死
急性肾衰竭型	鹅膏菌属、丝膜菌属等	潜伏期通常大于6h，表现为少尿，血肌酐、尿素氮升高，急性肾功能衰竭	可致死
溶血型	桩菇属、红角肉棒菌等	潜伏期通常为0.5～3h，表现为少尿、无尿、血红蛋白尿、贫血、急性肾功能衰竭、休克、弥散性血管内凝血，严重时导致死亡	可致死
横纹肌溶解型	亚稀褶红菇、油黄口蘑等	潜伏期通常为10min至2h，表现为乏力、四肢酸痛、恶心呕吐、深色尿、胸闷等，后期可导致急性肾功能衰竭，因呼吸、循环衰竭而死亡	高致死

临床分型	毒蕈种类	临床特点	预后
胃肠炎型	青褶伞属、乳菇属、红菇属、牛肝菌科等	潜伏期绝大多数小于2h,表现为胃肠道症状,重度可导致电解质紊乱、休克	良好
神经精神型	鹅膏菌属、丝盖伞属、小菇属、裸盖菇属、裸伞属等	潜伏期小于2h,表现为多汗、流涎、流泪、谵妄、幻觉、共济失调、癫痫、妄想等	良好
光过敏性皮炎型	污胶鼓属、叶状耳盘菌等	潜伏期最短为3h,通常为1~2天,表现为日晒后颜面、四肢出现突发皮疹,自觉瘙痒	良好

2. 肝病型毒蕈中毒的临床表现

潜伏期一般为6~72h,多在24h内发病,个别病例达10余天。病程一般分为5期。

(1) 胃肠炎期 呕吐、腹泻、腹痛、头痛、头晕、乏力;病期1~2天后可自行缓解。

(2) 假愈期 胃肠炎自行缓解后,可有短时无症状期,患者自觉轻松,可少量进食和起床活动,有人甚至自动出院;因毒素进入脏器与靶细胞结合,抑制 RNA 聚合酶,导致细胞迅速坏死,发生进行性功能障碍。

(3) 内脏损害期 假愈期2~3天后,出现内脏损害,以肝脏损害最重,表现为肝大、黄疸、肝功能异常、出血、肾衰竭等;严重者可继胃肠炎后急剧恶化,出现急性或亚急性重型肝炎、心肌炎,发展为肝昏迷或心搏骤停,病死率>50%。

(4) 精神症状期 病情继续进展可发生中毒性脑病,表现为烦躁、谵妄、抽搐、惊厥或淡漠、昏睡,最后死于呼吸衰竭；轻者出现精神异常。

（5）恢复期　病程3～5周后，症状消失，肝脏恢复正常，逐渐痊愈，一般无后遗症。

3. 实验室检查

（1）肝功能、肾功能、心肌酶、肌钙蛋白、血常规、凝血功能等检查。

（2）超声　肝脏在中毒早期增大、回声不均匀，后期可缩小；脾脏增大；肾脏增大、肾皮质增厚；肝周、胸腔、腹腔、盆腔可出现积液。

（3）心电图　窦性心动过速、ST-T倒置、QT间期延长、室性心动过速。

（4）超声心动图　左心室收缩功能降低。

4. 病情分级

依据HOPE6评分（表3-7）和TALK评分（表3-8）对拟诊毒蕈中毒患者进行初步评估和再评估，将毒蕈中毒病情分为致死性和非致死性两类。

表3-7　毒蕈中毒初次评估——HOPE6评分表

项目	描述	得分
病史（history，H）	明确有毒蕈食用史	1
器官功能损害（organ damage，O）	生命体征不稳定或出现肝、肾、凝血等器官功能损害中的一项或多项	1
识图及形态辨别（picture iden-tification，P）	实物或图片对比、鉴定为致死性毒蕈种类	1
症状出现时间（eruption of symptom>6h，E6）	进食毒蕈后发病潜伏期超过6h	1

表 3-8　　毒蕈中毒再评估——TALK 评分表

项目	描述	得分
毒物检测（toxicant identi-fication，T）	毒物检测明确为致死性毒素类型，如鹅膏毒肽	1
出凝血障碍（APTT extension，A）	出凝血障碍，尤其APTT、PT、TT 延长	1
肝功能损害（liver dysfunction，L）	肝功能损害，AST、ALT 升高，PTA 下降	1
肾功能损害（kidney dysfunction，K）	血肌酐、尿素氮进行性升高	1

（1）致死性毒蕈中毒

① 初次评估 HOPE6 评分≥2。

② 初次评估 HOPE6 评分＜2，而后续再评估 TALK 评分≥1。

③ 毒蕈样本经实验室鉴定明确为致死性毒蕈种类，或送检样本中检测到鹅膏毒肽等致死性毒素。

（2）非致死性毒蕈中毒　若初次评估 HOPE6 评分＜2 且后续再评估 TALK 评分持续＜1，考虑非致死性毒蕈中毒。

三、治疗

目前尚无特效解毒药物。

1. 清除毒素、解毒

（1）洗胃、活性炭吸附、利尿、导泻、胆汁引流，以及血液净化技术（血浆置换、血液灌流、血液透析），人工肝技术［分子吸附再循环系统（MARS）、普罗米修斯人工肝］和成分血浆分离吸附（FPSA）。

（2）大剂量青霉素 G　青霉素 G 30 万～100 万 U/

（kg·d），连续应用 2～3 天。

（3）水飞蓟素　水飞蓟素注射液 20～50mg/（kg·d），连续应用 2～4 天。水飞蓟素胶囊 35mg/（kg·d），分 3 次口服。

（4）N-乙酰半胱氨酸（NAC）

① 5% GS 200mL＋150mg/kg NAC ivgtt，输注时间＞15min。

② 5% GS 500mL＋50mg/kg NAC ivgtt，输注时间＞4h。

③ 5% GS 1000mL＋100mg/kg NAC ivgtt，输注时间＞16h；口服制剂：2g/次，q8h。

（5）灵芝煎剂（GGD）　200g 灵芝加水煎至 600mL，200mL/次，3 次/天，连续服用 7～14 天。

（6）巯基类药物

① 二巯丙磺钠注射液 0.125～0.25g im q6h，疗程为 5～7 天。

② 二巯丁二钠注射液 0.125～0.25g im q6h/q8h，疗程为 5～7 天。

2. 脏器功能支持治疗

积极补液，维持循环稳定，呼吸支持、护胃、保肝、护肾、防治脑水肿及 DIC，预防感染，营养支持，维持水电解质和酸解平衡，其他对症支持治疗；避免肝肾毒性药物的使用。

3. 肝移植

肝移植是毒蕈中毒致急性肝功能衰竭的最后治疗手段，肝移植标准以国王学院标准最为常用，主要包括以下 5 项中的 3 项：凝血酶原时间＞100s，年龄＜11 岁或＞40 岁，血肌酐＞300μmol/L，黄疸开始至出现肝性脑病时间＞7 天，

INR>3.5。

4. 诊治流程

毒蕈中毒的诊治流程，见图 3-3。

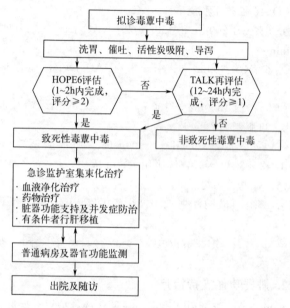

图 3-3　毒蕈中毒诊治流程

第六节　甲状腺功能亢进性肝衰竭

一、概述

1. 定义

甲状腺功能亢进性肝病指的是甲状腺功能亢进症（简称

甲亢）造成的肝大及功能损害，甚至肝硬化。甲状腺功能亢进性肝病是甲亢常见的并发症，临床上主要表现为转氨酶升高、黄疸、腹泻、厌油、食欲不振等症状。

2. 发病率及预后转归

（1）发病率　国内外报道不一，发病率为 46%～88%，有研究发现 37% 的甲状腺功能亢进症患者至少存在 1 项肝功能指标异常。

（2）预后转归

① 甲状腺功能亢进性肝病如得到及时诊断、积极治疗，多预后良好。

② 如出现甲状腺危象，病死率高，预后差。

3. 危险因素

（1）血清促甲状腺激素受体抗体（TRAb）水平增高。

（2）高龄。

（3）病程长。

（4）血清三碘甲腺原氨酸（T_3）、甲状腺素水平高。

4. 发病机制

（1）自身免疫性　甲亢是自身免疫性疾病，可导致自身免疫性肝损伤。

（2）抗甲亢药物　甲巯咪唑、丙硫氧嘧啶等对肝细胞有损害。

（3）肝脏能量代谢障碍　甲亢相关高代谢可造成肝细胞缺血、缺氧，引起肝脏能量代谢障碍。

（4）甲状腺激素　20% 的血清三碘甲腺原氨酸、甲状腺素在肝内代谢、转化、排泄，甲亢时增加肝脏负担，产生肝脏毒性效果。

（5）甲亢性心脏病　充血性心力衰竭可引起肝静脉淤血导致肝损伤。

（6）感染　免疫力下降可合并感染。

二、诊断要点

1. 临床表现

（1）肝病表现　不同程度乏力、纳差、黄疸、恶心、呕吐、尿黄等肝炎症状，可并发腹水、腹膜炎、肝肾综合征、消化道出血、肝性脑病、肝肺综合征等并症。

（2）甲状腺功能亢进表现　主要表现为心慌、心动过速、怕热、多汗、食欲亢进、消瘦、体重下降、疲乏无力、情绪易激动、性情急躁、失眠、思想不集中、眼球突出、手舌颤抖及甲状腺肿大，女性可有月经失调甚至闭经，男性可有勃起功能障碍或乳房发育。

（3）甲状腺危象表现

① 高热（39℃以上）是甲状腺危象的特征表现，一般解热措施无效。

② 心血管系统：脉压差明显增大，心率显著增快，为140～240次/分，出现心律失常，以期前收缩或心房颤动最为多见。

③ 消化系统：食欲极差，恶心、呕吐频繁，腹痛、腹泻明显。

④ 中枢神经系统：精神神经障碍、焦虑、烦躁、嗜睡等，甚至陷入昏迷。

2. 实验室检查

（1）肝功能、凝血功能、血常规。

（2）甲状腺功能、促甲状腺激素受体抗体、甲状腺球蛋白抗体（anti-TG）和甲状腺过氧化物酶抗体（anti-TPO）。

（3）甲状腺彩超、甲状腺摄 I^{131} 试验、甲状腺 SPECT 显像、上腹部彩超/CT。

三、治疗

1. 饮食

忌食海带、海鲜等海产品。

2. 甲状腺功能亢进症治疗

如明确或高度怀疑为抗甲状腺药物导致肝衰竭时需停用该药。

(1) 轻、中度甲状腺功能亢进症 甲巯咪唑（肝损小）。

(2) 甲状腺素增高明显的重症和妊娠患者 丙硫氧嘧啶。

(3) β受体阻滞药 迅速阻断儿茶酚胺作用，改善甲状腺功能亢进症患者手抖、烦躁、多汗等交感神经兴奋症状，并阻断外周组织 T_4 向 T_3 转化。如普萘洛尔 10mg po tid。

(4) 放射碘治疗 I^{131}（放射性核素碘化钠）治疗甲状腺功能亢进症，一般在 2～3 周后逐渐出现效果，甲亢临床症状缓解。对于 I^{131} 治疗 3～6 个月后随访证实未缓解、疗效差的甲亢患者，根据病情需要可建议再次行 I^{131} 治疗。

(5) 糖皮质激素治疗 少数严重黄疸（TBIL＞5× ULN）患者，可用泼尼松 30mg/d，1～2 个月后逐渐减量至停药（需排除结核和感染，遵循利大于弊的原则）。

(6) 人工肝治疗 如血浆置换、MARS 治疗等（对清除甲状腺素、胆红素及其他毒素效果好）。

3. 积极加强护肝治疗

尤其应加强淤胆型肝炎的护肝治疗。

第七节　免疫检查点抑制剂相关肝损害

一、概述

1. 定义

免疫检查点抑制剂（immune checkpoint inhibitors，ICIs）相关肝损害通常表现为免疫介导性肝炎。患者常无临床症状，实验室检查为血清 ALT、AST 升高，伴或不伴有血清胆红素升高，血清自身免疫性肝炎相关标志物阴性。ICIs 相关肝损害很少急性发病，多发生在治疗后 6～14 周，有时可能会有所延迟，在治疗开始后或结束后数月才出现，需要排除引起肝炎的所有病因后才能诊断。

2. 发生率、发生时间及预后转归

（1）发生率　ICIs 是目前肿瘤免疫治疗较成功的领域和研究的热点。ICIs 重塑了癌症的治疗方法，其疗效引人注目。CTLA-4、PD-1/PD-L1 是最重要的抑制性免疫检查点。ICIs 广泛应用于多种肿瘤治疗，免疫治疗在激活免疫系统的同时可产生独特的炎症性毒性，称为免疫相关不良反应（immune-related adverse events，irAEs）。irAEs 几乎涉及每个器官，但主要影响皮肤、消化系统、肺、内分泌腺、神经系统、肾脏、血细胞和肌肉骨骼系统。尽管大多数 irAEs 倾向于是轻度且有自限性的，但仍有一些严重毒副反应不可预测，影响免疫治疗的疗效，或需要中止治疗和/或给予免疫抑制剂，或者出现严重甚至致死性的毒性反应。

免疫检查点抑制剂相关肝损害的发生率单药在 1%～10%，CTLA-4 抑制剂出现 AST/ALT 升高的发生率在 10%以内；PD-L1/PD-1 抑制剂相关肝损害的发生率约为 5%，

其中 3～4 级 ALT/AST 升高的发生率为 1％～2％。不同种类的 ICIs 引起免疫性肝损伤的发生率略有差别，同一免疫检查点抑制剂作用于不同肿瘤所致的毒副反应谱亦有不同。CTLA-4 抑制剂比 PD-L1 抑制剂的肝毒性更强；双免联合时肝损伤发生率明显高于单免，因此联合治疗的风险更大。联合用药的肝毒性发生率为 25％～30％，3 级及以上肝脏 irAEs 约为 15％。原发性肝癌患者接受 ICIs 治疗后的不良反应明显高于其他瘤种，甚至会引起急性肝衰竭乃至致死性肝炎，这可能与肝脏原发肿瘤状态以及病毒感染状态相关。接受纳武利尤单抗的治疗者 AST 升高概率为 9％～10％，帕博利珠单抗治疗者为 9％～14％，纳武利尤单抗和伊匹单抗联合治疗者为 13％～20％。在伊匹单抗的 Ⅱ 期临床试验中，采用了较严格的标准诊断免疫相关性肝炎，出现以下肝功能变化之一并且排除了其他可能的病因可以诊断为免疫相关性肝炎：①AST 或 ALT 值从 <2 倍 ULN 变为 ≥5 倍 ULN；或从基线水平 ≥2 倍 ULN 升高到 >3 倍基线水平；或无论基线水平如何，ALT 或 AST>500U/L。②总胆红素水平从基线时 <1.5mg/dL 升高到 >2.0mg/dL；或从基线水平 ≥1.5mg/dL 升高至 ≥2 倍基线值；或无论基线水平如何，升高至 >3.0mg/dL。按照这些严格的标准，免疫相关性肝炎的发生率为 3％。使用 1～10mg/kg 纳武利尤单抗的慢性丙型肝炎患者中只有 1/30 发生免疫相关性肝炎。但高剂量联用纳武利尤单抗和伊匹单抗的患者有高达 20％ 发生严重肝炎。

（2）发生时间　免疫检查点抑制剂相关肝损害一般发生在使用药物 6 周以后，多在 8～12 周，但整个免疫治疗过程中，甚至治疗结束后数月均有发生风险。

（3）预后转归　总体来说，ICIs 引起的肝脏损伤预后较好，大多数是轻中度，较少发生肝功能衰竭及死亡，通常在治疗后 1～3 个月内肝功能可恢复至基线水平。irAEs 通过暂停给药或加用类固醇皮质激素，大多数得以控制并逆转。研究发现，免疫检查点抑制剂相关肝损害无论是继续服用 ICIs 或暂缓给药，转氨酶通常都可以自行恢复。若转氨酶进行性升高，或者转氨酶水平升高与胆红素升高（主要是直接胆红素升高）或肝脏代偿失调有关，可以考虑激素治疗。转氨酶下降或恢复到基线水平后重新进行 ICIs 治疗不一定会再次导致 ICIs 相关肝损害。但部分患者使用 CTLA-4 抑制剂和 PD-1 抑制剂可能会导致快速进展的肝衰竭，因此对所有接受 ICIs 治疗的患者应定期检查肝功能。

3. 发病机制及病理

（1）发病机制　ICIs 通过阻断抑制细胞活性的通路来增强免疫应答，阻断免疫检查点后机体免疫应答整体增强，从而导致免疫系统紊乱，包括活化的 T 淋巴细胞攻击正常组织、自身抗体的增加、炎症细胞因子的增加，以及 CTLA-4 异位表达引起的抗体依赖性细胞介导的细胞毒作用（ADCC）效应，出现类似自身免疫或炎症不良反应，对正常组织和器官造成损害。理论上任何组织、器官和系统都可能受到影响，但最常见的 irAEs 是皮肤毒性反应、腹泻、结肠炎、肝损伤和内分泌疾病等。

（2）病理　ICIs 相关肝损害通常表现为免疫介导性肝炎，可能与 AIH 很相似，但 ICIs 相关肝损害患者的血清 AIH 相关标志物均为阴性，其具体机制仍不十分清楚。ICIs 所导致的肝脏炎症以非特异性的广泛肝小叶内的炎症和胆管损伤为特征，合并纤维肉芽肿、门静脉内皮炎症和淋巴细胞浸润。抗 CTLA-4 药物相关的组织学特征是肉芽肿性肝炎，包括纤维蛋白环肉芽肿和中央静脉内皮炎，而 PD-L1 抑制剂与小叶性肝炎有关，其次为胆管损伤的表现。最近发表在《肝病学》（*Hepatology*）杂志上的一篇文章首次报道 ICIs

相关的特殊类型肝损伤，黑色素瘤患者使用抗 PD-1 帕博利珠单抗阻断免疫检查点后，肝脏出现结节再生性增生（nod-ular regenerative hyperplasia，NRH）。NRH 是一种罕见的肝脏良性病变，其特征为肝实质出现弥漫性再生结节，不引起或仅有轻微肝纤维化，肝功能没有特定的异常指标，临床表现为门静脉高压。

二、诊断要点

免疫检查点抑制剂相关肝损害的发生通常隐匿，可不伴随明显的临床表现，也可与其他消化道症状伴随出现，如纳差、乏力等。但值得注意的是，长期处于 1~2 级的肝脏相关不良反应会在短时间内迅速发展为暴发性肝脏炎症，甚至有患者会在毫无征兆的情况下直接发生致死性的肝脏功能衰竭。这就要求临床工作者严格把控，对 ICIs 治疗患者定期监测、主动预防，争取正确鉴别和及时诊断 ICIs 相关肝损害。

1. 注意询问病史

（1）饮酒史、长期用药史、慢性肝炎病史、自身免疫性肝病病史有可能会增加肝脏损伤的发生率。

（2）原发肿瘤及药物暴露　原发性肝癌患者接受 ICIs 治疗后的不良反应明显高于其他瘤种；CTLA-4 抑制剂导致的肝损伤发生率高于 PD-1 抑制剂、PD-L1 抑制剂；双免联合时肝损伤发生率明显高于单免。

2. 临床表现

一般无特征性的临床表现，有时伴有发热、疲乏、食欲下降、早饱等非特异性症状，胆红素升高时可出现皮肤巩膜黄染、茶色尿等。

3. 辅助检查

ICIs 所导致肝脏功能损伤多为无特异症状或无症状的实

验室指标升高。一旦出现肝功能异常，或较用药前水平上升，需尽早完善血生化、肝炎病毒检测。影像学检查对诊断ICIs 相关肝损害提供的帮助极其有限：一般情况下大多表现正常，在严重肝损伤的患者中，CT 显示类似于其他常见病因引起的急性肝炎表现，即轻度肝大、肝实质减弱、门静脉周围水肿和门静脉周围淋巴结病等；肝脏超声可见门静脉周围回声，伴或不伴有胆囊壁水肿。影像学对于鉴别诊断具有意义，可以除外胆道梗阻、肿瘤进展等造成的肝损害。肝脏穿刺进行组织活检虽然是目前最直接的手段，但可行性有限。ICIs 所致肝脏损伤的病理表现多样，很难显著区别于药物诱导性肝损伤和自身免疫性肝炎。寻找到早期可以预测免疫介导肝毒性的标志物，对于降低免疫检查点抑制剂相关肝损害的发生风险意义重大。目前，已探索了多种标志物，包括年龄和性别等一般临床特征、免疫细胞库指标、CXC 趋化因子、细胞因子和炎症因子、自身抗体以及肠道微生物和种系遗传因素等，这些新的生物标志物的研究也面临许多困难，如实验结果众多且存在不一致性、其准确性无法在临床实践中得到证实等，一定程度上限制着这些生物标志物指导临床实践。

4. 鉴别诊断

ICIs 相关肝损害的诊断需排除活动性病毒性肝炎、其他疾病导致的肝脏损伤（如脂肪肝、酒精肝等）、其他药物导致的肝损伤、自身免疫性肝炎、肝脏原发肿瘤或肝转移瘤进展等。

三、治疗

各大指南在免疫检查点抑制剂相关肝损害的管理上基本达成共识，皮质类固醇治疗是应对肝脏 irAEs 的有效手段，大多数患者经治疗后肝功能可以恢复。严重的 ICIs 相关肝损害的治疗方法为：立即停药，使用大剂量激素；若患者对激素不敏感，则立即改用其他药物，如吗替麦考酚酯、他克莫司（TAC）。

1. 中断/停止治疗

第四版通用不良反应术语标准（Common Terminology Criteria for Adverse Events，CTCAE）将肝功能损伤分为4个等级（G1～G4），见表 3-9。中国临床肿瘤学会（CSCO）指南建议：2 级肝脏毒性的患者好转后再次启用 ICIs 治疗，大多数不再发生肝脏毒性；3 级及以上肝损伤患者，再次启用 ICIs 治疗发生严重肝脏损伤的概率增加，建议永久停用 ICIs，见表 3-10。在接受一种类型的 ICIs（如 CTLA-4 抑制剂）治疗时出现毒性者，不一定会在接受另一种类型的 ICIs（如 PD-1/PD-L1 抑制剂）治疗时出现肝脏毒性，但不建议换用同一类型 ICIs，如从纳武利尤单抗换为帕博利珠单抗。

表 3-9　肝功能损伤评价标准

项目	G1	G2	G3	G4
AST	$(1\sim3) \times ULN$	$(3\sim5) \times ULN$	$(5\sim20) \times ULN$	$>20\times ULN$
ALT	$(1\sim3) \times ULN$	$(3\sim5) \times ULN$	$(5\sim20) \times ULN$	$>20\times ULN$
ALP	$(1\sim2.5) \times ULN$	$(2.5\sim5) \times ULN$	$(5\sim20) \times ULN$	$>20\times ULN$
GGT	$(1\sim2.5) \times ULN$	$(2.5\sim5) \times ULN$	$(5\sim20) \times ULN$	$>20\times ULN$
TBIL	$(1\sim1.5) \times ULN$	$(1.5\sim3) \times ULN$	$(3\sim10) \times ULN$	$>10\times ULN$

表 3-10　ICIs 相关肝损害的分级治疗

分级	处理
G1	继续免疫治疗
G2	口服泼尼松 0.5～1mg/(kg·d)，如肝功能好转，继续减量，总疗程为 4 周 根据肝功能好转情况，可考虑择期恢复 ICIs 治疗

分级	处理
G3	暂停 ICIs 　如果 ALT/AST＜400 且 TBIL/INR/白蛋白正常，则考虑泼尼松 1mg/(kg·d) 　如果 ALT/AST＞400 或 TBIL/INR/白蛋白异常，开始静脉注射甲泼尼龙 2.0mg/(kg·d)
G4	永久停用 ICIs，初始静脉注射甲泼尼龙 2.0mg/(kg·d)

2. 糖皮质激素

若转氨酶进行性升高，或者转氨酶水平升高与胆红素升高（主要是直接胆红素升高）或肝脏失代偿有关，可以考虑激素治疗。口服泼尼松 0.5～1mg/(kg·d)，如果 4～7 天没有好转，开始静脉注射甲泼尼龙 2.5mg/(kg·d)，如果接下来 4～7 天没有好转，考虑使用甲泼尼龙 1.0g/次，每日 2 次。

3. 其他免疫抑制剂

对于难治性病例，应静脉用皮质类固醇，同时添加第二种免疫抑制药物（如吗替麦考酚酯，每天 2 次，每次 1.0g）。换用吗替麦考酚酯如效果仍不佳，可加用他克莫司。英夫利西单抗因其自身潜在的肝脏毒性，不考虑使用在 ICIs 相关肝脏损伤的患者中。有报道称，1 例发生激素耐药性肝衰竭的伊匹单抗相关肝炎患者，使用抗胸腺细胞球蛋白治疗取得了良好的效果。

4. 特殊患者的治疗

肝细胞癌合并病毒性肝炎（携带 HBV 或 HCV）的患者使用 ICIs，在全程管理病毒性肝炎的前提下，ICIs 相关肝脏毒性可控，疗效与未感染者无显著差别。故 HBV/HCV 感染者可以安全使用 ICIs。对于合并 HBV 感染的患者，需在 HBV DNA 定量低于 2000IU/mL（临床试验中常常要低于 500IU/mL）后再开始 ICIs 治疗。即使 HBV DNA 定量不高，如果 HBsAg（＋）和/或 HBcAb（＋），也推荐在首次 ICIs 使用前开始给予抗病毒治疗（推荐使用 NAs，如恩替卡韦或替诺福韦酯），并定期监测 HBV DNA 和 HBsAg；对于合并 HCV 感染者，无需在 ICIs 治疗的同时接受 DAAs 或干扰素抗病毒治疗，但仍需定期监测 HCV RNA 水平。

第八节　肝癌切除术后肝衰竭

一、概述

1. 定义

肝癌切除术后肝衰竭的定义尚无统一标准，现以胆红素升高、PT 延长作为共识性指标。目前常用的定义标准之一是由 Balzan 等提出的"50-50 标准"，规定术后 5 天胆红素升高超过 $50\mu mol/L$ 且凝血酶原活动度低于 50%，是患者术后发生肝功能衰竭和死亡的准确预测因子。

2. 发病率、并发症及预后转归

（1）发病率　肝癌切除术后肝衰竭的发生率高达 $1\%\sim 9\%$，是围手术期死亡的最主要原因。

（2）并发症　感染、消化道出血、肝性脑病、肝肾综合征、肝肺综合征、肝性脊髓病、肝性胸水。

（3）预后转归　年龄一般被认为是影响预后的危险因素，高龄患者的肝再生能力降低，抵抗外界损伤的能力较差，术后更易发生肝衰竭。临床上肝癌切除术后发生肝衰竭的可能性较小，但一旦发生便会很大程度增加病死率。

3. 发病机制

（1）肝血流动力学紊乱　肝癌切除术后，原本供应全肝的血液流入切除后剩余肝脏，通过剩余肝血管床的血流明显增加，从而导致门静脉压力增加。虽然门静脉和肝动脉的压力增加，对于剩余肝脏是一个启动增长信号，但也可以导致肝窦细胞坏死，影响肝细胞和血流之间的物质交换，导致肝细胞变性坏死，引起术后肝衰竭。

（2）免疫系统损伤　因肝癌切除术导致肝损伤后势必将引起肝固有免疫系统激活，其中 Toll 样受体在激活过程中起重要作用。Prins 等证实 Kupffer 细胞在清理内毒素和异位菌中的作用至关重要，肝大部切除术后，肝内 Kupffer 细胞大量减少，无法清除内毒素和异位菌，从而导致感染的发生。此外，Kupffer 细胞释放的生长因子生成减少可导致肝再生减慢，进而引起术后肝衰竭的发生。血管内皮系统的吞噬功能也可能因肝切除导致紊乱，进一步加重感染。

（3）胆盐失衡　肝癌切除术后，毛细胆管的胆盐泵及转运受体受损影响了胆盐的代谢和转运，从而导致胆盐蓄积。胆盐作为生物型溶解剂，过量沉积将会导致肝细胞内膜损伤，特别是线粒体内膜。线粒体损伤往往造成肝细胞因能量缺失而发生坏死，从而影响肝功能导致肝衰竭。

二、诊断要点

1. 潜伏期

多于肝癌切除术后 5 天内发生。

2. 临床特征

（1）症状　黄疸、消化道症状、腹水、不同程度的肝性脑病等。

（2）体征　皮肤、巩膜黄染，全身瘀点、瘀斑等出血倾向。

3. 辅助检查

（1）实验室检查

① AFP：升高，常＞400μg/L。

② 肝功能：ALT 和 AST 升高，血清胆红素在 17μmol/L 以上，尿胆原及尿胆红素阳性。若为重型肝炎，黄疸迅速加深，血清胆红素≥171μmol/L 或每日升高 17μmol/L，GGT 升高。

③ 凝血功能：若为重型肝炎，PT 显著延长，PTA＜40％。

（2）影像学检查　术前可见肝内占位性病变，CT 平扫示低密度病灶，增强显示"快进快出"现象，MRI 示 T_1 稍低或等信号，T_2 稍高信号，增强也显示"快进快出"现象。

三、治疗要点及处方须知

1. 一般治疗

一般采取综合疗法，治疗原则为卧床休息、合理饮食及辅助药物。

（1）饮食　饮食宜清淡易消化，少食多餐，给予高蛋白、低脂肪饮食。若合并肝性脑病，宜给予低蛋白质饮食。

（2）支持治疗　静脉给予高渗葡萄糖溶液，加胰岛素以促进糖原合成及肝细胞增生。每天给予维生素，如 B 族维生素和维生素 C、维生素 E、维生素 K 等；纠正低蛋白血症；输注新鲜血浆、血小板、纤维蛋白原等改善凝血功能。

2. 病因治疗

乙肝病毒所致行抗乙肝病毒治疗，首选 ETV、TDF、TAF 等。

3. 护肝

异甘草酸镁、促肝细胞生长素、多烯磷脂酰胆碱等。

4. 人工肝

在肝癌基础上出现肝衰竭往往提示患者预后不佳、病死率高。患者进展至肝衰竭期或是等待肝移植过程中，在与患者及家属充分沟通后可以选择人工肝治疗，以缓解患者的症状，改善生存状态，延长生存期。

5. 肝移植

（1）移植时机或适应证　对于合并肝癌患者，应符合肿瘤无大血管侵犯、肿瘤累计直径≤8cm，或肿瘤累计直径＞8cm、术前 AFP≤400ng/mL 且组织学分级为高/中分化。

（2）禁忌证

① 4 个及以上器官系统功能衰竭（肝、肾、肺、循环、脑）。

② 脑水肿并发脑疝。

③ 循环功能衰竭，需要 2 种及以上血管活性物质维持，且对血管活性物质剂量增加无明显反应。

④ 肺动脉高压，平均肺动脉压力＞50 mmHg。

⑤ 严重的呼吸衰竭，需要最大程度的通气支持［吸入氧浓度（FiO_2）≥80%，高呼气末正压通气（PEEP）］或者需要体外膜氧合器（ECMO）支持。

⑥ 持续严重的感染，细菌或真菌引起的败血症，感染性休克，严重的细菌或真菌性腹膜炎，组织侵袭性真菌感染，活动性肺结核。

⑦ 持续的重症胰腺炎或坏死性胰腺炎。

⑧ 营养不良及肌肉萎缩引起的严重的虚弱状态需谨慎评估肝移植。

第九节　胆结石合并急性胆囊炎致肝衰竭

一、概述

1. 定义

胆结石合并急性胆囊炎造成肝功能损害甚至肝衰竭，表现为发热、右上腹痛、腹胀、恶心、厌油、乏力、黄疸等。

2. 发病率情况、并发症及预后转归

（1）发病率情况　女性发病率较男性高，尤其以肥胖、多次妊娠妇女多见。

（2）并发症　胆道感染致肝衰竭易并发败血症、胆囊穿孔致腹膜炎、膈下脓肿、肝脓肿、胆源性胰腺炎、感染性休克等。

（3）预后转归　合并慢性肝病或有肝硬化基础者预后差。

3. 发病机制

胆囊的炎症可波及邻近的肝细胞并使之损伤，炎症沿着胆囊管扩散并影响胆总管，引起胆总管不同程度的扩张，炎症波及胆囊周围组织，再加上胆囊扩张引起肝总管和胆总管受压等均可造成肝功能损害。

二、诊断要点

1. 临床特征

（1）症状　急性起病。

① 腹痛：多数患者有上腹部疼痛史，表现为右上腹阵发性绞痛，常在饱餐、进食油腻食物后或夜间发作，疼痛可放射至右肩及右肩胛下。

② 消化道症状：常伴有恶心、呕吐、厌食等消化道症状。

③ 发热或中毒症状：根据胆囊炎症反应程度的不同，患者可出现不同程度的体温升高和脉搏加速。

（2）体征

① 腹部压痛：右上腹可有不同程度和不同范围的肌紧张，伴有压痛、反跳痛，Murphy 征（＋）的患者尤为明显。

② 黄疸。

③ 若合并腹膜炎可以出现腹肌紧张，腹部压痛、反跳痛明显，腹水征阳性。

2. 辅助检查

（1）实验室检查

① 血常规：WBC升高，N升高。

② 肝功能：ALT、AST升高，TBIL升高，DBIL升高达到或超过TBIL的60%；GGT及ALP升高。

③ 凝血五项：PT延长，若出现D-二聚体升高，考虑DIC。

（2）影像学检查

① B超征象：胆囊黏膜充血、水肿，胆囊体积增大，胆囊壁增厚，厚度常超过3mm；见结石影，显示单个或多个回声增强光团，并伴声影。

② CT征象：胆囊壁增厚；胆囊周围脂肪间隙密度增高并有条索状高密度影，此征象说明胆囊炎已累及胆囊周围间隙；胆囊炎合并胆结石梗阻可出现胆囊扩张征象；胆囊周围积液表明胆囊周围有炎症或胆囊有微小穿孔；胆汁密度增高可能为出血性胆囊炎、泥沙样结石或胆道排泄造影剂所致；黏膜下水肿表现为增厚的胆囊壁内有低密度区。

③ MRI征象：胆囊炎在MRI上多呈均匀性囊壁增厚，邻近的肝实质由于炎性充血，在动脉期可出现一过性不规则强化；MRI可发现胆囊周围积液、积脓，邻近肝脏脓肿形成以及胆总管、胆总管周围粘连水肿而受压，产生胆管梗阻扩张等。

三、治疗要点及处方须知

1. 一般治疗

一般采取综合疗法，治疗原则为卧床休息、合理饮食及辅助药物。

（1）饮食　低脂饮食，忌油腻性食物，宜少量多餐，避免过饱；病情严重且拟急诊手术的患者予以禁食和胃肠减压，以减轻腹痛和腹胀。

（2）支持治疗 静脉给予高渗葡萄糖溶液，加胰岛素以促进糖原合成及肝细胞增生。每天给予维生素，如 B 族维生素和维生素 C、维生素 E、维生素 K 等；纠正低蛋白血症；输注新鲜血浆、血小板、纤维蛋白原等改善凝血功能。

2. 抗菌治疗

首选第三代头孢菌素，如头孢哌酮，其在胆汁中药物浓度高。

3. 护肝

异甘草酸镁、多烯磷脂酰胆碱等。

4. 手术治疗

对于 ALT 升高大于正常值 5 倍、凝血酶原时间延长、腹水征阳性、肝性脑病、白蛋白低于 30g/L 者应先行改善肝功能的内科治疗，待肝功能处于最佳状态下时再进行手术，术后密切观察肝功能变化及出血等，并加强保肝治疗。

5. 人工肝

抗感染、护肝及支持治疗后，如病情仍有进展，出现高胆红素血症、凝血时间延长，可以选择人工肝治疗。对于炎症介质水平高的患者，可选择双重血浆分子吸附系统（DPMAS）人工肝模式。

6. 肝移植

若内科治疗联合人工肝效果差可考虑行肝移植。

第四章 ▶▶▶

遗传代谢性肝衰竭

第一节 卟啉病致肝衰竭

一、概述

1. 定义

卟啉病（porphyria）是由于血红素生物合成途径中的酶活性缺乏，引起卟啉或其前体［如 δ-氨基-γ-酮戊酸（delta-aminolevulinic acid，δ-ALA）和卟胆原（porphobilino-gen，PBG）］浓度异常升高，并在组织中蓄积，造成细胞损伤而引起的一类代谢性疾病，为常染色体显性遗传病。肝卟啉病是肝内卟啉代谢紊乱，卟啉和/或卟啉前体形成增加，在肝内沉积伴有肝损害。卟啉病致肝衰竭是指严重的肝卟啉病患者，出现乏力、纳差、恶心、腹痛、黄疸进行性加深，可并发肝性脑病、出血倾向、自发性腹膜炎、肾功能衰竭等。

2. 发病率及预后转归

（1）发病率 卟啉病中有 $1\%{\sim}4\%$ 的患者会发展成为肝衰竭，多见于成年人，男性多见。

（2）预后转归 卟啉病患者一旦发生肝衰竭，若不进行肝移植，生存期不到 1 年。有文献统计，肝移植不能改变患者的基因缺陷，肝移植后仍可出现复发，卟啉再次沉积于肝脏，导致移植失败。

3. 发病机制

肝脏先天性酶缺陷引起的卟啉代谢障碍。中间代谢产物原卟啉为非水溶性，因此仅能通过胆汁由胆管排泄，过量时可蓄积于肝细胞、毛细胆管、小叶间胆管及 Kupffer 细胞内而表现出胆汁淤积症状，严重者可发展为肝衰竭。

二、诊断要点

1. 潜伏期

潜伏期可达数年或数十年，这与原卟啉长久蓄积造成肝损伤的机制有关。

2. 临床特征

（1）肝衰竭表现　乏力、纳差、恶心、腹痛、黄疸进行性加深，可并发肝性脑病、出血倾向、自发性腹膜炎、肾功能衰竭等。

（2）急性间歇性卟啉病（AIP）

① 发作时间为数小时至数周；作用于神经系统，皮肤不受影响。

② 以急性腹痛起病，迅速出现周围神经病、肌无力、尿潴留。

③ 可出现精神错乱、幻觉、抑郁、便秘、呕吐、厌食。

④ 可有肠麻痹。

⑤ 可死于呼吸衰竭。

（3）迟发性皮肤卟啉病（PCT）

① 好发于成人曝光部位，男性多见，没有神经病变。

② 特征性皮损为皮肤脆性增加、表皮下水疱、多毛以及色素沉着。

③ 面部多毛，红色皮疹、水疱，伴光敏，对称分布。

④ 轻微外伤即可引起多发性无痛性红色糜烂，又称 Dean 征。

3. 辅助检查

（1）实验室检查

① 尿液、粪便：卟啉或其前体升高。

② 尿液：在阳光下转为红色或茶色，尿中 ALA、PBG 升高。

③ 血清羟甲基胆素合成酶（HMBS）测定：AIP 急性发作期 HMBS 活性下降（平均下降程度达 50%）。

④ 红细胞内原卟啉测定：红细胞生成性原卟啉病（EPP）和 X 连锁原卟啉病（XLPP）总红细胞内原卟啉增高。

⑤ 血常规、血生化、凝血功能等。

（2）影像学检查　腹部 CT、MRI，头颅 MRI、肌电图。

（3）活检病理

① 皮肤活检：可见表皮内"毛虫小体"，部分发疱性卟啉病可见表皮下乏炎症性裂隙性大疱形成。

② 肝脏活检：可见小结节型肝硬化，伴胆汁淤积，原卟啉的显著沉积是特征性病理表现，原卟啉沉积表现为深棕色，偏光显微镜可见双折射"马耳他十字"。

（4）基因检测　胆色素原脱氨酶（PBGD）、HMBS、尿卟啉原脱羧酶（UROD）基因检测。

三、治疗要点

1. 一般治疗

（1）避免劳累、精神刺激、日晒等。

（2）宜高糖饮食，禁酒。

（3）立即停用可能诱发疾病的药物：巴比妥酸盐、磺胺药、灰黄霉素、雌激素、避孕药、利福平。

2. 病因治疗

（1）正铁血红素 3～4mg/kg ivgtt（>15min）qd，连用3天。

（2）氯喹 100mg/次 bid，直到血卟啉水平正常后至少1个月。

3. 护肝

（1）GS 250mL＋异甘草酸镁 100～200mg ivgtt qd 或甘草酸单铵半胱氨酸 100～200mL ivgtt qd（>60岁的患者需注意血压，严重低钾血症、高钠血症、重度高血压、心力衰竭、肾衰竭患者禁用）。

（2）双环醇片 1～2片 tid。

（3）GS 250mL＋注射用丁二磺酸腺苷蛋氨酸 1000mg ivgtt qd（会引起血氨升高，昏迷患者慎用）。

（4）GS 250mL＋还原性谷胱甘肽 1800mg ivgtt qd。

（5）GS 250mL＋多烯磷脂酰胆碱注射液 20mL ivgtt qd。

（6）GS 250mL＋乙酰半胱氨酸注射液 40mL ivgtt qd。

4. 对症治疗

（1）控制心动过速　普萘洛尔片 10～60mg/d po。

（2）抗癫痫　氯硝西泮首剂 0.75～1mg，维持量 4～8mg po qd。

（3）必要时可用镇痛药和滴注葡萄糖。

5. 人工肝

（1）应用时机或适应证

① 肝衰竭指标：黄疸进行性加深，血清总胆红素≥$10 \times ULN$ 或每日上升≥$17.1\mu mol/L$；有出血倾向，PTA介于 20%～40% 的患者为宜。

② 并发症：合并严重肝肾综合征，内科药物治疗效果差者。

③ 肝移植围手术期：需要进行肝移植且需延长待肝时间的肝衰竭患者。

（2）禁忌证

① 活动性出血或 DIC 者。

② 治疗过程中对所用血制品或药品（如血浆、肝素和鱼精蛋白等）严重过敏者。

③ 血流动力学不稳定者。

④ 严重脓毒症者。

6. 肝移植

肝移植并不能改变患者的基因缺陷，所以可再次复发。骨髓移植已被成功用于治疗 EPP，且可与肝移植相继进行，可取得更好的疗效。卟啉病一旦出现重度肝损伤，预后极差。EPP 合并肝衰竭患者可考虑肝移植后骨髓移植。

（1）移植时机或适应证　卟啉病患者一旦发生肝衰竭，需尽早行肝移植治疗。

① 肝衰竭指标：凝血酶原时间＞100s（或国际标准化比值＞6.5），或满足以下任意 3 项：年龄＜10 岁或＞40 岁；急性或亚急性起病；凝血酶原时间＞50s（或国际标准化比值＞3.5）；血清总胆红素＞300μmol/L。

② 并发症：有明显肝衰竭并发症者，需尽早行肝移植。

③ 人工肝治疗效果欠佳者。

（2）禁忌证

① 年龄：老龄（相对禁忌证）。

② 感染：难以控制的感染；HIV 感染（相对禁忌证）。

③ 合并有严重的心、脑、肺、肾等重要脏器病变。

④ 肝脏外的恶性肿瘤。

⑤ 社会心理因素：药瘾、酒精滥用、难以控制的精神疾病。

第二节　遗传性血色病致肝衰竭

一、概述

1. 定义

遗传性血色病（hereditary hemochromatosis，HH）属于常见的慢性铁负荷过多的疾病，是常染色体隐性遗传性疾病。由于肠道铁吸收不适当地增加，导致过多的铁储存于肝脏、心脏和胰腺等实质性器官当中，导致组织、器官退行性变和弥漫性的纤维化，代谢和功能失常。

遗传性血色病致肝衰竭是指铁沉积于肝组织中引起肝损害，并进一步发展致肝衰竭，表现为肝大、肝硬化、肝功能减退和门静脉高压，严重者可发生上消化道出血及肝性脑病。

2. 发病率及预后转归

（1）发病率　遗传性血色病中约9％的患者发生肝衰竭，多见于中老年人。

（2）预后转归　该病一旦发生肝衰竭，预后差，经肝移植治疗后的预后也相对较差，1年生存率为72％，5年生存率为55％。

3. 发病机制

血色病 HFE 基因位于 6 号常染色体短臂上的 HLA 区域，编码 MHC-Ⅰ类分子，能通过与转铁蛋白受体结合而调节细胞铁转运，若 HFE 基因出现变异（C282Y、H63D），会影响铁调素信号通路，导致铁调素分泌减少，循环铁池铁吸收持续增加，最终导致铁过量，铁长期沉积于肝脏，导致肝细胞损伤，最终发展为肝衰竭。

二、诊断要点

1. 临床特征

（1）肝衰竭表现 乏力、纳差、恶心、腹痛、黄疸进行性加深，可并发肝性脑病、出血倾向、自发性腹膜炎、肾功能衰竭等。

（2）典型的临床三联征 皮肤黑色素沉着（青铜色）、肝大、糖尿病。

（3）性欲丧失、睾丸萎缩、停经、体毛稀少。

（4）关节病 关节痛。

（5）心脏病 心力衰竭、心律失常、扩张型心肌病等。

（6）皮肤角化和指（趾）甲异常 如扁平指（趾）甲或反甲。

2. 辅助检查

（1）实验室检查

① 血常规、血生化、凝血功能、AFP、性激素、血糖。

② 血清铁升高、转铁蛋白升高、转铁蛋白饱和度升高（TS>45%）、铁蛋白升高（SF>500μg/L）。

（2）影像学检查 腹部彩超/CT/MRI、头颅 CT。

（3）肝活检 肝铁浓度增高，含铁血黄素沉着，伴有纤维化。

（4）基因检测 突变基因包括 *HJV*、*HAMP*、*TfR2*、*FPN* 和 *HFE*，常见经典的是 *HFE* 基因突变（C282Y，G→A，Cys→Tyr）。

三、治疗要点

1. 一般治疗

（1）饮食 低铁饮食。

① 饮茶可以减少铁吸收。

② 减少维生素 C 摄入：在放血时禁用维生素 C，螯合剂治疗时摄入量应＜200mg/d。

③ 避免食用海产品。

（2）支持治疗

① 关节痛：非甾体抗炎药用以改善症状。

② 性功能减退：雄激素通常有效（肝纤维化患者避免应用，有发生 HCC 的风险）。

2. 螯合治疗

（1）去铁胺注射液 0.5g 皮下注射，bid，长期。

（2）地拉罗司 20mg/(kg·d) po。

3. 放血疗法

每周一次或两次，共放血 500mL。

（1）每次放血前查血细胞比容（HCT 下降＜20％）。

（2）每 10～20 次放血查一次血清铁蛋白（SF＜50μg/L 需停止频繁放血）。

（3）维持放血　每 1～3 个月放血 500mL，保持 SF 在 25～50μg/L。

（4）肝硬化期无治疗作用。

4. 护肝

详见本章第一节。

5. 肝移植

（1）移植时机或适应证　适用于失代偿期的血色病患者，但其存活率明显低于因其他肝病行肝移植的患者。

（2）禁忌证

① 年龄：老龄（相对禁忌证）。

② 感染：难以控制的感染；HIV 感染（相对禁忌证）。

③ 合并有严重的心、脑、肺、肾等重要脏器病变。

④ 肝脏外的恶性肿瘤。

⑤ 社会心理因素：药瘾、酒精滥用、难以控制的精神疾病。

第三节　肝豆状核变性致肝衰竭

一、概述

1. 定义

肝豆状核变性（hepatolenticular degeneration，HLD），又称 Wilson 病（Wilson disease，WD），是一种常染色体隐性遗传的铜代谢障碍疾病。致病基因为铜转运三磷酸腺苷酶β肽（ATP7B）基因，该基因突变，导致其编码的铜转运 P型 ATP 酶功能减弱或丧失，使血清铜蓝蛋白（CP）合成减少、胆道排铜障碍，蓄积体内的铜离子在肝脏、脑、肾、角膜等处沉积，引起肝硬化、锥体外系症状、精神症状、肾损害及角膜色素环（K-F 环）等。

肝豆状核变性致肝衰竭是指部分 WD 患者游离铜大量沉积于肝脏内，逐渐发展为肝硬化和进行性加重的肝损伤，表现为黄疸、腹水、脾大，重症肝损害可发生肝性脑病、上消化道出血、感染等症状。

2. 发病率及预后转归

（1）发病率　WD 发生急性肝衰竭者占所有 WD 的5%～12%，男女发病率为 1∶4，主要发生于青年女性。

（2）预后转归　有文献报道称 WD 所致肝衰竭患者经肝移植治疗后，1 年生存率可达 89%，5 年生存率为 85%～90%，中位生存率为 8 年。

3. 发病机制

(1) 血液中大量游离铜离子直接损害肝细胞膜，其细胞损害可能与降低细胞内谷胱甘肽水平和谷胱甘肽还原酶活性，加剧氧化应激反应，激活炎症反应有关。

(2) 肝细胞坏死释放大量铜离子，大大增加了血液中游离铜离子的浓度，而游离铜离子又进一步加重肝损伤。

(3) 体外细胞试验显示过量的铜可活化胱天蛋白酶依赖途径和独立途径导致细胞凋亡，凋亡进一步加重肝细胞死亡。

(4) 大多数急性肝衰竭患者合并 Coombs 试验阴性的溶血性贫血，红细胞被破坏后产生大量的胆红素等代谢产物，进一步加重肝损害。

(5) 有少量文献报道暴发性肝衰竭 WD 患者合并自身免疫性肝炎，自身免疫因素参与其中。

二、诊断要点

1. 前驱期

暴发性肝衰竭前驱期为 6～8 天。

2. 临床特征

(1) 肝衰竭表现　乏力、纳差、恶心、腹痛、黄疸进行性加深，多伴有急性溶血，可并发肝性脑病、出血倾向、自发性腹膜炎、肾功能衰竭等。

(2) 神经系统表现　肌张力障碍、帕金森综合征、震颤、智力和记忆力减退、躁狂等。

(3) 角膜色素环（K-F 环）。

3. 辅助检查

(1) 血常规、尿常规、凝血功能、血生化等。

(2) 铜代谢相关检查

① 血清铜蓝蛋白（CP）：CP＜200mg/L 时疑为 WD，若＜80mg/L 则为诊断 WD 的强烈证据。

② 24h 尿铜：＞100μg。

③ 血清游离铜：＞25μg/dL。

（3）颅脑 MRI　50％肝型患者的 MRI 表现为豆状核（尤其壳核）、尾状核、中脑和脑桥、丘脑、小脑及额叶皮质 T_1 加权像低信号和 T_2 加权像高信号，或壳核和尾状核在 T_2 加权像显示高低混杂信号，还可有不同程度的脑沟增宽、脑室扩大等。

（4）肝脏活检病理

① 肝脏组织可观察到广泛的肝细胞坏死。

② 肝铜量：肝铜含量＞250μg/g 干重是诊断的重要指标。

（5）基因检测　血 ATP7B 基因检测。

（6）眼科检查　K-F 环（＋）在年龄＜7 岁时检出率为 20％，11～20 岁时检出率为 89％，＞40 岁时检出率为 84.2％。

三、治疗要点

1. 一般治疗

（1）饮食

① 避免食用：贝壳类、蟹、虾、蘑菇、豌豆、玉米、坚果类、巧克力、瘦肉、猪肝、羊肉等。

② 禁止食用：鳖甲、牡蛎、僵蚕、地龙等高铜药物。

③ 多喝牛奶，饮用软化水质。

各类食物的含铜量及肝豆状核变性患者的饮食建议，见表 4-1。

（2）对症治疗

① 肌强直：盐酸苯海索、左旋多巴。

② 兴奋、激动：镇静催眠类药物。

2. 病因治疗

驱铜治疗。

（1）青霉胺

① 剂量：20～30mg/kg。

② 需做青霉素钠皮试。

③ 第 1 个月每周查血常规、尿常规，以后查肝功能、24h 尿铜、血清铜蓝蛋白。

④ 不良反应：出现过敏反应（高热、皮疹）应立即停药。

⑤ 妊娠期妇女应忌服青霉胺。若必须服用，则每日剂量不超过 1g。哺乳期妇女禁用青霉胺，可用葡萄糖酸锌治疗。

（2）盐酸曲恩汀胶囊

① 成人剂量：每日 0.75～1.25g，分 2～4 次，空腹服用，最大剂量为每日 2g。

② 小儿剂量：每日 0.5～0.75g，小于 12 岁者最大剂量为每日 1.5g。

③ 对青霉胺有严重不良反应者可改服本药，应注意长期用药可致铁缺乏。

（3）葡萄糖酸锌口服溶液

① 12 岁以上儿童及成人 20mL bid。

② 可用于青霉胺不耐受者。

3. 护肝

详见本章第一节。

4. 人工肝

详见本章第一节。

5. 肝移植

（1）适应证　暴发性肝衰竭以及对络合剂治疗无效的肝硬化失代偿期。实践证明肝移植是治疗急性肝衰竭、肝硬化失代偿期肝豆状核变性患者的最有效方法。

（2）禁忌证　合并 Wilson 脑病的患者不建议行肝移植，因肝移植不能有效改善神经系统预后；余可参考肝衰竭禁忌证，详见本章第一节。

表 4-1　各类食物的含铜量及肝豆状核变性患者饮食建议

食物	含铜量 /（mg /100g）	建议	食物	含铜量 /（mg /100g）	建议
粮食（干）			小米	0.54	禁食
标准粉	0.42	少食	黄米	0.90	禁食
富强粉/特一粉	0.26	可食	高粱米	0.53	禁食
麦胚粉	0.83	禁食	荞麦面	0.89	禁食
麦麸皮	2.03	禁食	薏米	0.29	可食
挂面	0.39	少食	**豆类（干）**		
面条	0.17	可食	黄豆	1.40	禁食
玉米面（黄）	0.35	少食	豆奶粉	5.57	禁食
玉米面（白）	0.23	可食	豆腐皮	1.86	禁食
籼米	0.23	可食	腐竹	1.31	禁食
粳米	0.19	可食	绿豆	1.08	禁食
糯米	0.11	可食	蚕豆	0.99	禁食
大麦	0.63	禁食	扁豆	1.27	禁食
青稞	5.13	禁食	豇豆	2.10	禁食

食物	含铜量 /（mg /100g）	建议	食物	含铜量 /（mg /100g）	建议
豌豆	0.57	禁食	马铃薯	0.12	少食
豆类（鲜）			红薯	0.17	禁食
扁豆	0.12	少食	**鲜茄瓜类**		
蚕豆	0.39	禁食	茄子	0.10	少食
豆角	0.15	禁食	西红柿	0.06	少食
荷兰豆	0.06	少食	辣椒	0.11	少食
龙豆	0.35	禁食	生瓜	0.03	可食
四季豆	0.11	少食	冬瓜	0.07	少食
豇豆	0.14	禁食	佛手瓜	0.02	可食
黄豆芽	0.14	禁食	葫芦（长）	0.04	可食
绿豆芽	0.10	少食	黄瓜	0.05	可食
豌豆苗	0.20	禁食	苦瓜	0.06	少食
鲜根菜类			南瓜	0.03	可食
萝卜	0.04	可食	丝瓜	0.06	少食
胡萝卜（红）	0.08	少食	**鲜葱蒜韭类**		
胡萝卜（黄）	0.03	可食	大蒜头	0.22	禁食
苤蓝	0.02	可食	蒜苗	0.05	可食
甜菜根	0.15	禁食	青蒜	0.05	可食
地瓜	0.07	少食	蒜黄	0.09	少食
山药	0.24	禁食	大葱	0.08	少食
芋头	0.37	禁食	大葱（红皮）	0.34	禁食

食物	含铜量/（mg/100g）	建议	食物	含铜量/（mg/100g）	建议
洋葱头	0.05	可食	木耳菜	0.07	少食
韭菜	0.08	少食	芹菜茎	0.09	少食
韭黄	0.10	少食	芹菜叶	0.99	禁食
韭薹	0.05	可食	油麦菜	0.08	少食
鲜茎、叶、花			生菜	0.03	可食
青白菜	0.04	可食	甜菜叶	0.19	禁食
小白菜	0.07	少食	芫荽	0.21	禁食
乌菜	0.13	少食	茼蒿	0.06	少食
油菜	0.06	少食	小茴香	0.04	可食
白菜薹	0.18	禁食	荠菜	0.29	禁食
油菜薹	0.18	禁食	莴笋	0.07	少食
卷心菜	0.04	可食	空心菜	0.10	少食
花椰菜	0.05	可食	竹笋	0.09	少食
西蓝花	0.03	可食	百合	0.34	禁食
雪里蕻	0.08	少食	黄花菜	0.37	禁食
芥菜	0.08	少食	芦笋	0.07	少食
菠菜	0.10	少食	**鲜水生根茎果类**		
红苋菜	0.07	少食	蘑菇	0.22	禁食
苋菜	0.13	少食	菱角	0.18	禁食
苦菜	0.17	禁食	藕	0.11	少食
萝卜缨	0.04	可食	水芹菜	0.10	少食

食物	含铜量/（mg/100g）	建议	食物	含铜量/（mg/100g）	建议
茭白	0.06	少食	樱桃	0.10	少食
荸荠	0.07	少食	葡萄	0.10	少食
嫩姜	0.03	可食	石榴	0.14	禁食
洋姜	0.19	禁食	柿子	0.06	少食
野菜类			无花果	0.01	可食
香椿	0.09	少食	草莓	0.04	可食
野蒜	0.03	可食	猕猴桃	1.87	禁食
蒌蒿	0.05	可食	柑橘	0.04	可食
蕨菜	0.16	禁食	芦柑	0.10	少食
水果类			柚子	0.18	禁食
苹果	0.06	少食	柠檬	0.14	禁食
梨	0.10	少食	福橘	0.13	少食
库尔勒梨	2.54	禁食	金橘	0.07	少食
软梨	4.69	禁食	芭蕉	0.10	少食
酸梨	4.46	禁食	菠萝	0.07	少食
山楂	0.11	少食	桂圆	0.10	少食
海棠	0.11	少食	荔枝	0.16	禁食
桃	0.05	可食	芒果	0.06	少食
李子	0.04	可食	木瓜	0.03	可食
杏	0.11	少食	香蕉	0.14	禁食
枣	0.06	少食	杨梅	0.12	少食

食物	含铜量/（mg/100g）	建议	食物	含铜量/（mg/100g）	建议
椰子	0.19	禁食	腰果	1.43	禁食
枇杷	0.06	少食	榛子	2.00	禁食
瓜类			**干种子类**		
哈密瓜	0.01	可食	芝麻	1.60	禁食
香瓜	0.04	可食	花生仁	0.89	禁食
西瓜	0.05	可食	葵花子	0.56	禁食
白金瓜	0.08	少食	南瓜子	1.11	禁食
薯类			西瓜子	1.82	禁食
马铃薯粉	1.06	禁食	芡实米	0.63	禁食
红薯片	0.50	少食	**鲜肉类**		
各种淀粉	0.05	可食	猪肉（平均）	0.06	少食
藕粉	0.22	可食	猪肉（肥）	0.11	禁食
魔芋精粉	0.17	可食	猪肉（瘦）	0.05	少食
粉丝	0.05	可食	猪肝	0.65	禁食
粉条	0.18	可食	猪肾	0.58	禁食
干坚果类			猪脑	0.32	禁食
核桃	1.17	禁食	猪舌	0.18	禁食
栗子	1.34	禁食	猪心	0.37	禁食
白果	0.45	少食	猪肺	0.08	少食
松子	1.21	禁食	猪大肠	0.06	少食
杏仁	1.11	禁食	猪蹄	0.09	少食

食物	含铜量/（mg/100g)	建议	食物	含铜量/（mg/100g)	建议
猪肚	0.10	少食	牛奶	0.02	可食
猪头皮	0.08	少食	羊奶	0.04	可食
牛里脊肉	0.11	少食	鸡蛋白	0.05	可食
牛腩肋肉	0.07	少食	鸡蛋黄	0.28	禁食
牛腿肉	0.11	少食	洋鸡蛋	0.07	少食
牛肚	0.07	少食	土鸡蛋	0.32	禁食
牛肝	1.34	禁食	鸭蛋	0.11	少食
羊瘦肉	0.12	少食	鸭蛋白	0.08	少食
羊肝	4.51	禁食	鸭蛋黄	0.16	禁食
驴肉（瘦）	0.23	禁食	鹅蛋	0.09	少食
马肉	0.15	禁食	鹅蛋白	0.05	可食
狗肉	0.14	禁食	鹅蛋黄	0.25	禁食
兔肉	0.12	少食	鹌鹑蛋	0.04	可食
鲜禽肉蛋奶类			**真菌类**		
鸡肉（平均）	0.07	少食	蘑菇（干）	1.05	禁食
乌骨鸡肉	0.26	禁食	木耳（干）	0.32	少食
鸭肉	0.21	禁食	香菇（干）	1.03	禁食
鹅肉	0.43	禁食	银耳（干）	0.08	可食
火鸡肉	0.45	禁食	**藻类**		
鸽肉	0.24	禁食	海带（干）	0.14	少食
鹌鹑肉	0.10	少食	紫菜（干）	1.68	禁食

食物	含铜量/（mg/100g）	建议	食物	含铜量/（mg/100g）	建议
发菜（干）	0.93	禁食	黑鱼	0.05	可食
豆制品			带鱼	0.08	少食
豆腐（平均）	0.27	禁食	黄鱼	0.04	可食
豆腐干（平均）	0.77	禁食	橡皮鱼	0.10	少食
千张	0.46	禁食	沙丁鱼	0.02	可食
素鸡	0.27	禁食	针鱼	0.02	可食
烤麸	0.25	禁食	马鲛鱼	0.37	禁食
鲜鱼虾蟹贝类			比目鱼	0.02	可食
青鱼	0.06	少食	鲈鱼	0.05	可食
草鱼	0.05	可食	凤尾鱼	0.11	少食
胡子鲇	0.04	可食	海鲳鱼	0.14	禁食
黄鳝	0.04	可食	香鲮鱼	0.05	可食
鲤鱼	0.06	少食	鳕鱼	0.01	可食
罗非鱼	0.05	可食	鲑鱼	0.03	可食
泥鳅	0.09	少食	鱼子酱	0.60	禁食
墨鱼	0.69	禁食	各种虾	0.34～3.46	禁食
鲢鱼	0.06	少食			
鳊鱼	0.07	少食	海蟹	1.67	禁食
鳗鱼	0.18	禁食	河蟹	2.97	禁食
鲻鱼	0.07	少食	鲍鱼	0.72	禁食
鳜鱼	0.10	少食	蛏子	0.38	禁食

食物	含铜量/（mg/100g）	建议	食物	含铜量/（mg/100g）	建议
河蚌	0.11	少食	**其他**		
牡蛎	8.13	禁食	麦片	0.44	禁食
扇贝	0.48	禁食	薯片	0.28	禁食
淡菜	0.13	少食	甘蔗汁	0.14	禁食
蛤蜊	0.11	少食	浓缩橘汁	0.15	禁食
螺	1.05	禁食	巧克力	0.23	禁食
海参	0.05	可食	各种果脯	0.12～10.4	禁食
海蜇皮	0.12	少食			
鱿鱼	0.45	禁食	奶糖	0.14	禁食
章鱼	0.24	禁食	红糖	0.15	禁食
植物油			白糖	0.04	可食
各种色拉油	0.05	可食	水果糖	0.09	少食
精制菜油	0.03	可食	麦乳精	0.26	禁食
精制麻油	0.03	可食	可可粉	1.45	禁食

第四节 遗传性酪氨酸血症 I 型致肝衰竭

一、概述

1. 定义

遗传性酪氨酸血症 I 型是由于缺乏延胡索酰乙酰乙酸水

解酶（FAH），引起严重肝病、肝细胞癌、肾小管缺陷、神经系统危象的常染色体隐性遗传病。

遗传性酪氨酸血症Ⅰ型致肝衰竭是指遗传性酪氨酸血症患者短时间内发生肝细胞坏死，肝功能急剧恶化，出现肝大、腹水、黄疸、出血倾向，最终死于肝衰竭。

2. 发病率及预后转归

（1）发病率　大多数遗传性酪氨酸血症Ⅰ型患者在新生儿期急性起病，并在短时间内肝功能急剧恶化，最终死于肝衰竭。

（2）预后转归　急性型患儿常在3～9月龄死于肝功能衰竭。晚发型通常1岁以后发病，一般在10岁以内死亡。肝移植后的1年生存率可达90.4%，5年生存率达78%。

3. 发病机制

FAH 基因变异导致 FAH 缺乏，体内马来酰乙酰乙酸、延胡索酰乙酰乙酸以及它们的旁路代谢途径生成的琥珀酰乙酰乙酸和琥珀酰丙酮发生累积，后两者与蛋白质的巯基（—SH）结合可能是造成肝衰竭的主要原因。

二、诊断要点

1. 临床类型

急性型通常在出生后发病，起病急，3～9月龄死于肝功能衰竭；晚发型通常1岁以后发病。

2. 临床特征

（1）肝衰竭表现　乏力、纳差、恶心、腹痛、黄疸进行性加深，尿色深，可并发肝性脑病、出血倾向、自发性腹膜炎、肾功能衰竭等。

（2）急性型　出生后即可出现呕吐、腹泻、体重不增、肝大、黄疸和腹水，出血、低血糖及水肿也较常见。

（3）晚发型　主要表现为慢性肝、肾功能损害，结节性肝硬化及肾小管性肾功能障碍也常见，可伴有低磷性佝偻病及类卟啉病性神经危象表现，部分患者合并肝肿瘤。

3. 辅助检查

（1）实验室检查

① 血常规、尿常规、血生化、凝血功能、AFP。多数患者贫血、肝功能异常、血清转氨酶及胆红素水平升高，多伴有低蛋白血症、低血糖，甲胎蛋白水平显著升高，凝血功能异常明显。新鲜尿的颜色正常，放置于空气中则变为棕色或黑色。一些患者肾小管功能受损，出现蛋白尿、氨基酸尿和高磷尿，血磷降低，导致肾性佝偻病。

② 血串联质谱：血酪氨酸及琥珀酰丙酮增高，部分患者伴有血苯丙氨酸增高。

③ 尿琥珀酰丙酮、酪氨酸、甲硫氨酸、苯丙氨酸升高。

（2）影像学检查　肝肾 CT 或 MRI。

（3）酶学检查　此类患者 FAH 活性降低或缺失，通过测定肝活检组织、成纤维细胞或外周血淋巴细胞中的 FAH 活性诊断该病。

（4）基因检测　血 *FAH* 基因。

三、治疗要点

1. 一般治疗

（1）饮食　低酪氨酸及苯丙氨酸的饮食治疗。通常＜2岁的患儿推荐其总蛋白质摄入量为 $3g/(kg \cdot d)$，随年龄增加该总量逐渐降至 $2g/(kg \cdot d)$，其中天然蛋白质的摄入量在婴儿时期应控制在 $2g/(kg \cdot d)$ 以内，至儿童期减为 $1g/(kg \cdot d)$，其余蛋白质则由不含酪氨酸和苯丙氨酸的配方营养粉提供。此外还须给予一定量的维生素及矿物质，定期检测血浆酪氨酸浓度，适时调整饮食治疗方案。

（2）支持治疗　输注血浆、利尿、纠正低血糖等。

2. 病因治疗

尼替西农，推荐起始用量为 1mg/(kg·d)。

3. 护肝

详见本章第一节。

4. 人工肝

详见本章第一节。

5. 肝移植

移植时机或适应证：对尼替西农治疗无效的急性肝衰竭患者及疑有肝细胞癌的患者，肝移植应在 2 岁以内尽早完成。

第五章

肝血管性病变致肝衰竭

第一节　Budd-Chiari 综合征致肝衰竭

一、概述

1. 定义

Budd -Chiari 综合征（Budd-Chiari syndrome，BCS）指发生于肝脏小叶下静脉以上、右心房入口处以下的肝静脉主干和（或）肝段下腔静脉的任何性质的阻塞，最终肝窦状隙内压力升高，导致门静脉压升高，临床上表现为肝大、腹水等一系列窦后性门静脉高压症的一组临床综合征。

Budd-Chiari 综合征致肝衰竭是指部分 BCS 患者因阻塞病变重或病程长，出现肝功能衰竭，表现为右上腹痛、肝大、腹腔积液、少尿、黄疸和消化道出血等。暴发性肝衰竭者可迅速出现肝性脑病，黄疸进行性加重，出现少尿或无尿，可并发弥散性血管内凝血、自发性细菌性腹膜炎等。

2. 发病率、并发症及预后转归

（1）发病率　青年男性多见，男女之比为（1.2～2）∶1。

（2）并发症　感染、消化道出血、肝性脑病、肝肾综合征等。

（3）预后转归　预后取决于阻塞的部位与范围以及疾病发展的速度。目前，5年生存率达80%以上。急性型可数日或数周内因循环衰竭、肝衰竭或消化道出血死亡。

3. 发病机制

发病与肝静脉、下腔静脉血栓形成，先天性大血管畸形和外源性压迫有关。

二、诊断要点

1. 临床特征

（1）急性型　类似急性重型肝炎。

（2）亚急性型　腹水、肝大、侧支循环形成。部分出现下肢水肿、黄疸、脾大、胸腹部静脉曲张。

（3）慢性型　主要见于膜性梗阻。症状不典型，可表现为腹水、肝大、门静脉高压、下肢静脉曲张等。

2. 辅助检查

（1）实验室检查

① 血常规：急性期白细胞、中性粒细胞升高。

② 肝功能异常。

③ 腹水：早期多为漏出液，但易并发感染。

（2）影像学检查　彩超、CT、MRI、磁共振血管成像（MRA）、数字减影血管造影（DSA）等。

（3）活检病理　急性期，镜下可见肝小叶中央静脉扩张，肝窦充血与出血，中央性肝细胞萎缩、坏死、淋巴管扩大；晚期可见再生结节、假小叶形成。

3. 诊断标准

发热、腹痛、肝大、顽固性腹水、广泛浅静脉曲张，结合彩超或CT等影像学资料，可提示本病；确诊有赖于血管成像或血管造影、肝活检等。

三、治疗要点及处方须知

1. 一般治疗

（1）饮食　低盐、易消化食物，避免粗糙、辛辣食物，避免引起腹压增加的因素。

（2）一般治疗　保证足够的能量供应，维持水、电解质平衡。

2. 内科治疗

（1）护肝、利尿、补充白蛋白，必要时放腹水，控制感染及出血。

（2）病因治疗　有明确病因者去除病因，如寄生虫感染、阵发性睡眠性血红蛋白尿、真性红细胞增多症等。

（3）抗凝溶栓　针对起病 1 周以内的单纯性血栓性 BCS。肝素 25000～40000U/d ivgtt qd，或分 3 次皮下注射，之后给予华法林 5～10mg/d（首剂加倍），以维持 INR 2～3 为治疗目标。

3. 介入治疗

首选介入治疗，包括经皮腔内血管成形术（PTA）、球囊扩张术、血管支架植入术等。

4. 手术治疗

手术治疗包括姑息性减压或转流术、病变直视根治术、膜切除术等。

5. 肝移植

肝硬化失代偿期或暴发性肝衰竭者可行肝移植术。

第二节　肝窦阻塞综合征/
肝小静脉闭塞病致肝衰竭

一、概述

1. 定义

肝窦阻塞综合征（hepatic sinusoidal obstruction syndrome，HSOS），又称肝小静脉闭塞病（hepatic veno occlusive disease，HVOD），是由于各种原因导致肝血窦、肝小静脉和小叶间静脉内皮细胞水肿、坏死、脱落进而形成微血栓，引起肝内淤血、肝损伤和门静脉高压的一种肝脏血管性疾病。

肝窦阻塞综合征/肝小静脉闭塞病致肝衰竭是指重度HSOS/HVOD患者出现严重肝衰竭症状，表现为腹胀、腹水、肝大、少尿、黄疸和上消化道出血等症状。

2. 发病率、并发症及预后转归

（1）发病率　现西方国家的HSOS绝大多数发生在骨髓造血干细胞移植（HSCT）后，与大剂量化学治疗药物预处理等因素有关；其次也有实体瘤化学治疗、肝移植术后应用免疫抑制剂相关的HSOS报道。我国鲜有骨髓造血干细胞移植相关肝窦阻塞综合征（HSCT-HSOS）的报道。国内以吡咯生物碱相关肝窦阻塞综合征（PA-HSOS）为主，其中因服用土三七导致的HSOS占$50.0\%\sim88.6\%$。

（2）并发症　感染、消化道出血、肝性脑病、肝肾综合征、肝肺综合征、肝性脊髓病、肝性胸水等。

（3）预后转归　总体病死率为$20\%\sim50\%$。

① 轻度：预后较好。

② 中度：病死率约为25%。

③ 重度：常并发多器官功能衰竭，病死率＞90％。

3. 发病机制

目前，PA-HSOS 发病机制尚不十分清楚。PA-HSOS 发病机制应该包括以下方面。

（1）吡咯生物碱（PA）对肝窦和中央静脉内皮细胞的直接损伤。

（2）PA 对骨髓祖细胞造成损伤从而阻止内皮细胞修复。

（3）宿主因素 选择性耗竭肝窦内皮细胞中具有保护作用的谷胱甘肽是导致 PA-HSOS 发生的主要宿主因素。

二、诊断要点

1. 症状

PA-HSOS 的主要临床表现包括腹胀、肝区疼痛、纳差、乏力、腹水、黄疸、肝大等。患者多数在服用含 PA 植物后 1 个月内发病，也可经过较长时间后出现临床症状。

2. 体征

体格检查：有不同程度的皮肤巩膜黄染、肝区叩击痛、移动性浊音阳性，严重者合并胸水和下肢水肿。一些重度或治疗无效、病情进行性加重的患者可以并发感染（以呼吸系统为主）和（或）肝肾综合征。

3. 临床分期

临床分为急性期/亚急性期和慢性期。

急性期/亚急性期：一般指起病 3 天至 4 周以内，患者有腹胀、肝区疼痛、腹水，肝脏迅速肿大、叩击痛，可伴有纳差、恶心、呕吐等症状，绝大部分患者可有黄疸。

慢性期：病程一般在发病数月以后，以腹水和（或）食管-胃底静脉曲张破裂出血等门静脉高压并发症为主要表现，与失代偿期肝硬化的临床表现相似。

按疾病程度分为轻度、中度和重度：轻度 HSOS 具有自限性，不需要治疗；中度 HSOS 经积极的对症支持治疗尚能恢复；重度 HSOS 治疗 100 天后仍无好转，多合并多脏器功能衰竭，可导致死亡。

4. 辅助检查

(1) 实验室检查

① 肝功能：可出现不同程度的肝功能损害。

② 凝血指标：非特异性高凝状态；有价值的指标包括血清 C 蛋白、纤维蛋白溶解酶原激活剂抑制物 1 (PAI-1)。

③ 血流动力学：肝静脉压力梯度>10mmHg 有 91% 的敏感性和 86% 的阳性率。

(2) 影像学检查 彩超/CT/MRI 呈"花斑状""地图样"强化。

(3) 活检病理 肝腺泡Ⅲ区肝窦内皮细胞肿胀、损伤、脱落，肝窦显著扩张、充血，是急性 PA-HSOS 的典型病理改变。

5. 国内外诊断标准

(1) PA-HSOS（南京标准） 有明确服用含 PA 植物史，且符合以下 3 项或通过病理确诊，同时排除其他已知病因所致肝损伤。

① 腹胀和（或）肝区疼痛、肝大或腹水。

② TBIL 升高或其他肝功能异常。

③ 典型的增强 CT 或 MRI 表现。

(2) HSCT-HSOS

① 巴尔的摩（Baltimore）标准：HSCT 后 21 天内 TBIL>34.2μmol/L 且有以下 3 项中的 2 项。

a. 肝大（通常疼痛）；

b. 腹水；

c. 体重增加超过原有的 5%。

② 西雅图临床诊断标准：HSCT 后 20 天内出现以下 3 项中的 2 项。

a. TBIL>34.2μmol/L；

b. 肝大，右上腹痛；

c. 腹水（＋/－），不能解释的体重增加超过原有的 2%。

（3）确诊依赖于组织病理学

① 以肝腺泡Ⅲ区为主的肝窦内皮细胞肿胀、损伤、脱落，肝窦显著扩张充血。

② 肝细胞不同程度的肿胀、坏死，红细胞渗入狄氏间隙。

③ 肝内小静脉管壁增厚，管腔狭窄、闭塞。

④ 无纤维化表现或可见汇管区轻度纤维增生。

PA-HSOS 诊断路径图，见图 5-1。

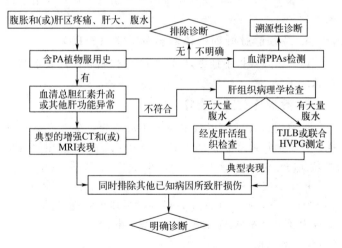

图 5-1　PA-HSOS 诊断路径图

PPAs：血清吡咯蛋白加和物；TJLB：颈内静脉肝穿活检术；
HVPG：肝静脉压力梯度

三、治疗要点

1. 停用含 PA 植物

所有疑诊患者均应停止服用含 PA 植物。

2. 对症支持治疗

对症支持治疗是 PA-HSOS 的基础治疗方案，包括保肝、利尿、改善微循环等，应当尽早开始。腹水严重且药物治疗无效时可考虑腹腔置管引流，当体液潴留和严重肾功能下降时，需要进行血液透析或血液滤过。合并多脏器功能衰竭的患者应当入住监护病房。

3. 抗凝治疗

急性期/亚急性期患者在排除禁忌情况下，建议给予抗凝治疗。

4. 经颈静脉肝内门体静脉分流术（TIPS）

内科治疗效果不佳者，可行 TIPS 控制顽固性腹水和门静脉高压。

5. 激素及人工肝治疗

肝衰竭患者可使用激素及人工肝治疗。急性肝衰竭早期，对于消化道症状重的患者：GS 100mL＋注射用甲泼尼龙琥珀酸钠 80mg（3 天）、60mg（2 天）、40mg（2 天）ivgtt；或 GS 100mL＋注射用甲泼尼龙琥珀酸钠 60mg（3 天）、40mg（2 天）ivgtt；必要时可加用免疫球蛋白增强免疫力及氟康唑/伏立康唑预防真菌感染。

6. 肝移植

对于合并肝衰竭内科治疗不佳的患者，可考虑行肝移植术。

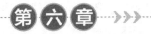

第六章

不明原因肝衰竭

一、概述

1. 定义

临床上常见的引起肝衰竭的病因有病毒感染、药物/毒素、自身免疫、酒精因素、肿瘤、代谢异常等。目前临床上应用现代常规检测技术，如PCR、抗原抗体检测、生化检测等，排除以上常见病因后，部分仍不能明确病因的肝衰竭称不明原因肝衰竭或隐源性肝衰竭。

2. 发病率及预后转归

（1）发病率　不明原因肝衰竭在全球均有相当的发病率。在日本，一项肝衰竭病因学研究显示，不明原因肝衰竭占肝衰竭患者的32.8%。美国关于急性肝衰竭的研究显示，不明原因肝衰竭占14%，英国报道的不明原因肝衰竭占肝衰竭患者的26%，葡萄牙报道不明原因肝衰竭占26%，澳大利亚占12%，北欧报道占43%，法国报道占18%。空军军医大学唐都医院统计2003—2013年间收治的肝衰竭患者中，不明原因肝衰竭占5.7%。

（2）预后转归　肝衰竭的转归与病因密切相关。Fujiwara等报道在81例非肝移植肝衰竭患者中，不明原因肝衰竭患者的存活率为20%；Brandsaeter等报道315例肝衰竭患者中不明原因肝衰竭患者的存活率为7%；美国Osta-powicz等报道不明原因肝衰竭非肝移植患者的短期生存率不超过25%。

3. 病因

罕见的病毒感染，如隐匿性HBV感染、疱疹病毒6型（HHV-6）感染、单纯疱疹病毒（HSV）感染、水痘-带状疱疹病毒（VZV）感染、人细小病毒B19（HPV B19）感染、输血传播病毒（TTV）感染、庚型肝炎病毒（HGV）感染，以及瑞氏综合征、自身免疫性肝炎、噬血细胞综合征、罕见寄生虫感染、环境毒物影响等。

4. 发病机制

机制尚不十分明确。可能与以下因素有关：

（1）病毒作用 HPV B19病毒结构蛋白NS-1具有一定的细胞毒性；NS-1基因变异产生具有细胞毒性的病毒变异株，诱导细胞凋亡；病毒直接作用于肝细胞的相关受体引起免疫反应等；HHV-6引起肝炎急性发作的发病机制为该病毒在肝细胞中复制可能是引起肝衰竭的重要病因。

（2）免疫损伤。

二、诊断要点

1. 临床特征

（1）症状 主要表现为消化道症状，如纳差、厌油、恶心、呕吐、腹胀，也有尿黄、巩膜及皮肤黄染。若合并并发症，可有不同程度的肝性脑病表现，如烦躁不安、嗜睡、神志不清、昏迷等；合并肝肾综合征，出现少尿、氮质血症、急性肾功能衰竭；由疱疹病毒引起的肝衰竭可伴有发热、皮疹；由HPV B19引起的肝炎，多伴有发热、关节痛、肝脾大。

（2）体征 皮肤、巩膜黄染，肝浊音界缩小，可出现肝臭，腹水移动性浊音阳性，若并发肝性脑病可引出扑翼样震颤。

2. 辅助检查

（1）实验室检查

① 肝功能：ALT 和 AST 升高，血清胆红素≥171μmol/L 或每日升高≥17μmol/L。

② 凝血功能：PT 显著延长，PTA<40%。

③ 病原学：隐匿性 HBV 感染患者的乙肝血清学检测呈阴性，但肝组织或血清 HBV DNA 呈阳性。疱疹病毒感染所致肝衰竭早期应用血清学检测方法往往检测不到疱疹病毒，建议应用实时 PCR 检测。由于 HPV B19 存在 3 种基因型，既往抗原抗体检测方法存在一定的误差率，并且目前在国内医院的开展并不普遍，实时荧光定量 PCR 检测技术针对 HPV B19 DNA 检测，灵敏度高、特异性强。HGV 致肝衰竭患者的血清 HGV RNA 呈阳性。

④ 肝活检：因肝衰竭患者凝血机制障碍，应当在有条件有经验的肝病中心行经颈静脉穿刺肝活检以协助诊断。

⑤ 基因检测：以测序为基础的宏基因组二代测序技术联合新型生物信息学方法可对病原进行快速的识别鉴定。

（2）影像学检查　B超、CT、CT 血管造影（CTA）＋CT 静脉造影（CTV）、MRI 等。

三、治疗要点及处方须知

1. 一般治疗

（1）饮食　高碳水化合物、低脂、适量蛋白饮食。

（2）支持治疗　进食不足者，每日静脉补给能量、液体、维生素及微量元素；积极纠正低蛋白血症，补充白蛋白或新鲜血浆，并酌情补充凝血因子。

2. 病因治疗

疑似疱疹病毒或水痘-带状疱疹病毒感染导致急性肝衰竭的患者，应使用阿昔洛韦（5~10mg/kg ivgtt q8h）治疗。

3. 护肝

使用抗炎护肝药物、肝细胞膜保护剂、解毒保肝药物以及利胆药物等。

4. 类固醇激素

对儿童非 AIH 相关急性肝衰竭患者，常规治疗中并不推荐使用类固醇激素，但有学者主张对显示超敏反应免疫调节失调特征，特别是血清可溶性 IL-2 受体水平升高的不明原因儿童 ALF 患者可应用类固醇激素治疗。

5. 人工肝

（1）应用时机或适应证　肝衰竭前、早、中期，PTA 介于 20%~40% 的患者为宜；晚期肝衰竭患者也可进行治疗，但并发症多见，治疗风险大，临床医生应权衡利弊，慎重进行治疗，同时积极寻求肝移植机会。

（2）相对禁忌证　严重活动性出血或弥散性血管内凝血者；对治疗过程中所用血制品或药品（如血浆、肝素和鱼精蛋白等）高度过敏者；循环功能衰竭者；心、脑梗死非稳定期者；妊娠晚期妇女。

6. 肝移植

（1）移植时机或适应证

① 对于急性/亚急性肝衰竭、慢性肝功能衰竭患者，MELD 评分在 15~40 分是肝移植的最佳适应证。

② 对于慢加急性肝衰竭，经过积极的内科综合治疗及人工肝治疗后分级为 2~3 级的患者，如 CLIF-C 评分<64，建议 28 天内尽早行肝移植。

③ 对于合并肝癌患者，应符合：肿瘤无大血管侵犯；肿瘤累计直径≤8cm 或肿瘤累计直径＞8cm、术前 AFP≤400ng/mL 且组织学分级为高/中分化。

（2）禁忌证

① 4 个及以上器官系统功能衰竭（肝、肾、肺、循环、脑）。

② 脑水肿并发脑疝。

③ 循环功能衰竭，需要 2 种及以上血管活性物质维持，且对血管活性物质剂量增加无明显反应。

④ 肺动脉高压，平均肺动脉压力＞50mmHg。

⑤ 严重的呼吸衰竭，需要最大程度的通气支持［吸入氧浓度（FiO_2）≥80%，高呼气末正压通气（PEEP）］或者需要体外膜氧合器支持。

⑥ 持续严重的感染，细菌或真菌引起的败血症，感染性休克，严重的细菌或真菌性腹膜炎，组织侵袭性真菌感染，活动性肺结核。

⑦ 持续的重症胰腺炎或坏死性胰腺炎。

⑧ 营养不良及肌肉萎缩引起的严重的虚弱状态需谨慎评估肝移植。

第七章 ▶▶▶

特殊人群肝衰竭

第一节　老年肝衰竭

一、概述

1. 定义

老年肝衰竭指发生于老年人的各种肝病，包括急慢性病毒性肝炎、酒精性肝病、自身免疫性肝病、药物性肝损伤及原发性肝癌等引起的肝衰竭。一般以 65 岁为分界点。

2. 病因

前 5 位的病因依次为 HBV 相关肝衰竭、不明原因肝衰竭、HCV 相关肝衰竭、HEV 相关肝衰竭、药物性肝衰竭。

3. 发病率及预后转归

（1）发病率

① 肝衰竭发生率：随着我国老年人口的数量增多，老年人脏器功能低下，老年人肝衰竭的比例也逐渐增加。老年性肝衰竭发生率没有具体统计数据，但老年肝衰竭在全部肝衰竭的占比呈上升趋势。据解放军 302 医院统计，2003 年老年性肝衰竭占全部肝衰竭比例为 13.21%，2013 年占比提升至 16.01%。

② 并发症的发生率：老年性肝衰竭并发症的发生率几乎为 100%，且更易出现多脏器功能衰竭。其中以肝性脑病

及感染的发生率最高。

（2）预后转归 老年性肝衰竭治疗好转率为 25.20%，低于中青年组肝衰竭患者。

4. 发病机制

不同的病因发病机制略有不同，但老年肝衰竭尤其特别。高龄被认为是许多肝病的危险因素及预后差的独立危险因子。老年患者的肝脏血流、肝脏体积及肝脏再生修复能力下降也是重要因素。

二、诊断要点

老年肝衰竭的诊断标准同年轻人；临床表现不典型，易出现漏诊、误诊及重症化。对于确诊的老年肝衰竭，要明确病因及临床类型，识别并发症及伴发疾病。

三、治疗要点及处方须知

治疗原则同年轻人，但应注意药物相关不良反应较年轻人更易发生。高龄不是肝移植的禁忌证。

第二节 小儿肝衰竭

一、概述

1. 定义

小儿急性肝衰竭比较公认的定义为无已知慢性肝病的患儿出现严重急性肝功能受损的多系统紊乱，伴或不伴与肝细胞坏死有关的脑病。根据这个定义，脑病不是小儿急性肝衰竭的必备条件，无已知的慢性肝病意味着急性起病的肝豆状核变性、自身免疫性肝炎或感染事件未知的乙型肝炎均可包括在内。

2. 病因

小儿急性肝衰竭与成人急性肝衰竭的病因学有较大区别，50%的患儿病因不明。常见的原因有以下几方面。

（1）感染　病毒性肝炎占首位。乙型肝炎病毒所致者明显增多，少部分为甲型肝炎病毒。此外，EB病毒、疱疹病毒、巨细胞病毒等均可引起本病。

（2）中毒　包括异烟肼、利福平、对乙酰氨基酚和四环素等药物中毒，毒蕈等食物中毒，以及四氯化碳等化学物中毒，毒蛇咬伤等。

（3）遗传性代谢缺陷　少数肝豆状核变性、半乳糖血症、果糖不耐受症、酪氨酸血症和糖原累积症Ⅳ型等，也可以引起肝功能衰竭。

（4）其他

① 瑞氏综合征（又称脑病合并肝脂肪变性综合征）。

② 严重复合创伤、大手术、大面积烧伤、败血症、缺血缺氧性损害、各种原因所致的休克等。

③ 其他侵袭肝脏的疾病，如嗜血淋巴组织增生症、朗格汉斯细胞组织细胞增生症等。

④ 自身免疫性肝病，如自身免疫性肝炎。

⑤ 胆道疾病，如胆道闭锁。

3. 发病率及预后转归

（1）发病率

① 肝衰竭发生率：未见明确报道。

② 并发症的发生率：80%合并脑水肿，其他如感染、消化道出血、肝性脑病、肝肺综合征常见。

（2）预后转归　取决于年龄、病因和脑病程度等。在未进行肝移植的患者中，对乙酰氨基酚引起的急性肝衰竭患者存活率最高，为94%。其他药物导致者为41%，不明原因者为43%，随着脑病程度的加重，死亡率增加。

4. 发病机制

不同的病因发病机制略有不同，主要为化学因素或免疫因素。

二、诊断要点

小儿尤其是婴幼儿急性肝衰竭的临床表现不如成人典型，诊断有一定难度。病史询问包括发病症状（如黄疸、精神改变、出血倾向、呕吐和发热等）、肝炎接触史、输血史、使用药物情况以及肝豆状核变性、α₁-抗胰蛋白酶缺乏症、感染性疾病、婴儿死亡、自身免疫性疾病的家族史。如果有生长迟缓或癫痫发作的证据，应该及时进行代谢性疾病的评估。

三、治疗要点及处方须知

1. 一般治疗

（1）饮食　无蛋白饮食可造成负氮平衡，引起机体衰竭，因此，现有观点认为应至少保证 1g/（kg·d）的优质蛋白质供给。

（2）支持治疗　加强生命体征及血氧饱和度监测，避免低血糖及电解质紊乱。

2. 病因治疗

明确病因的可针对病因治疗：对乙酰氨基酚急性中毒可使用 N-乙酰半胱氨酸；毒蕈中毒的可予以青霉素 G 和水飞蓟素；酪氨酸血症可用尼替西农；半乳糖血症可使用无乳糖饮食；疱疹病毒可使用阿昔洛韦；自身免疫性肝炎导致的可使用糖皮质激素。

3. 护肝

药物同成人，注意剂量，改善凝血功能，控制感染及脑水肿等。

4. 人工肝

应用于小儿的资料有限。

5. 肝移植

肝移植是小儿肝衰竭有效且最重要的治疗手段，肝移植是小儿实体器官移植中存活率最高的一种，1岁以内的患者肝移植后10年存活率为65%，年龄较大的小儿10年存活率为79%。

（1）手术时机　对于各种因素所致的急性肝功能损害患儿，经全力抢救后肝功能仍进行性恶化，出现Ⅱ～Ⅲ级肝性脑病、凝血功能障碍和酸中毒时，应果断采取肝移植。

（2）禁忌证　某些原因引起的肝衰竭不宜进行肝移植，如嗜血细胞性淋巴组织细胞增生症、白血病、淋巴瘤、某些类型的贮积性疾病、线粒体病等。

第三节　妊娠期急性脂肪肝

一、概述

1. 定义

妊娠期急性脂肪肝（acute fatty liver of pregnancy, AFLP）是发生在妊娠晚期，以肝脏微泡性脂肪变性为病理特征的一种妊娠期特发性肝脏疾病，常合并急性肝功能衰竭、急性肾功能损伤及产后出血等严重并发症，威胁患者生命安全，是危重症孕产妇死亡的主要原因之一。

2. 发病率、并发症、风险因素及预后转归

（1）发病率　国外报道的发病率为1/13328，国内报道的发病率为1/20540。

（2）并发症　产后大出血、感染、消化道出血、肝性脑病、肝肾综合征、肝肺综合征等。

（3）风险因素

① 初产妇。

② 胎儿为男性。

③ 多胎妊娠。

④ 合并其他妊娠期肝病（HELLP综合征、子痫前期）。

⑤ 前次AFLP妊娠史。

⑥ 药物（有关于阿司匹林和AFLP之间相互作用的报告）。

（4）预后转归　最近几年随着对此疾病的认识，国际、国内专家已经达成共识，对重症患者给予人工肝治疗等。目前，我国孕产妇和围生儿死亡率已经从以前的75%和85%下降至1.8%～18.0%和7%～23%。

3. AFLP的发病机制

目前不十分明确，可能与下列因素有关。

（1）胎儿脂肪酸氧化障碍　母体AFLP与胎儿线粒体长链羟基酰辅酶A脱氢酶（LCHAD）基因中的一个纯合子突变（1528G→C）高度相关，导致谷氨酸474变成谷氨酰胺474（E474Q）。LCHAD的突变导致3-羟基脂肪酸（3-HFA）在胎盘中积累，然后分流到母体循环，对肝脏产生毒性作用，引起肝细胞损伤及脂肪变性。

（2）妊娠期激素水平增高　妊娠期妇女体内雌激素、肾上腺皮质激素、生长激素等均明显升高，可造成脂肪酸代谢障碍。

（3）其他因素　病毒感染、中毒、药物（如四环素、阿司匹林）、营养不良等因素对线粒体脂肪酸氧化产生损害并影响蛋白质合成，诱发AFLP。

二、诊断要点

1. 发病时期

多发生于妊娠晚期，起病通常在妊娠28～40周，平均发病孕龄在 35～36 周。

2. 临床特征

（1）症状　起病急骤，病情变化迅速。

① 消化道症状：恶心、呕吐、厌食及右上腹疼痛，其中呕吐、腹痛最多见，也可出现烦渴、多尿。

② 肝功能不全、肝衰竭：继消化道症状后 1～2 周出现黄疸，进行性加深，一般无瘙痒。

③ 凝血功能障碍，出血倾向：消化道出血、全身瘀点瘀斑等。

④ 急性肾功能不全甚至肾衰竭：病情进展迅速，可出现肾功能不全及肾衰竭表现，少尿甚至无尿。

⑤ 可出现肝性脑病，意识障碍。

（2）体征　黄疸，肝浊音界缩小，皮肤瘀点、瘀斑等出血倾向，若合并肝性脑病可出现计数力、定向力障碍，扑翼样震颤，深昏迷等。

3. 辅助检查

（1）实验室检查

① 血常规：WBC 计数增高，中性粒细胞增多，有中毒颗粒，可见幼红细胞，PLT 计数减少。85% 的 AFLP 孕妇会出现 WBC 计数升高，WBC$>11\times10^9$/L 是 AFLP Swansea 诊断标准中的其中一项条目。

② 血生化：ALT、AST 增高，TBIL 升高，血清白蛋白减少，血清尿酸增高，肾功能异常，血糖下降。

③ 凝血功能：PT 延长、纤维蛋白原下降。

④ 尿常规：尿蛋白阳性，尿胆红素阴性，但尿胆红阳性不能排除 AFLP。

（2）影像学检查

① 超声可见典型"亮肝"表现。

② MRI 检查可显示肝内多余脂肪，肝实质密度均匀减低。超声及 MRI 检查没有阳性发现也不能排除 AFLP。

（3）活检病理　肝活检是确诊 AFLP 的金标准。肝活检特征性镜下改变是肝小细胞样脂肪变性，可表现为微小的胞质空泡或弥漫性细胞质气球样变。

4. 国内外诊断标准

（1）国内诊断标准

① 症状：妊娠晚期出现厌食、乏力、恶心、呕吐、腹痛等表现。

② 实验室检查：白细胞升高、凝血功能障碍、血清肌酐水平升高等。

③ 超声提示脂肪肝。

④ 排除其他肝功能失代偿的病因，如病毒性肝炎、药物性肝炎及胆道疾病和其他妊娠期肝病（如妊娠期肝内胆汁淤积、HELLP 综合征等）。

⑤ 如有条件进行肝组织活检，肝脏病理检查提示肝细胞微泡性脂肪变性。

（2）Swansea 诊断标准　在无其他解释的情况下，在以下 14 项中至少满足 6 项则可诊断为 AFLP：呕吐；腹痛；多饮/多尿；肝性脑病；胆红素升高（$>14\mu mol/L$）；低血糖（$<4mmol/L$）；尿酸升高（$>340\mu mol/L$）；白细胞升高（$>11 \times 10^9/L$）；AST 或 ALT $> 42U/L$；血氨升高（$>47\mu mol/L$）；肾功能不全（$Cr>150\mu mol/L$）；凝血功能障碍（$PT>14s$ 或 $APTT>34s$）；腹水或者超声检查提示"亮肝"；肝组织活检提示微泡性脂肪变性。

三、治疗要点及处方须知

治疗原则：一旦确诊，应迅速终止妊娠，加强支持治疗，维持内环境稳定。

1. 一般治疗

绝对卧床，补充能量，监测生命体征、尿量及血糖。

（1）饮食　清淡流质。

（2）支持治疗　伴有严重的凝血功能障碍，对伴全身出血倾向者，应立即输注新鲜血浆、冷沉淀或血小板等以补充凝血因子；须持续静脉滴注 $10\%\sim50\%$ 葡萄糖溶液以防止低血糖昏迷；纠正电解质和酸碱平衡紊乱；应用抗生素预防感染；等等。

2. 护肝治疗

多烯磷脂酰胆碱、腺苷蛋氨酸等。

3. 人工肝

（1）应用时机或适应证　PTA 介于 $20\%\sim40\%$ 之间为宜；晚期肝衰竭患者也可应用，但风险较大，并发症较多，需权衡利弊。

（2）相对禁忌证　严重活动性出血或弥散性血管内凝血者；对治疗过程中所用血制品或药品（如血浆、肝素和鱼精蛋白等）高度过敏者；循环功能衰竭者；心、脑梗死非稳定期者。

4. 肝移植

（1）移植时机或适应证　MELD 评分是评估肝移植的主要参考指标，MELD 评分在 $15\sim40$ 分是肝移植的最佳适应证。

（2）禁忌证

① 4 个及以上器官系统功能衰竭（肝、肾、肺、循环、脑）。

② 脑水肿并发脑疝。

③ 循环功能衰竭，需要 2 种及以上血管活性物质维持，且对血管活性物质剂量增加无明显反应。

④ 肺动脉高压，平均肺动脉压力＞50mmHg。

⑤ 严重的呼吸衰竭，需要最大程度的通气支持［吸入氧浓度（FiO_2）≥80%，高呼气末正压通气（PEEP）］或者需要体外膜氧合器（ECMO）支持。

⑥ 持续严重的感染，细菌或真菌引起的败血症，感染性休克，严重的细菌或真菌性腹膜炎，组织侵袭性真菌感染，活动性肺结核。

⑦ 持续的重症胰腺炎或坏死性胰腺炎。

⑧ 营养不良及肌肉萎缩引起的严重的虚弱状态需谨慎评估肝移植。

第四节　妊娠合并病毒性肝炎

一、概述

1. 定义

病毒性肝炎可由多种嗜肝病毒引起，是妊娠期妇女并发的最常见的肝脏疾病，严重危害母婴健康。已明确的病毒性肝炎病原体有甲型、乙型、丙型、丁型、戊型肝炎病毒，近年还发现己型、庚型肝炎病毒，另外巨细胞病毒、单纯疱疹病毒、EB病毒等也可引起病毒性肝炎。病毒性肝炎可通过消化道、体液、母婴等途径传播。甲型、戊型肝炎以消化道途径（粪-口）传播为主，其他类型肝炎主要通过输血、注射、皮肤缺损、性接触等消化道外途径感染。妊娠期妇女在妊娠任何时期都可被感染，以乙肝最常见。

2. 发病率及预后转归

（1）发病率　病毒性肝炎是妊娠期妇女发生肝病和黄疸的最常见原因，妊娠合并病毒性肝炎的发病率为 0.8% ～

17.8%；妊娠晚期肝衰竭发生率高且肝性脑病等并发症发生率增高。

（2）预后转归　流产、早产、死胎、死产率上升，胎儿畸形率上升；妊娠合并病毒性肝炎的临床表现较严重，特别是妊娠合并重型肝炎者，容易引起产后大出血，其病死率可高达70%。

3. 发病机制

（1）妊娠期新陈代谢明显增加，营养消耗增多，肝内糖原储备降低。

（2）妊娠期产生大量雌激素需在肝内灭活并妨碍肝对脂肪的转运和胆汁的排泄。

（3）肝脏负担加重，胎儿代谢产物需在母体肝内解毒。

（4）并发妊娠高血压时常使肝脏受损，易发生急性肝坏死。

二、诊断要点

1. 病史

有与病毒性肝炎患者密切接触史，半年内有接受输血、注射血制品史。不同的病毒性肝炎有不同的潜伏期，甲型肝炎为2～7周（平均为30天）；乙型肝炎为1.5～5个月（平均为60天）；丙型肝炎为2～26周（平均为7.4周）；丁型肝炎为4～20周；戊型肝炎为2～8周（平均为6周）。

2. 临床特征

（1）症状　主要表现为消化道症状，如纳差、厌油、恶心、呕吐、腹胀、肝区疼痛、肝脾大等，也有患者表现为流感样症状，如低热、头晕、全身乏力、关节肌肉痛等。无黄疸型肝炎者症状轻，易被忽视；黄疸型肝炎者常先有厌食、恶心、呕吐、腹胀、右肋痛，然后出现尿黄、巩膜及皮肤黄染。若发展为重型肝炎，出现严重的消化道症状，表现为极度食欲减退，频繁呕吐，腹胀、鼓肠。若合并并发症，可有不同程度的肝性脑病表现，如烦躁不安、嗜睡、神志不清、昏迷、扑翼样震颤等；合并肝肾综合征，出现少尿、氮质血症、急性肾功能衰竭。

（2）体征　妊娠早、中期可触及肿大的肝脏，肝区有触痛、叩击痛。妊娠晚期因子宫底升高，肝脾触诊较困难。并发肝衰竭时表现为肝脏进行性缩小，其原因为肝细胞大量丧失和自溶，肝脏萎缩，肝浊音界缩小，严重者可出现肝臭、腹水。

3. 辅助检查

（1）实验室检查

① 血常规：急性期白细胞计数正常或稍低，淋巴细胞相对增多，偶见异型淋巴细胞。急性重症肝炎则白细胞总数及中性粒细胞百分比均可显著增加，合并 DIC 时血小板急剧减少。

② 肝功能：ALT 和 AST 升高，血清胆红素在 $171\mu mol/L$ 以上，尿胆原及尿胆红素阳性。若为重型肝炎，黄疸迅速加深，血清胆红素 $\geq 171\mu mol/L$ 或每日升高 $\geq 17\mu mol/L$。

③ 凝血功能：若为重型肝炎，PT 显著延长，PTA＜40％。

④ 血清肝炎病毒抗原抗体系统检查。

a. 抗 HAV-IgM 阳性，提示 HAV 急性感染。

b. HBsAg 阳性，提示目前感染 HBV，见于乙型肝炎患者或病毒携带者。

c. HBV DNA 阳性，提示 HBV 复制，有传染性。

d. 抗 HCV 阳性、血清或肝组织 HCV RNA 阳性，提示 HCV 感染。

e. 抗 HDV-IgM 阳性、血清或肝组织 HDV RNA 阳性，提示 HDV 感染。

f. 抗 HEV-IgM 阳性、HEV RNA 阳性或粪便中免疫电镜找到 HEV，提示 HEV 感染。

（2）影像学检查　妊娠合并肝炎以 B 超检查为主，腹部 B 超可发现肝脾大、腹水，若出现肝衰竭可见肝脏体积缩小，肝内回声明显增粗，分布不均匀，肝表面欠光滑，边缘变钝。

4. 诊断标准

妊娠期出现消化道症状，肝炎病毒学标志物阳性，肝功能损害。

三、治疗要点及处方须知

1. 一般治疗

一般采取综合疗法，治疗原则为卧床休息、合理饮食及辅助药物。

（1）饮食　饮食宜清淡易消化，少食多餐，给予高蛋白、低脂肪饮食。若合并肝性脑病，应给予低蛋白饮食。

（2）支持治疗　静脉给予高渗葡萄糖溶液，加胰岛素以促进糖原合成及肝细胞增生。每天给予维生素，如 B 族维生素和维生素 C、维生素 E、维生素 K 等；纠正低蛋白血症；输注新鲜血浆、血小板、纤维蛋白原等改善凝血功能。

2. 病因治疗

妊娠合并甲型、戊型肝炎无特异性抗病毒药物；合并乙型肝炎首选替诺福韦，也可选替比夫定抗病毒。

3. 护肝

促肝细胞生长素、多烯磷脂酰胆碱、腺苷蛋氨酸等。

4. 人工肝

① 应用时机或适应证：肝衰竭前、早、中期，PTA 介

于 20%～40% 的患者为宜；晚期肝衰竭患者也可进行治疗，但并发症多见，治疗风险大，临床医生应权衡利弊，慎重进行治疗，同时积极寻求肝移植机会。

② 相对禁忌证：严重活动性出血或弥散性血管内凝血者；对治疗过程中所用血制品或药品（如血浆、肝素和鱼精蛋白等）高度过敏者；循环功能衰竭者；心、脑梗死非稳定期者；妊娠晚期妇女。

5. 肝移植

（1）移植时机或适应证

① 对于急性/亚急性肝衰竭、慢性肝功能衰竭患者，MELD 评分是评估肝移植的主要参考指标，MELD 评分在 15～40 分是肝移植的最佳适应证。

② 对于慢加急性肝衰竭，经过积极的内科综合治疗及人工肝治疗后分级为 2～3 级的患者，如 CLIF-C 评分＜64，建议 28 天内尽早行肝移植。

（2）禁忌证　同妊娠期急性脂肪肝。

第八章

肝衰竭的常见并发症

第一节　肝性脑病

一、概述

1. 定义

肝性脑病（hepatic encephalopathy，HE）是一种由急、慢性肝功能严重障碍或各种门静脉-体循环分流（以下简称门-体分流）异常所致的，以代谢紊乱为基础的、轻重程度不同的神经精神异常综合征。轻微型肝性脑病（MHE）常无明显临床症状，只有通过神经心理测试才能发现。

2. 发病率、病因、诱发因素、并发症及预后

（1）发病率

① 失代偿期肝硬化患者常发生肝性脑病，发生率为 10%～30%，而且随着肝功能损害的加重，其发生率也增加，并提示预后不良。

② 不同研究报道的隐匿性肝性脑病发生率不尽一致，主要受所调查患者的肝病严重程度及所采用的诊断标准（心理智力试验的选择、异常值的确定）的影响而不同。

（2）病因

① 导致肝功能严重障碍的肝脏疾病：各种原因引起的

急性肝功能衰竭及肝硬化是肝性脑病的主要原因，占90%以上。

② 门-体分流异常。

③ 其他代谢异常：尿素循环的关键酶异常或其他任何原因导致的血氨升高，如先天性尿素循环障碍。

（3）诱发因素　包括消化道出血、感染（特别是自发性腹膜炎、尿路感染和肺部感染）、电解质及酸碱平衡紊乱（如脱水、低血钾、低血钠）、大量放腹水、过度利尿、进食蛋白质过多、便秘、经颈静脉肝内门体静脉分流术和使用催眠药等镇静类药物。

（4）并发症　脑水肿（发生率达80%以上）、消化道出血、肾功能不全、水电解质紊乱、酸碱失衡和感染。

（5）预后　诱因明确且易消除者预后较好，肝功能较好的门-体分流性脑病预后较好；肝功能差的预后较差，暴发性肝衰竭所致的肝性脑病预后最差。

3. 发病机制

（1）氨中毒学说

① 氨使星形胶质细胞合成谷氨酰胺增加，细胞变性。

② 氨促进谷氨酸盐及活性氧释放，启动氧化及氮化应激反应，导致线粒体功能及脑细胞能量代谢障碍，损害细胞内信号通路，促进神经元中凋亡级联反应的发生。

③ 氨直接导致抑制性与兴奋性神经递质比例失调，最终使抑制性神经递质含量增加；改变重要基因表达，如细胞内信号转导蛋白、水通道蛋白的表达，损害颅内血流的自动调节功能。

（2）细菌感染与炎症反应　肠道细菌的氨基酸代谢产物硫醇与苯酚产生的内源性苯二氮草类物质，细菌色氨酸的副产物吲哚及羟吲哚等，损伤星形胶质细胞功能并影响 γ-氨基丁酸神经递质的传递。

（3）γ-氨基丁酸神经递质与假性神经递质学说　γ-氨基丁酸为抑制性神经递质，增强神经元突触后膜的抑制功能，产生中枢抑制效应，表现为神志改变和昏迷等。另一方面，血液中蓄积的苯乙胺及酪胺随体循环进入脑组织，经β-羟化酶的作用，形成苯乙醇胺和羟苯乙醇胺假性神经递质，与正常递质去甲肾上腺素和多巴胺竞争，使其不能产生正常的生理效应。

（4）5-羟色胺　肝性脑病患者脑内5-羟色胺降解增加，代谢产物5-羟基吲哚乙酸（5-HITT）增加，两者都是抑制性神经递质，参与肝性脑病的发生，且不具有维持睡眠或苏醒周期的功能，故使患者睡眠节律紊乱。

（5）锰中毒　锰来源于食物，经门静脉吸收，由肝脏代谢，随胆汁排出。严重肝功能障碍时，血清中锰的含量增多，中枢神经系统内锰也随之增多，80%的锰沉积于星形胶质细胞的线粒体，可使星形胶质细胞转变成Ⅱ型阿尔茨海默细胞产生氧化和亚硝基化应激，通过开放线粒体通透性转换孔道（MPT），损害线粒体功能，从而使星形胶质细胞肿胀，诱发脑水肿。

（6）其他　低钠血症、乙酰胆碱减少等。

二、诊断要点

1. 临床表现

（1）起病可急可缓，急性肝性脑病起病急骤，前驱期极为短暂，可迅速进入昏迷；慢性肝性脑病起病隐匿或渐起，易误诊或漏诊；轻微型肝性脑病早期常无明显临床症状。

（2）主要包括肝病表现和脑病表现。肝病表现：乏力、腹胀、消化能力下降，可伴有腹水、黄疸和消化道出血等。脑病表现：定向力、认知力、计数力下降，行为异常，精神异常，严重者出现嗜睡、昏迷。

2. 肝性脑病的分类

（1）A 型肝性脑病　发生在急性肝功能衰竭基础上，多无明显诱因和前驱症状，进展快，可迅速陷入深昏迷，甚至死亡，并伴有急性肝功能衰竭的表现，如黄疸、出血、凝血酶原活动度降低等。其病理生理特征包括脑水肿和颅内高压。

（2）B 型肝性脑病　由门-体分流所致，无明显肝功能障碍，肝活组织检查证实肝组织学结构正常。

（3）C 型肝性脑病　除脑病表现外，还常伴有慢性肝损伤及肝硬化等肝脏基础疾病的表现。

3. 肝性脑病的分级

目前 West-Haven 分级标准应用最广泛，将肝性脑病分为 0～4 级。0 级和 1 级称为轻微型肝性脑病（MHE），2～4 级因为有明显临床症状称为显性肝性脑病（OHE）。

（1）0 级　没有能察觉的人格或行为变化，无扑翼样震颤。

（2）1 级　轻度认知障碍、欣快、抑郁、注意时间缩短、加法计算能力减退，可引出扑翼样震颤。

（3）2 级　倦怠或淡漠，轻度定向（时间或空间）异常，轻微人格改变，语言不清，减法计算能力异常，容易引出扑翼样震颤。

（4）3 级　嗜睡或半昏迷，语言刺激有反应，意识模糊，明显的定向障碍，扑翼样震颤可能无法引出。

（5）4 级　昏迷，对语言和强刺激无反应。

4. 辅助检查

（1）肝功能、凝血功能、血氨（正常者可基本排除，异常者不能用来确诊）、血浆氨基酸测定。

（2）脑电图、脑诱发电位、神经生理学和心理学测试（主要用于 MHE 的诊断）。

（3）影像学检查　头颅 CT 及 MRI，主要用于排除脑血管意外、颅内肿瘤等疾病，同时在 A 型肝性脑病患者中可发现脑水肿。

5. 诊断

急性肝功能衰竭、肝硬化和（或）广泛门-体分流病史，神经精神异常的表现与血氨测定等辅助检查，并排除其他神经精神异常。可以采用 West-Haven 分级法对肝性脑病进行分级，对 3 级以上者可进一步采用 Glasgow 昏迷量表评估昏迷程度。MHE 的诊断则依据传统的纸-笔测试（PHES 评分），包括：NCT-A、NCT-B、DST、轨迹描绘试验、系列打点试验等 5 个子测试项目。

三、治疗

1. 治疗原则

（1）去除诱因

① 对肝硬化合并肝性脑病者，积极寻找感染源，尽早开始经验性抗生素治疗。

② 消化道出血者，应使用药物、内镜或血管介入等方法止血，并清除胃肠道内积血。

③ 碱中毒和电解质紊乱导致的肝性脑病者，应暂停利尿，适当补充液体，纠正电解质紊乱。

④ 便秘可增加胃肠道内氨的吸收，首选能降低肠道 pH 的药物。

⑤ 镇静剂的使用：严重精神异常伴肝性脑病不能配合治疗者，可适当使用镇静剂，但药物选择和剂量需个体化。

（2）营养支持　可适当补充支链氨基酸及植物蛋白；首选肠内营养，若必须进行肠外营养时，建议脂肪供能占非蛋白能量的 35%～50%，其余由碳水化合物提供。

（3）肝性脑病/轻微型肝性脑病常用治疗药物

① 酸化肠道

a. 乳果糖和拉克替醇（又称乳梨醇）：是肠道不吸收双糖，能酸化肠道，减少氨的吸收。乳果糖：10mL po tid；拉克替醇：0.6g/kg，分3次于就餐时服用，根据腹泻次数调节剂量，以每日2～3次稀烂大便为标准；生大黄：50～100g/d，泡水口服。

b. NS 200mL＋白醋 40mL 灌肠 bid，或 NS 150mL＋乳果糖 40mL＋白醋 40mL 灌肠 bid，或甘油灌肠剂灌肠。

② 肠道抑菌剂：诺氟沙星 400mg po qd 或利福昔明 400mg po tid，可用于 HE 治疗和预防 HE 复发。

③ 降血氨

a. 门冬氨酸-鸟氨酸：GS 250mL＋门冬氨酸-鸟氨酸 10g ivgtt bid（慢滴），合并肾损害者慎用，肌酐＞3mg/100mL 者禁用。

b. 谷氨酸钠：GS 250mL＋谷氨酸钠 60mL ivgtt qd，输液快易出现呕吐等。只能暂时降低血氨，不能透过血脑屏障，不能降低脑组织中的氨水平，且可诱发代谢性碱中毒，可能反而加重肝性脑病。因此，国际主流指南目前均不推荐本药用于治疗肝性脑病。

c. 精氨酸：GS 250mL＋精氨酸 40mL ivgtt qd，可促进鸟氨酸循环，使氨在形成尿素的过程中被清除，但精氨酸的作用依赖于肝脏功能，当严重肝衰竭时，常缺乏鸟氨酸氨基甲酰转移酶和精氨酸酶而不易发挥脱氨作用，故效果较差。

④ 支链氨基酸：复方氨基酸注射液等。

⑤ 微生态制剂：益生菌、益生元、合生元等。枯草杆菌二联活肠溶胶囊 2 粒 po tid。

⑥ 纳洛酮与 L-肉毒碱：纳洛酮注射液 0.8～1mg iv q2h，若很快进入Ⅳ期，则 q1h，维持 2 日；L-肉毒碱 3g po bid。

⑦ 降颅压：有脑水肿者酌情使用 20％甘露醇 125mL ivgtt q8h/q6h，注意监测血压和肾功能，若出现脑疝可用 20％甘露醇 250mL ivgtt st。

⑧ 躁动明显且必要时镇静：注射用丁溴东莨菪碱 20mg im；或苯巴比妥钠注射液 0.1g im；或氟哌啶醇注射液 5mg im；或地西泮 5~10mg iv，必要时肌内注射。

⑨ 冰帽：减缓脑代谢，减轻脑水肿，降低颅内压。

2. 非生物型人工肝

（1）血液透析（HD） 过去曾使用血液透析治疗肝性脑病，虽可降低血氨水平，但可引起颅内压剧烈变化，同时对血流动力学影响较大，可能会导致脑水肿加重，且血液透析清除血氨的速度远不如短暂的全身偏碱状态及血流动力学改变诱发肝性脑病的速度快。

（2）血浆置换（PE） 需要大量的新鲜冰冻血浆（FFP）。新鲜冰冻血浆应用枸橼酸钠抗凝，大量置换时可能会带来碱中毒、血氨升高等不良反应，因此不主张单独应用 PE 治疗肝性脑病，或者在治疗后应及时给予纠正碱中毒、降氨等治疗。

（3）双重血浆分子吸附系统（DPMAS） 树脂吸附器或活性炭可有效吸附假性神经递质、芳香族氨基酸等引起肝昏迷的物质，目前已成为肝性脑病治疗的常用方式。应用 DP-MAS 治疗后，肝衰竭患者血氨水平明显降低。

（4）血浆置换联合血浆灌流 可明显清除血氨，改善 ALF 患者意识状态。

（5）高流量持续血浆透析滤过 可迅速清除血氨，快速逆转肝性脑病，效果优于 MARS 及普通血浆透析滤过。

（6）连续性肾脏替代治疗（CRRT） 3~4 级肝性脑病患者发生脑水肿的风险明显增加，吸附类非生物型人工肝无脱水作用，因此有脑水肿风险的患者建议联合脱水速度平缓、对血流动力学影响更小的 CRRT 治疗。

3. 肝移植

对上述治疗无效的患者，可考虑肝移植。对于急性肝衰竭或终末期肝病患者，肝移植是唯一有希望的治疗措施。

第二节　颅内出血

一、概述

1. 定义

颅内出血是肝衰竭的严重并发症之一，起病急，临床症状进展快，病死率高，与自发性颅内出血相比，有其自身特点，如临床症状不典型，易被误诊为肝性脑病。据国内外文献报道，肝衰竭时，因凝血功能障碍，血小板减少，导致患者容易患出血性疾病，如脑出血。肝衰竭合并颅内出血的出血部位主要位于大脑皮层。

2. 肝衰竭合并颅内出血的发病率及预后转归

（1）肝衰竭合并颅内出血发生率　肝衰竭为临床较为常见病，而且并发颅内出血并不少见，早在 20 世纪 70 年代就有相关报道，但绝大多数是个案报道或小样本病例资料。

（2）预后转归　肝衰竭合并颅内出血一般死亡率较高，预后较差，及时早期干预对预后有重要作用。

3. 肝衰竭合并颅内出血的发病机制

（1）凝血因子合成减少　很多凝血因子如凝血因子 Ⅱ、Ⅴ、Ⅶ、Ⅸ、Ⅹ、Ⅻ，凝血酶原、纤维蛋白原、抗凝血酶 Ⅲ 等均在肝脏合成。当肝衰竭时，这些凝血因子的合成明显减少，引起凝血机制障碍导致出血。

（2）抗凝血因子合成减少，纤溶系统异常　目前认为抗凝血因子包括抗凝因子（抗凝血酶 Ⅲ、蛋白 C、α_2-巨球蛋白、α_1-抗胰蛋白酶等）和纤溶因子（组织纤溶酶激活物、尿激酶纤溶酶原激活物、纤溶酶原及纤溶酶原激活抑制物和α_2-抗纤溶酶等）的合成与降解均在肝脏进行，肝衰竭时肝脏合成抗凝血因子减少，清除纤溶酶、抗纤溶酶的能力下降，从而引起出血。

（3）血小板异常　病毒性肝炎时病毒或免疫机制抑制骨髓造血主细胞、肝衰竭的严重内毒素血症等，可使血小板聚凝率降低、体内释放功能增强、体外释放能力减弱以及出现明显的血小板超微结构改变，表现为血小板质和量方面明显异常，参与止血的功能明显降低。随着病情的加重，血小板在数量和质量上都有明显的改变，从而影响肝衰竭时的止血功能。

（4）凝血因子和抗凝血因子消耗增多导致 DIC 的发生　继发性纤溶亢进和原发性纤溶使凝血因子消耗过多，从而促进 DIC 的发生。有资料显示，肝衰竭患者血液循环中存在纤维蛋白细丝，尸检时发现多个脏器存在微血栓，表明肝衰竭患者存在一定程度的血管内凝血。

（5）内毒素血症加重凝血机制的紊乱　肝衰竭患者由于肠道菌群紊乱，肠道黏膜屏障损害，很容易继发细菌感染，导致严重的内毒素血症。另外，肝脏是单核巨噬细胞系统存在的主要器官，其中 Kupffer 细胞占人体单核巨噬细胞总数的 80%，当发生肝衰竭时 Kupffer 细胞功能障碍，导致其吞噬和清除细菌的作用削弱故易继发细菌感染，而这种感染多是来自于肠道的内源性感染。严重的内毒素血症使得多种代谢毒物在体内积聚，导致血脑屏障损伤，血管通透性及脆性增加，从而导致脑水肿及颅内出血。此外肝衰竭患者，由于肝实质性损害严重，肝细胞大量坏死，导致凝血因子生成减少或消耗增加，血小板减少和功能障碍，血中的抗凝系统异常以及毛细血管脆性增加等，从而引起机体的凝血功能障碍，成为患者合并颅内出血的一个主要诱因。

二、诊断要点

1. 临床特征

（1）症状 肝衰竭并发颅内出血多在静态中起病，临床症状不典型，主要有两种类型。

① 意识内容障碍：意识模糊、淡漠、躁动、胡言乱语等，少数患者有意识水平下降，从嗜睡到昏迷不等，故易误诊为肝性脑病。

② 高级智能损害：肢体活动障碍、口角歪斜、单侧鼻唇沟变浅、运动性失语、言语不清及肢体偏瘫，此类患者易被误诊为脑梗死。

（2）体征 可出现问话不能正确回答、定向力异常、计算力障碍、肢体肌力及肌张力下降、神经系统病理征阳性等。

（3）临床分型 主要分为意识内容障碍为主型和高级智能损害为主型。

2. 辅助检查

（1）实验室检查 凝血功能差。

（2）影像学检查 头颅 CT 可发现颅内出血。

三、治疗要点

1. 一般治疗

（1）饮食 吃易消化的食物，保持大便通畅。

（2）一般治疗 绝对卧床休息，尽量避免搬动等防止加重颅内出血。

（3）对症支持治疗

① 控制脑水肿，降低颅内压：20％甘露醇是一种高渗性脱水药物，可经肾小球滤过但不被肾小管重吸收，能迅速提高血浆渗透压，使组织脱水，从而减轻脑水肿，降低颅内

压，具有价廉、疗效好的特点，是临床上颅内高压患者的首选药物。但脑出血后超早期存在血脑屏障的破坏和"渗透性开放"，大剂量使用甘露醇可导致电解质紊乱及肾脏损害甚至引起肾功能衰竭。故一般采用小剂量甘露醇与呋塞米交替使用，既有效控制了颅内压，又防止了肾功能衰竭。

② 保护脑神经、促进神经细胞功能恢复：单唾液酸四己糖神经节苷脂虽价格较贵，但在保护脑神经、促进神经细胞功能恢复方面效果较佳。国内有研究表明，外源性给予神经节苷脂可借助血脑屏障顺利嵌入神经细胞膜内，并激活神经营养因子，可以抑制毒性物质对神经元的损害，减缓神经细胞的凋亡速度从而保护神经细胞，同时使细胞信号转导通路中的 Na^+-K^+-ATP 酶和 Ca^{2+}-Mg^{2+}-ATP 酶生物活性得到保护，促进受损神经元结构和功能的恢复。

③ 护肝支持降血氨，纠正电解质及酸碱平衡紊乱等治疗。

2. 病因治疗

应积极补充凝血因子的合成原料凝血酶原复合物；补充维生素 K，有助于凝血因子的合成；补充维生素 C 可降低毛细血管脆性。另需补充新鲜血浆，新鲜血浆不但能弥补蛋白质合成不足，亦能补充抗体增加患者抵抗力，减少感染的发生率，对凝血因子也是有效的补充途径之一。对有明显出血倾向者，应同时加用凝血酶原复合物或血小板悬液，可使颅内出血发生率降低，同时有明显治疗效果。

第三节　肝性脊髓病

一、概述

1. 定义

肝性脊髓病（hepatic myelopathy，HM）又称门-腔分流

性脊髓病，是肝病的一种特殊类型的神经系统并发症，以缓慢进行性痉挛性截瘫为特征，以脊髓侧索和后索脱髓鞘病理改变为主。本病多发生于肝硬化失代偿期，肝功能减退和门静脉高压症表现突出。

2. 发病率及预后转归

（1）发病率　临床少见，1949 年由 Leigh 和 Card 首次报道，国内首次报道可见于 1976 年河北省唐山市工人医院。我国 HM 的病因以乙型病毒性肝炎（44.71%）为主，次之为酒精性肝炎（11.38%）、丙型病毒性肝炎（9.06%），少见于肝豆状核变性等其他原因。HM 的发病年龄为 11～69 岁，男性占大多数，平均占肝病的 2.5%，多见于有多次肝性脑病发作或施行门-体分流术的肝硬化患者。

（2）预后转归

① 预后不良，病情呈慢性进展，主要死因为肝性脑病及其并发症。

② 肝移植术后：出现神经系统症状后早期行肝移植，症状可得到不同程度的改善。但当病情进展至轴索消失时，尽管肝移植术后患者肝功能恢复正常，但其神经系统的病变却转为不可逆。

3. 发病机制

（1）发病机制目前尚不完全清楚。

（2）多数认为主要与 3 个因素有关：严重的肝硬化；存在丰富的门-体分流（包括手术分流或广泛的侧支循环）；长期的高血氨。同时可能与蛋白质代谢障碍、营养不良、B 族维生素缺乏、体内毒性代谢物积存、免疫损伤等多种因素有关。

（3）肝性脊髓病多见于有多次肝性脑病发作，施行门-体分流术及部分胃切除术患者。

4. 病理生理

（1）肝硬化或肝衰竭导致大量代谢产物不能经过肝脏转化、清除而直接进入体循环，引起脊髓慢性中毒而变性。

（2）血氨增高是肝性脊髓病的重要因素。长期高血氨降低中枢神经系统对氧的利用，造成神经系统损害和功能减退。

（3）本病的基本病理改变是肝硬化。中枢神经系统病理改变以脊髓侧索中的锥体束脱髓鞘最为显著，伴有中度轴索变性的胶质细胞增生。

二、诊断要点

1. 临床表现

（1）以青壮年男性多见，可因病因不同而发病年龄各异，由肝豆状核变性引起的肝性脊髓病多在青少年时期发病，而肝硬化并发的肝性脊髓病常在中壮年时期出现，一般后者多见。

（2）肝硬化失代偿期，肝功能减退和门静脉高压症表现突出。

（3）国内学者依据临床症状将本病分为 3 期。

① 肝症状期（神经症状前期）：主要是慢性肝损害的表现。

② 肝性脑病期（痉挛性截瘫期）：可反复出现一过性脑病症状。

③ 脊髓病期

a. 脊髓症状与脑病症状并不平行消长，脑病症状以反复一过性发作为特征，而脊髓病呈缓慢进行性加重。

b. 脊髓病变期常发生于脑病期之后，但也可发生于脑病期之前，甚至于无脑病期发生。

c. 双下肢先后出现沉重感，走路自感费力，双下肢肌肉发抖，肢体不灵活。逐渐发展成两侧对称性痉挛性截瘫，早期呈伸直性痉挛性截瘫，肌张力增加，呈强直状，膝部和踝部直伸，有"折刀现象"，行走呈痉挛步态、剪刀步态。晚期呈屈曲性痉挛性截瘫，少数可出现四肢瘫，但仍以下肢为重。检查时发现双下肢肌力减退，肌张力增高，腱反射亢进，常有踝阵挛和膑阵挛阳性、腹壁反射和提睾反射消失、锥体束征阳性等病理体征。

d. 肢体症状一般是对称的，近端较远端症状明显。

e. 个别病例有下肢肌萎缩或双手肌萎缩，肌电图正常或神经源性损害。

f. 少数患者可合并末梢神经病变，出现两侧对称性袜套样浅感觉减退，偶有深感觉减退。无括约肌功能障碍。

g. 伴有肝性脑病时，个别患者有尿失禁或尿潴留。

2. 辅助检查

（1）进展较快的肝性脊髓病多有转氨酶增高、白蛋白下降、球蛋白升高等肝功能异常。慢性起病者以血氨增高为重要的实验室特征，但血氨水平与脑-脊髓损害的严重程度并不呈平行关系。

（2）脑脊液大多正常，可有蛋白质轻度或中度增高。

（3）血清铜蓝蛋白、B族维生素、叶酸及梅毒血清检查正常。

（4）肝豆状核变性并发痉挛性截瘫的患者，在肉眼或裂隙灯下可见角膜 K-F 色素环，出现血清铜蓝蛋白、血清氧化酶及血清总铜量减少，血清铜量及 24h 尿铜量增加等铜代谢的异常。

（5）肌电图检查显示运动诱发电位（MEP）异常，上运动神经元受损表现。脑电图可见轻中度弥散性异常。

（6）脊髓 MRI 有助于排除其他脊髓病变。

3. 诊断

(1) 有急、慢性肝病及肝硬化病史，在慢性肝病基础上出现进行性双下肢无力、剪刀步态或不能行走。

(2) 神经系统检查发现痉挛性截瘫，无明显肌萎缩及浅感觉障碍，肌张力增高，足底伸肌反射增强。

(3) 脊髓增强 MRI 或 CT 正常，或皮质下皮质脊髓束 FLAIR 信号延长，并除外脊髓压迫症；头颅增强 MRI 或 CT 正常，或苍白球、中脑黑质可见对称分布的 T_1WI 像高信号，并排除脑脱髓鞘病变、脑水肿、矢状窦旁间隙占位性病变、小脑扁桃体下疝畸形（Arnold-Chiari 畸形）及颅颈交界处其他结构异常。

(4) 其他诊断性工具包括：腰椎穿刺检查脑脊液，除外脊髓炎症性病变；运动诱发电位检查可能发现早期 HM 导致的中枢运动传导时间（CMCT）异常。

(5) 曾有门-体分流手术或 TIPS 史，或腹部 B 超、CT、MRI 发现侧支循环形成提示自发门-体分流证据。

(6) 除外其他原因所致脊髓病。

三、治疗

目前尚缺乏明确有效的治疗方法，主要为治疗原发病。治疗原则是保护肝脏、降血氨和促进脊髓功能恢复。

1. 保持大便通畅，减少肠内毒物的生成和吸收

常用方案：低蛋白饮食，乳果糖 10mL po tid。

2. 促进有毒物质的代谢清除，纠正氨基酸代谢紊乱

(1) 降氨治疗　常用方案：GS 250mL＋门冬氨酸-鸟氨酸 5～10g ivgtt qd/bid；GS 250mL＋精氨酸 40mL ivgtt qd。

(2) 补充支链氨基酸　口服或静脉注射以支链氨基酸为主的氨基酸混合液。但对门-体分流性脑病的疗效尚有争议。

常用方案：复方氨基酸注射液 250mL ivgtt qd。

3. 病因治疗

针对原发病进行治疗。

4. 支持治疗

如出现低蛋白血症，补充白蛋白；凝血功能差者可补充血浆；等等。

5. 高压氧治疗

高压氧治疗使肝脏血流增加，脑组织氨降低，保护及修复神经髓鞘，对 HM 有一定疗效。

6. 人工肝

用活性炭、树脂等进行血液灌流或用聚丙烯腈进行血液透析可清除血氨和其他毒性物质。

7. 肝移植

肝移植是 HM 最有前景的治疗策略。HM 早期或 MEP/CMCT 尚未出现显著异常时尽早进行肝移植可获得最大程度神经修复和生活质量的改善。

第四节 肝性胸水

一、概述

1. 定义

肝硬化患者出现胸腔积液，排外原发性心肺疾病所致，称为肝性胸水，为肝硬化失代偿期并发症之一。

2. 发病率及预后转归

（1）发病率 国外报道发生率为 5％～12％，国内为 2.1％～30.3％。占肝硬化病例的 5％～10％。

（2）预后转归

① 主要取决于肝硬化失代偿的严重程度、其他并发症有无及轻重等。若并发自发性细菌性脓胸，死亡率约为 20%。

② 中位生存期约为 9 个月，晚期肝病患者行肝移植术后 5 年生存率达 70% 左右。

3. 发生机制

（1）肝硬化因素

① 血流动力学改变。

② 淋巴引流障碍。

③ 神经-内分泌紊乱。

④ 低蛋白血症。

（2）局部因素

① 左右横膈发育不平衡：右侧横膈较易出现发育缺陷，右侧淋巴网较左侧发达，肝脏淋巴流量增加，主要引起右侧胸膜淋巴管扩张，淋巴回流障碍和淋巴液外溢。

② 右肺静脉压力相对较高。

③ 横膈缺损。

二、临床表现

（1）呼吸道症状　胸水较多者出现咳嗽、胸闷、呼吸困难，严重者出现呼吸衰竭。

（2）发热　合并感染可出现发热等感染表现。

三、辅助检查

（1）胸部 CT 或 X 线　明确肺部有无病变及胸水。

（2）胸腔彩超　用于诊断及胸腔穿刺定位。

（3）胸腔穿刺　常规行胸腔穿刺，胸水常规、生化、胸水细菌培养、胸水脱落细胞学检查等。

（4）放射性核素检查　放射性^{99m}锝注入腹腔，可观察到放射性物质由腹腔进入胸腔。

（5）电子胸腔镜　明确膈肌缺损。

四、诊断

Mekgy 诊断标准：

（1）在各类肝病，尤其是肝硬化导致的腹水基础上，排除心肺疾病、结核性胸膜炎、多发性浆膜炎、恶性肿瘤等可引起胸水的疾病，伴或不伴一系列胸部的症状，如胸闷、气短、呼吸困难等。

（2）经影像学 X 线或超声、胸腔镜、胸腔穿刺等检查证实胸水的存在。

（3）明确胸水的性质，一般为单纯性漏出液，极少数提示乳糜胸或合并感染。

（4）往腹腔中注入放射性核素或各类染色剂，通过以上各检查证实染色剂进入胸腔中能明确诊断。

五、治疗

1. 胸腔穿刺、胸腔置管引流

必要时注入胸腔 50% GS 20mL（胸膜粘连剂）。

2. 抗感染治疗

如存在感染，行抗感染治疗。

3. 白蛋白和利尿药

纠正低蛋白血症，利尿。

4. 降低门静脉压力

（1）特利加压素　NS 50mL ＋特利加压素 1mg 微泵 q6h/q8h 或 NS 10mL＋特利加压素 1mg iv q6h/q8h。

① 禁忌证：缺血性心血管疾病。

② 不良反应：最常见为腹泻。当静脉注射特利加压素时，如出现严重腹泻，应减量使用或加用蒙脱石散等止泻药物。

（2）生长抑素类药物　奥曲肽、生长抑素等。奥曲肽0.3mg 或生长抑素 3mg＋NS 50mL 微量泵入 q6h/q8h。

（3）TIPS　有效率为 70%～80%，难治性肝性胸水的首选，并可作为肝移植前的治疗。缺点：增加肝性脑病的发生率，诱发或加重肝衰竭及右心衰竭等。

5. 外科治疗

21%～26% 的患者经内科治疗无效，需行外科治疗，如胸膜固定术、膈肌修补术、门-奇静脉断流术等。

6. 干细胞治疗

肝功能差不能通过外科治疗的患者，可经肝固有动脉回输干细胞，具有风险小、创伤小的优点。

7. 肝移植

失代偿期肝硬化可行肝移植治疗。

第五节　肝肺综合征

一、概述

1. 定义

肝肺综合征（hepatopulmonary syndrome，HPS）是在急、慢性肝病和（或）门静脉高压基础上出现的肺血管扩张、动脉血氧合功能异常，临床上以肝功能不全、肺血管扩张、进行性呼吸困难、低氧血症为主要表现，具有原发性肝病、肺内血管扩张和动脉氧合不足所构成的三联征。

2. 发病率及预后转归

(1) 发病率　对于肝硬化或严重门静脉高压患者，肝肺综合征的发生率为 15%～20%。

(2) 预后转归

① HPS 确诊后平均生存期仅为 24 个月，5 年生存率约为 23%，6 个月病死率为 50%。

② 肝移植术后第 1、3、5、10 年生存率分别为 91%、81%、76%、64%，肝移植术后患者的病死率仍高达 33%。大部分患者在肝移植后 6～12 个月内 HPS 相关症状得以改善，低氧血症的缓解与肝移植前疾病的严重程度相关，术后 HPS 复发较少见。

3. 病因及发病机制

(1) 病因

① 各种原因引起的肝硬化：如病毒性、酒精性、胆汁性、药物性、寄生虫性、代谢性（Wilson 病、半乳糖血症、酪氨酸血症、糖原累积症、α_1-抗胰蛋白酶缺乏症）、先天性、梅毒性及隐匿性肝硬化等，以乙型肝炎所致肝硬化最常见。

② 非肝硬化性门静脉高压：如门静脉血栓形成、肝结节性再生性增生、先天性肝纤维化等。

③ 无肝硬化和门静脉高压的急、慢性肝炎：如急性或亚急性重症肝炎、慢性活动性肝炎、缺血性肝炎等。

④ 其他：如原发性硬化性胆管炎和自身免疫性肝炎、结节病、特发性紫癜样肝病、Abernethy 畸形等。

(2) 发病机制　门静脉高压可能是 HPS 存在的决定性因素。血管扩张物质所造成的显著肺内血管扩张是 HPS 发生的基本原因。

① 血管扩张：NO、CO、雌激素、降钙素原基因相关

肽、血管活性肠肽、血小板活性因子、异亮氨酸、组氨酸、神经肽 A 物质、神经肽 P 物质、胰高血糖素、内皮因子、前列腺素、内毒素等物质致肺内血管扩张。

② 动静脉分流。

③ 血氧弥散及灌注障碍。

④ 通气-灌注配合障碍。

二、临床表现

1. 原发性肝病的临床表现

黄疸、腹水、肝掌、蜘蛛痣、肝脾大、消化道出血、肝功能异常等。

2. 肺功能障碍的临床表现

发绀、呼吸困难、杵状指（趾）、直立性缺氧、卧位呼吸等。

（1）直立性缺氧 由仰卧位改为站立位时，PaO_2 降低＞10％称为直立性缺氧。

（2）卧位呼吸 由仰卧位改为端坐位或站立位时出现或加重呼吸困难称卧位呼吸。

3. 高动力循环表现

心动过速、心搏出量增加、平均动脉压较低、外周血管阻力较低。

三、辅助检查

1. 动脉血气分析

PaO_2 下降是 HPS 的必备条件，$PaO_2 < 9.33kPa$（70mmHg），严重时＜$6.7kPa$（50mmHg）；血氧饱和度（SaO_2）下降，$SaO_2 < 90％$，严重时＜85％；肺泡动脉血氧梯度≥15mmHg。

2. 超声心动图

对比增强经胸超声心动图（CE-TTE）是证实肺内血管扩张的非侵袭性检查的首选方法。

3. 肺灌注显像

^{99m}锝标记的聚合白蛋白（Tc-MAA）动态肺灌注显像。

4. 肺血管造影

分为两型。Ⅰ型：弥漫性前毛细血管扩张；Ⅱ型：断续的局部动脉畸形或交通支。

5. 肺功能检查

无明显胸腔积液、腹腔积液的肝肺综合征患者虽然肺容量及呼气量可基本正常，但仍有较明显的弥散量改变，即使校正血红蛋白后仍明显异常。

6. 肺部CT

肝肺综合征患者肺部CT可显示肺远端血管扩张，有大量异常的末梢分支，可提示肝肺综合征的存在，但无特异性。

四、诊断

1. 诊断标准

2016年国际肝移植学会实践指南提出以下3条诊断标准。

（1）患有肝脏疾病　通常是肝硬化合并门静脉高压。

（2）对比增强经胸超声心动图阳性　从外周手臂静脉注射10mL生理盐水，在对右心进行微泡造影后，≥3个心动周期后左心可见微泡显影。

（3）动脉血气结果异常　肺泡动脉血氧梯度≥15mmHg（若年龄＞64岁，则≥20mmHg）。

2. HPS 的严重程度分级

HPS 的严重程度分级是由低氧血症程度决定的，根据欧洲呼吸学会的标准：

（1）轻度　肺泡动脉血氧梯度≥15mmHg，氧分压≥80mmHg。

（2）中度　肺泡动脉血氧梯度≥15mmHg，氧分压60~80mmHg。

（3）重度　肺泡动脉血氧梯度≥15mmHg，氧分压50~60mmHg。

（4）极重度　肺泡动脉血氧梯度≥15mmHg，氧分压<50mmHg（当患者吸入100%的氧时<300mmHg）。

五、治疗

1. 基础治疗

针对原发病及其并发症进行治疗，如改善肝功能、降低门静脉压力、积极预防和控制感染、纠正水电解质紊乱及营养不良等。

2. 氧疗

可给予氧疗，维持血氧饱和度>88%。

3. 药物

目前尚无确切有效的药物推荐治疗 HPS，生长抑素、吲哚美辛、诺氟沙星、雾化吸入左旋精氨酸甲酯、阿司匹林以及血浆置换等都已用于小规模临床试验，但无明确获益。

4. 肝硬化合并咯血

（1）NS/GS 50mL＋垂体后叶素 12~18U 微泵 5mL/h 联合 NS/GS 50mL＋硝酸甘油 5mg 微泵 5mL/h。

（2）酚磺乙胺、注射用血凝酶等。

5. 介入治疗

TIPS 可有助于改善部分患者近期的氧合功能，但疗效不一致，目前尚未成为常规推荐的治疗手段。

6. 肝移植

肝移植是肝肺综合征的根本性治疗方法，可逆转肺血管扩张。体外膜氧合器可用于改善 HPS 肝移植围手术期的难治性低氧血症，减少并发症，提高肝移植生存率。

第六节　消化道出血

一、概述

1. 定义

消化道出血以十二指肠悬韧带为界分为上消化道（食管、胃和十二指肠乳头部以上）出血和下消化道（空肠、回肠、结肠及直肠）出血。肝衰竭合并上消化道出血是临床常见的急症之一。其中，短期内失血量超过 1000mL 或循环血容量减少 20% 以上的出血为大出血，临床上需及时抢救。

2. 发病率及预后转归

（1）发病率　肝衰竭合并消化道出血的发病率达 50%。

（2）预后转归　肝硬化并发消化道出血的病死率 >40%。

3. 危险因素及病因

（1）上消化道出血病因　急性及亚急性肝衰竭由急性胃黏膜病变和（或）凝血功能异常所致；ACLF 及慢性肝硬化时门静脉高压、食管静脉曲张及胃黏膜病变均可见。

（2）下消化道出血病因　国内常见原因为肿瘤、息肉、肛周病变、结肠炎症等，国外常见原因为肠道憩室、动静脉畸形、肿瘤、肛门直肠疾病、炎性肠病、肠道炎症、缺血性肠炎、凝血功能障碍等。

（3）肝衰竭合并上消化道出血病因

① 食管-胃底静脉曲张破裂出血：由门静脉压力增高导致，门静脉压力 $> 20cmH_2O$（$1cmH_2O = 0.098kPa$）或 $15mmHg$，是肝衰竭合并消化道出血最常见原因。

② 门静脉高压性胃病：门静脉高压和内脏高血流动力状态，导致胃的静脉回流受阻，使得胃壁静脉淤血，长期高压力血流使胃壁血管形态结构和功能异常，影响胃黏膜的血供，导致胃黏膜对损伤因子的敏感性增加。

③ 肝源性溃疡：继发于肝硬化门静脉高压症的消化性溃疡，常伴有糜烂性胃炎。

④ 肝性胃肠功能不全：肝脏功能不全引起胃肠道分泌、吸收、运动、屏障、循环等方面的功能障碍，严重时则称为肝性胃肠衰竭。

⑤ 食管-贲门黏膜撕裂综合征：严重肝病患者常发生频繁的恶心、呕吐，呕吐时胃内容物进入痉挛的食管，加之膈肌收缩，使末端食管内压力急剧增高而引起贲门部的黏膜撕裂。

⑥ 急性胃黏膜损伤：急性/亚急性肝功能衰竭、慢加急性肝功能衰竭时，机体处于严重应激状态，以下3个因素起致病作用：a. 胃黏膜局部缺血、微循环障碍；b. 胃黏膜屏障受损；c. 胃酸分泌增多。

4. 门静脉高压机制

（1）门静脉阻力增加

① 肝内血液循环障碍。

② 门体侧支循环开放。

③ 门静脉系血管动脉化。

④ 肝外门静脉系统血栓形成。

上述四点引起门静脉阻力增加，主要是肝脏结构破坏及重构引起的窦性和窦后性阻力增加，属于器质性改变。

⑤ 肝内血管收缩：循环及肝内缩血管物质水平升高。

（2）内脏血管舒张。

（3）门体侧支循环形成。

（4）门静脉血流量增加与高动力循环

① 全身血流动力学特征：外周动脉扩张、高动力循环、外周血管阻力下降、平均动脉压下降、内脏血流量增加、血容量扩张、心输出量和心指数增高等。

② 门静脉血流增加。

二、临床表现

取决于出血的性质、部位、失血量与速度，患者的年龄、有无重要伴发病等全身情况。

1. 呕血与黑便

呕血与黑便是消化道出血的特征性表现。

（1）出血量小、胃内停留时间较长，呕吐物多为棕褐色呈咖啡样；出血量大、出血速度快、在胃内停留时间短，呕吐物呈鲜血样或有血凝块。

（2）黑便表示出血部位多在上消化道，黑便色泽受血液在肠道内停留时间长短的影响，但当十二指肠部位病变的出血速度过快，血液在肠道停留时间不长，则呈紫红色或暗红色。

（3）有呕血者一般都伴有黑便，有黑便者不一定伴有呕血。

（4）左半结肠出血时，粪便颜色为鲜红色，空回肠及右半结肠病变引起少量出血时可呈黑便。

（5）食管-胃底静脉曲张破裂出血最突出的表现常为呕血，往往呈鲜红色、量大，甚至呈喷射状，比其他出血严重，常迅速发生休克。

2. 失血性休克

大量出血达全身血量的 20% 以上即可产生休克，表现为烦躁不安或神志不清、面色苍白、四肢湿冷、口唇发绀、呼吸困难、血压降低、脉压差小及脉搏快而弱，失血量大、处理不及时均可引起组织器官血液灌注减少、细胞缺氧、代谢性酸中毒和代谢产物蓄积，造成周围血管扩张，大量体液淤滞于腹腔脏器与周围组织，有效血容量锐减，严重影响心、脑、肾的血液供应，形成不可逆的休克，甚至死亡。

3. 氮质血症

可分为肠源性、肾前性、肾性 3 种。

（1）肠源性氮质血症　大量消化道出血后，血红蛋白的分解产物在肠道被吸收，血中氮质升高，一般于出血后 24～28h 达到高峰，为 10.7～14.3mmol/L，3～4 天降至正常。

（2）肾前性氮质血症　由于失血性周围循环衰竭造成肾血流量暂时性减少，肾小球滤过率和肾排泄功能降低，氮质潴留。

（3）肾性氮质血症　由于严重而持久的缺血、缺氧和低血压，肾血流量、肾小球滤过率和肾排泄功能均下降，导致急性肾衰竭，或失血加重原有肾病损害。

4. 发热

大量出血后，多数患者在 24h 内出现低热，多数在 38.5℃ 以下，持续数日至 1 周不等。

（1）发热原因可为血容量减少、贫血、周围循环衰竭、血分解蛋白的吸收等。

（2）需注意排除合并感染所致发热，如腹腔感染、肺部感染等。

5. 贫血

（1）出血早期血红蛋白浓度、红细胞计数与血细胞比容可无明显变化。

（2）出血后组织液渗入血管内导致血液稀释，一般需经3~4h才出现贫血，出血后24~72h血液稀释到最大限度。

6. 低蛋白血症

大量出血合并大量血浆蛋白的丢失，如不及时补充血浆蛋白、过多补充水分及晶体溶液，出血后72h首先出现腹水，其次出现下肢水肿或全身水肿、球结膜水肿等。

7. 重要脏器缺血表现

心肌缺血、脑供血不足、肝性脑病、功能性肾衰竭等。

三、出血量及病情严重程度评估

一般来说，每次出血量大于5mL，粪便隐血试验阳性；每次出血量大于50mL，表现为黑便；每次出血量大于300mL，出现柏油样便；一次出血量大于2500mL，既有呕血又有黑便。但以呕血及便血的数量来估计失血量不够精准，因为部分血液尚潴留在胃肠道内而未排出体外，往往需要通过临床症状和体征加以综合评估。

1. 一般情况

失血量与症状之间的对应关系，见表8-1。

表8-1　失血量与症状之间的关系

失血量/mL	收缩压/mmHg	脉搏/（次/分）	症状
<500	正常	正常	头晕、乏力
800~1000	<100	>100	头晕、面色苍白、口渴、冷汗
>1500	<80	>120	四肢厥冷、神志恍惚或昏迷

2. 中心静脉压

测定中心静脉压（CVP）是判定体内有效循环血容量最准确的方法，测定 CVP 有助于了解血容量和心、肺功能情况，指导临床医生调整患者的输液量和输液速度。

3. 休克指数

出血后计算休克指数（shock index，SI），即心率（次/分）÷收缩压（mmHg），对判定出血量亦有临床实用性，正常值为 0.54±0.03。出血量达 1000mL 时，SI 为 0.5～1.0；出血量达 1500mL 时，SI 为 1.5；出血量达 2000mL 以上时，SI＞2.0。

四、判断是否存在继续活动性出血

判断患者是否存在继续出血，关系到疗效的判断、患者的预后、患者是否需要手术治疗等。出血有无停止，临床上不能单凭血红蛋白是否下降或粪便是否仍为黑色来判断。

（1）如患者每日排便 1 次，1 次出血量达 1000mL 时，柏油样便可持续 1～3 天，粪便隐血可持续长达 1 周；当一次出血量达 2000mL 时，柏油样便可持续 4～5 天，粪便隐血可持续长达 2 周。

（2）如患者自觉症状好转，能安稳入睡而无冷汗及烦躁不安，脉搏及血压恢复正常并稳定不再下降，尿量足（＞30mL/h），则可认为出血已减少、减慢甚至停止。

（3）继续出血的指标

① 反复呕血甚至呕血转为鲜红色；黑便次数及量增多，粪质稀薄，呈暗红色，或排出鲜血便。

② 周围循环衰竭的表现经补液、输血在血容量已补足的情况下仍未见明显改善，或虽有好转但又迅速恶化，经

快速补液、输血，中心静脉压仍有波动，或稍稳定后又下降。

③ 胃管抽出物有较多新鲜血。

④ 在 24h 内经积极输液、输血仍不能稳定血压和脉搏，一般状况未见改善，或经过迅速输液、输血后，中心静脉压仍在下降。

⑤ 血红蛋白、红细胞计数与血细胞比容继续下降，网织红细胞计数持续增高；补液与尿量足够的情况下，血尿素氮持续或再次增高。

⑥ 肠鸣音活跃。应用该指征时应该注意，肠道内积血未排干净时肠鸣音亦可活跃，但如果患者黑便本已逐渐变浅，肠鸣音逐渐恢复正常后又重新活跃，则是发生再次出血的可靠指征。

五、判断预后

根据患者的年龄、临床表现、有无伴发病等情况，可判断患者消化道出血的预后。凡是存在年龄超过 65 岁、伴发重要器官疾病、休克、血红蛋白浓度低、需要输血等情形，再出血危险性增高；无肝、肾疾病患者的血尿素氮、肌酐或血清转氨酶升高时，病死率增高。

Rockall 评分系统（表 8-2）将消化道出血患者分为高危、中危和低危人群，评分 ≥5 分者为高危；3～4 分者为中危，0～2 分者为低危。

表 8-2　急性上消化道出血 Rockall 评分系统

变量	评分			
	0	1	2	3
年龄/岁	<60	60～79	≥80	

变量	评分			
	0	1	2	3
休克	无①	心动过速②	低血压③	
伴发疾病	无		心力衰竭、缺血性心肌病和其他严重伴发疾病	肝衰竭、肾衰竭和肿瘤播散
出血原因	无；或食管贲门黏膜撕裂综合征	溃疡等其他病变	上消化道恶性肿瘤	
内镜下出血征象	无；或只有黑斑		上消化道有血液潴留、黏附血凝块、血管显露或喷血	

①收缩压>100mmHg，心率<100 次/分。
②收缩压>100mmHg，心率>100 次/分。
③收缩压<100mmHg，心率>100 次/分。

注：评分范围为 0～11 分，评分≥5 分为高危，3～4 分为中危，0～2 分为低危。

六、内镜检查

内镜检查是消化道出血病因诊断的关键。内镜检查前需对患者进行风险评估，多项研究已经证实 Glasgow-Blatchford 评分系统（GBS）对低危患者的内镜检查治疗有较理想的预测和指导作用。2015 年欧洲胃肠内镜学会（ESGE）指南推荐：GBS 评分为 0～1 分的患者再出血风险非常低，不需急诊内镜检查和住院治疗。但也有研究将 GBS 的低危预测值提高至 2～3 分，也得到了安全的预测结果。

七、并发症

1. 食管-胃底静脉曲张及其破裂出血

（1）曲张静脉上出现红斑或糜烂，发生出血的风险增加 4～5 倍。

（2）出血最重要的预测因子是门静脉压力和静脉曲张程度。

（3）当内镜检查结果显示以下情况之一时，静脉曲张活动性出血的诊断即可成立。

① 曲张静脉有喷血或活动性渗血。

② 曲张静脉上覆有红色血栓或白色血栓。

③ 胃腔内有血液但能排除曲张静脉以外原因引起的出血。

2. 感染

上消化道出血继发感染。

（1）细菌移位、内镜检查、三腔二囊管使用等可能为感染原因。

（2）感染细菌以革兰氏阴性菌常见，亦可见革兰氏阳性菌。

（3）自发性腹膜炎常见于大量腹水患者。

（4）肺部感染。

（5）胆道感染。

（6）尿路感染。

（7）菌血症、败血症、感染性休克。

3. 肝性脑病

消化道出血的患者肠道内往往会有大量的积血，蛋白质分解产物氨增加，吸收入血后可引起肝性脑病。

4. 肝肾综合征

病死率高，生存时间往往短于 2 周。即使进行肝移植，病死率仍高。

5. 门静脉血栓形成

Child-Pugh 分级 C 级、PLT 升高、门静脉内径增宽是肝硬化合并上消化道出血患者并发门静脉血栓形成的独立危险因素。

6. 继发性海绵样变性

肝硬化时门静脉血流受阻，血液淤滞及血流量的增加造成门静脉压力增高，侧支循环建立、门静脉再通。

7. 肝肺综合征

由肺内血管异常扩张、气体交换障碍、动脉血氧合异常导致，特征性表现为直立性呼吸困难、低氧血症、发绀。

八、诊断

1. 临床诊断

（1）流行病学史　病毒感染史、血吸虫疫水接触史、饮酒史、输血史等。

（2）门静脉高压三联征　门体侧支循环形成、脾大、腹水。

（3）肝功能　合并肝脏损害者可表现为白蛋白降低、γ-球蛋白升高，凝血酶原时间延长，ALT、AST 等可异常，肝纤维化标志物可异常；无肝脏损害者（如肝前性门静脉高压患者）肝功能可正常。

（4）病原学或病因检测　病毒标志物、血吸虫抗体、自身免疫性肝病标志物等。

2. 超声诊断

（1）门静脉主干与脾静脉内径增宽　门静脉主干内径>14mm，脾静脉>10mm。

（2）门体侧支循环开放　门静脉主干内径>15mm，脐静脉重新开放、增粗>5mm 或胃左静脉内径>5mm 者；彩色多普勒门静脉流量>830mL/min，胃左静脉出现离肝血流且流速增快者，往往提示近期有出血风险。

（3）肝外型门静脉高压

① 门静脉血栓形成。

② 门静脉海绵状变性。

③ 肝静脉阻塞综合征。

3. 内镜诊断

（1）胃镜

① 食管-胃底静脉曲张是门静脉高压的间接证据。

② 曲张静脉的直径和门静脉压力与出血风险相关。

③ 曲张静脉外观呈蓝色者出血风险高于白色；有红色征常提示近期有出血风险。

④ 门静脉高压性胃病常见，亦是上消化道出血常见病因。

（2）超声内镜　可显示黏膜下和食管、胃腔外曲张静脉。

（3）腹腔镜　可直观显示门静脉高压三联征，肝脏大体形态和质地改变。

4. CT、MRI 诊断

可观察到门静脉高压三联征、门静脉血栓或癌栓，肝脏大小、质地、密度改变，MRI 对门体侧支循环开放检出率特别高。

5. 放射性核素检查

经内镜及 X 线检查呈阴性的病例，可做放射性核素扫描。其方法是采用核素（例如^{99m}锝）标记患者的红细胞后，再从静脉注入患者体内,当有活动性出血,且出血速度能达到 0.1mL/min 时,核素便可以显示出血部位。

6. 门静脉穿刺造影

技术难度大,属于侵入性操作,现已被多普勒超声等取代。

7. 门静脉血流动力学监测

① 门静脉压力测定。

② 食管曲张静脉压力测定。

③ 肝血流测定。

④ 奇静脉血流量测定。

8. 体循环血流动力学变化测定

可显示为外周动脉扩张的高动力循环。

九、治疗

1. 一般治疗

(1) 病因治疗　如抗 HBV 治疗、抗 HCV 治疗、戒酒等。

(2) 休息　临床症状加重或肝损害加重时应绝对卧床休息。

(3) 饮食　暂禁食。

(4) 维护肝功能　使用护肝药物、白蛋白、氨基酸等。

(5) 控制腹水。

2. 控制活动性急性出血

(1) 内科综合治疗

① 恢复血容量:配置血浆、去白悬浮红细胞(维持血红蛋白为 7~8g/dL);保持静脉通路通畅,积极快速补液、输血。血容量充足的指征:a. 收缩压为 90~120mmHg;b. 脉搏<100 次/分;c. 尿量>40mL/h、血钠<140mmol/L;d. 神志清楚或好转,无明显脱水貌。

② 降低门静脉压力

a. 特利加压素 2mg q4h～q6h，出血停止后改为 1mg q12h，疗程 5 天左右。

b. 生长抑素类药物：奥曲肽、生长抑素等。奥曲肽 0.3mg 或生长抑素 3mg＋NS 50mL 微量泵入 q6h～q8h。

c. 质子泵抑制剂：奥美拉唑、埃索美拉唑、泮托拉唑等。

d. 抗生素：可减少早期再出血风险；推荐第三代头孢菌素或喹诺酮类。

（2）内镜下治疗

① 套扎治疗（EVL）

a. 禁忌证：有上消化道内镜检查禁忌证；生命体征不平稳；过于粗大或细小的静脉曲张。

b. 疗程：首次套扎间隔 10～14 天可行第 2 次套扎，直至静脉曲张消失或基本消失。一般需 3～4 次套扎。

c. 术后处理：禁水 12h，禁食 24h，观察有无并发症，套扎术后 5～8 天尤其需注意套扎环脱落风险。

② 硬化治疗（EIS）

a. 禁忌证：有上消化道内镜检查禁忌证；生命体征不平稳；伴有严重肝、肾功能障碍。

b. 疗程：第 1 次硬化治疗后再行第 2、3 次硬化治疗，直至静脉曲张消失或基本消失。每次硬化治疗间隔 2 周左右。一般需 3～5 次硬化治疗。相比于套扎，该方法对黏膜深层曲张静脉和穿通支治疗效果好，但胸痛、发热、溃疡和食管狭窄等并发症发生率更高。不推荐使用硬化剂治疗急性曲张静脉破裂出血。

c. 术后处理：禁食 6～8h 后改流质饮食；适当使用抗生素预防感染；酌情使用降低门静脉压力的药物；严密观察出血、穿孔、发热、败血症及异位栓塞等并发症。

③ 组织黏合剂治疗

a. 适应证：多用于胃静脉曲张和异位静脉曲张治疗。

b. 方法："三明治"夹心法。总量根据曲张静脉的大小进行估计，最好 1 次将曲张静脉闭塞。

c. 术后处理：同硬化剂，抗生素治疗 3～5 天；酌情使用抗酸药。

（3）介入治疗　最常用方案为 TIPS，对于 Child-Pugh C 级、无法耐受多次内镜治疗或无法长期服用非选择性 β 受体阻滞药的曲张静脉破裂出血患者可作为首选治疗。也可作为内镜治疗和外科手术治疗无效患者的补救治疗。不推荐作为曲张静脉破裂出血的一级预防。相较于内镜治疗，TIPS 不能明显提高患者生存率。

禁忌证：Child-Pugh 评分 > 12，MELD 评分 > 18，APACHE Ⅱ评分＞20，以及不可逆的休克状态；右心衰竭、中心静脉压＞15mmHg；无法控制的肝性脑病；位于第一、二肝门的肝癌；肝内和全身感染性疾病。

其他：经球囊导管阻塞下逆行闭塞静脉曲张术、脾动脉栓塞术、经皮经肝曲张静脉栓塞术等。

（4）气囊压迫止血　对于无法行内镜治疗、手术治疗和介入治疗患者的暂时性过渡治疗，一般使用不超过 24h。应注意防治并发症，如吸入性肺炎、气管阻塞、食管与胃底黏膜压迫坏死再出血等。应根据病情每 8～12h 将气囊放气 1 次，拔管时应先放气，再观察 24h，若无活动性出血即可拔管。

（5）手术治疗　约 20％的患者出血常不能控制或出血一度停止后 24h 内再出血，经规范内科治疗无效者可考虑手术治疗，一般施行断流术或分流术。肝移植是门静脉高压的唯一治愈方法。

十、预防

1. 一级预防

（1）旨在延缓曲张静脉的进展，预防破裂出血。

（2）轻度静脉曲张者仅在出血风险较大时（红色征阳性）推荐使用非选择性 β 受体阻滞药治疗。

（3）中、重度食管静脉曲张的患者则推荐使用非选择性 β 受体阻滞药治疗或内镜套扎治疗。中、重度单纯胃静脉曲张的患者则推荐使用非选择性 β 受体阻滞药治疗，不推荐内镜治疗用于一级预防。

（4）非选择性 β 受体阻滞药

① 用法：普萘洛尔，起始剂量为 10mg，每 8h 1 次，渐增至最大耐受剂量。治疗达到以下标准时可有效预防静脉曲张破裂出血：HVPG 降至 12mmHg 以下，或较基线水平下降 $>20\%$；静息心率降至基础心率的 75% 或为 55～60 次/分。

② 禁忌证：窦性心动过缓、支气管哮喘、慢性阻塞性肺疾病、心力衰竭、低血压、房室传导阻滞、胰岛素依赖型糖尿病、外周血管病变、肝功能 Child-Pugh C 级。对于合并大量腹水、自发性腹膜炎或肝肾综合征的患者慎用。

有研究表明，对于肝功能 Child-Pugh A 级患者卡维地洛预防效果优于普萘洛尔。

2. 二级预防

药物联合内镜治疗：建议非选择性 β 受体阻滞药联合内镜治疗。治疗时机：选择在食管-胃底曲张静脉破裂出血控制后 5 天实施。

3. 脾亢

可考虑脾切除术。

（1）适应证

① 巨脾有明显的压迫症状后出现反复脾梗死，引起持

续性疼痛。

② 由于脾功能亢进引起顽固性溶血或血小板减少，药物治疗无效且需长期反复输血但造血功能尚未完全丧失者。

③ 伴有门静脉高压并发食管静脉破裂出血者。

（2）禁忌证

① 全身状况很差的患者，常需适当延长手术准备时间，对于心、肺、肾功能不全的患者，也应病情控制后才进行手术。

② 肝功能 Child-Pugh C 级、TBIL$>$5mg/dL、大量腹水或伴有肝性脑病，均属手术禁忌。

脾切除术创伤大，切除后由于门静脉血流减少易产生门静脉系统血栓。对于不愿采用脾切除术的患者可考虑行经脾动脉部分脾栓塞术缓解脾亢，但对于降低门静脉压力效果一般。对于巨脾患者，栓塞后副作用大，需慎重。

第七节　肠道屏障功能障碍

一、概述

1. 定义

肠道屏障功能障碍是指因各种疾病所致的肠道屏障功能损伤，导致肠内细菌及内毒素移位，进而导致肠源性感染、全身炎症反应综合征（SIRS）、脓毒血症和多器官功能障碍综合征（MODS）。肝衰竭时，肠道屏障功能障碍往往贯穿始终，包括肠道代谢能力下降导致的胆汁酸代谢异常、氨清除障碍及代谢物堆积后产生的内毒素血症和炎症风暴，不仅直接导致感染、肝性脑病（HE）等并发症增加，而且加剧肝衰竭病情进展。

2. 发病率

肝衰竭患者容易发生肠道屏障功能障碍，具体发病率没有相关统计。肠道屏障功能障碍往往贯穿肝衰竭始终，从早期的消化不良到后期的中毒性鼓肠。

3. 发病机制

（1）急性肝衰竭　其出现肠道屏障功能障碍的机制包括以下几方面。

① 肝细胞广泛坏死、Kupffer 细胞功能受损（释放 TNF-α、IL-1β 等多种炎症介质）、血清补体缺陷、白细胞黏附功能明显降低，导致肝脏清除内毒素的功能下降。

② 急性肝衰竭患者存在明显的胃肠激素（胃动素、瘦素、胆囊收缩素等）紊乱，导致胃肠动力减弱、小肠清除功能减退、消化吸收能力下降，进而出现严重消化道症状，导致肠道微生态失衡、肠黏膜屏障功能损害。

③ 反应性氧化物的产生增加，可以氧化细胞及细胞器的生物膜，形成脂质过氧化物，是肝损伤进展及致敏的重要机制。

④ 急性肝衰竭常伴有营养不良，肠道营养不良时分泌性免疫球蛋白 IgA 的减少，有利于细菌、毒素侵入体内。

⑤ 胆汁分泌不足、低蛋白血症和肠壁水肿等原因，亦促进肠道屏障功能障碍的发生。

（2）慢性肝衰竭　慢性肝衰竭患者除了由上述机制导致肠道屏障功能障碍，因其存在肝硬化和门静脉高压，故其致肠道屏障功能障碍的机制还包括以下几方面。

① 门静脉高压时，肠壁黏膜层及黏膜下层血液回流受阻，血管扩张，被动性淤血，黏膜层及黏膜下层血供相对不足。一方面导致细胞间隙增宽，黏膜肌层增厚、水肿，绒毛隐窝比下降引起肠道通透性增加。另一方面，肠黏膜充血可影响肠黏膜静脉内吞噬细胞的滚动、黏附与移行，局部免疫功能受损是引起肠道菌群、内毒素易位的另一个重要因素。

② 肠道低动力状态及胆汁分泌减少，导致肠道细菌过

度生长。

③ 肝硬化时肝脏合成能力下降，补体生成不足，补体介导的免疫调节作用减弱，由于门-体分流及肝 Kupffer 细胞吞噬活性受损，网状内皮系统活性下降，腹腔淋巴液由胸导管进入体循环，其结果是不能有效清除门静脉和体循环中的细菌及其代谢产物（如内毒素等），从而导致肝硬化患者肠道微生态失衡，肠道屏障功能发生障碍，导致肠道菌群易位，诱发肠源性内毒素血症。

4. 分类

(1) 化学屏障受损　化学屏障由胃酸、抗菌肽、胰岛再生源蛋白Ⅲ、溶菌酶和分泌型磷脂酶 A2 组成，可发挥杀菌和抑菌作用。抗菌肽易与带负电的微生物细胞膜结合形成孔状结构；胰岛再生源蛋白Ⅲ可与革兰氏阳性球菌的细胞膜形成六聚体，破坏细菌细胞膜，达到杀菌作用。肝衰竭期间食物摄入减少导致胃酸、胆汁、溶菌酶、糖胺聚糖等分泌减少，化学杀菌能力减弱，促使肠道致病菌大量繁殖。在急性肝衰竭大鼠模型中，分泌型磷脂酶 A2 和溶菌酶的表达减少。

(2) 机械屏障受损　机械屏障由肠道黏膜上皮细胞、细胞间紧密连接等构成；肠上皮由吸收细胞、杯状细胞及潘氏细胞等组成；细胞间连接有紧密连接、缝隙连接、黏附连接及桥粒连接等，尤以紧密连接最为重要。吸收细胞为具有吸收功能的柱状细胞，起机械屏障作用。杯状细胞分泌的黏液素在黏膜表面形成疏水的黏液凝胶层，可防止水溶性毒素流入上皮，从而抑制致病菌定植，阻抑消化道中的消化酶和有害物质对上皮细胞的损害。肝衰竭患者，肠道菌群紊乱，双歧杆菌和乳酸杆菌数量显著减少，从而影响黏液素分泌，破坏了肠黏膜屏障。急性肝衰竭时，血液中的内毒素可使谷氨酰胺酶活性降低，肠利用谷氨酰胺减少，造成能源不足，使小肠黏膜上皮细胞受损，绒毛脱落变短，黏膜下炎症细胞浸润，出现糜烂、淤血和水肿，以及黏膜及血管通透性增加，继而引起缺血/再灌注损伤，加重了肠屏障损伤。临床观察及动物实验证明，肝衰竭时常伴有大肠埃希菌的增多和移位以及 TNF-α 的增高，提示存在紧密连接的功能不全。

（3）免疫屏障受损　肠道是机体重要的免疫器官，淋巴细胞是其免疫系统的主要成分，可分为肠上皮内淋巴细胞和固有层淋巴细胞。肠上皮内淋巴细胞主要是 $CD8^+$ 细胞，被激活后可释放 IL-2、IL-3、IL-4、IL-5、IL-10、IFN-α 和 IFN-γ 等多种细胞因子，抑制黏膜过敏反应，参与机体免疫监控和免疫防御。固有层淋巴细胞包括 B 淋巴细胞、浆细胞、T 淋巴细胞和巨噬细胞等，可分泌 IgA 和 IgM。B 淋巴细胞主要通过分泌免疫球蛋白 IgA 阻止共生菌越过肠道屏障。肝衰竭时，由于双歧杆菌和乳酸杆菌数量显著下降，导致 IgA 的功能受到严重影响，破坏了肠道的免疫屏障。肝衰竭患者，机体补体合成严重不足，肝脏解毒及合成蛋白质功能下降，T 细胞功能下降，从而使免疫系统严重受损。肝脏网状内皮系统亦是肠道屏障的组成部分，肝脏网状内皮细胞主要为 Kupffer 细胞，占全身单核吞噬细胞系统的 $80\%\sim90\%$，是机体一道重要的防线。肝衰竭时，脂多糖可通过两条途径激活 Kupffer 细胞，激活后的 Kupffer 细胞可释放大量的化学物质（TNF、白介素 B4 和补体 C5）和毒性介质（血小板活化因子、NO 和内皮素-1），进一步加剧肝损伤。

（4）微生物屏障受损　肠道中细菌群体的数量十分庞大，但大多都由固定菌属构成，如拟杆菌门和厚壁菌门，放线菌和变形菌的数量也较多，这些寄居菌参与肠道代谢及机体免疫。肝衰竭时微生物屏障受损，一方面表现在菌群易位，即微生物或细菌产物（细菌内毒素、肽聚糖和脂肽）从肠腔迁移到肠系膜淋巴结和其他肠外部位。活菌从肠腔通过肠壁向肠系膜淋巴结和其他部位易位是自发感染（如菌血症等）公认的致病机制，易造成严重的炎症状态，加重血流动力学紊乱。另一方面表现在肝衰竭患者存在肠道菌群的失调，这种现象与胃肠道蠕动减慢、胃酸分泌降低、肠道免疫因子缺乏等有关。

5. 预后

肝功能衰竭会导致并加重肠道屏障功能障碍，而这种功能失调是推进肝功能衰竭向前进展的重要因素。肠道屏障功能障碍直接导致感染、HE、肝肾综合征等并发症增加，严重者会出现 SIRS、脓毒血症和 MODS，预后极差。

二、肠道屏障功能障碍的评价

1. 症状

肠道屏障功能障碍患者表现为胃肠道症状，如腹泻、腹痛、腹胀、便秘、食物不耐受、消化道出血等。

2. 体征

肠鸣音减弱或消失。

3. 辅助检查

包括肠黏膜上皮细胞内酶及标志蛋白、肠道菌群及细菌代谢产物、肠吸收功能和肠动力等诸多方面，主要内容如下。

（1）二胺氧化酶　二胺氧化酶是哺乳动物肠黏膜上层绒毛细胞胞质中活性较高的细胞内酶，在外周血中其活性稳定，是反映黏膜上皮细胞成熟度和完整性的标志物。当肠黏膜上皮细胞受到损伤后，二胺氧化酶释放增加，使血浆中含量升高，对肠黏膜通透性增加的早期诊断敏感而且特异性强。但是在肠屏障功能衰竭时，大量肠黏膜细胞坏死、脱落，二胺氧化酶耗竭，血中活性下降。

（2）D-乳酸　D-乳酸是胃肠道固有细菌代谢和裂解的产物，正常情况下很少被吸收，体内亦没有快速降解的酶系统。肠道细菌过度生长产生大量的 D-乳酸，在肠黏膜通透性增加时进入血液循环，使血浆 D-乳酸水平升高。因此监测其水平可及时反映肠黏膜损伤状况及肠黏膜通透性。

（3）尿乳果糖/甘露醇比值　尿果糖主要通过小肠黏膜上皮细胞间的紧密连接吸收，甘露醇主要通过小肠上皮细胞膜上的毛细气孔主动吸收。由于两者在体内不代谢，从肠道入血后随尿液排出，故可在尿中进行准确的定量测定，由此反映其吸收量。乳果糖/甘露醇比值增加，则表示肠黏膜通透性增加，反映肠黏膜紧密连接部不完整，或有区域性细胞缺失，或绒毛末梢损坏，或有组织间隙水肿。

（4）血浆内毒素　血浆内毒素水平与肠道屏障功能障碍明显相关，检测血液中内毒素含量是评估肠黏膜屏障功能的重要手段之一。

（5）肠脂肪酸结合蛋白　肠脂肪酸结合蛋白是肠黏膜上皮细胞的特异性标志蛋白之一，正常情况下血液中含量极微；当肠黏膜受损，屏障功能发生障碍时迅速释出，通过毛细血管及毛细淋巴管进入血液循环，故在周围血中含量增高。另有研究显示，尿液肠脂肪酸结合蛋白含量的变化也可用于评价肠道屏障功能损害。

三、肠道屏障功能障碍对肝衰竭的影响

1. 胆汁酸代谢异常

肠道共生菌将初级胆汁酸转化为次级胆汁酸，并通过肠肝循环返回肝脏。肠道吸收胆汁酸对肝细胞代谢尤为重要，尤其是胆汁酸的浓度。肠道菌群失调、肠黏膜功能紊乱引起的肠源性内毒素血症中促炎性细胞因子高表达，如 TNF-α、

IL-6 和 IL-1，可下调肝细胞胆汁酸转运蛋白，从而导致胆汁淤积。胆汁酸具有潜在的肝脏毒性，胆汁酸过载会减少肝细胞再生，肝切除术后胆汁酸与肝脏体积的比例急剧升高，使得剩余的肝脏中胆汁酸超载，这会导致破坏性的细胞毒性，导致氧化应激增加及细胞通透性增加。

2. 氨代谢异常

血浆代谢产物氨的清除在肝衰竭的发展过程中至关重要，肠道是体内氨的最大来源，HE 可能是高血氨及炎症反应对认知功能障碍的协同效应。急性肝衰竭小鼠肠道菌群比例失衡，由于肠道内双歧杆菌、乳酸杆菌等厌氧菌数量显著减少，使得肠腔内乳酸产量减少，pH 升高，氨的吸收增多而排出减少，同时革兰氏阴性肠杆菌科细菌数量显著增加，尿素分解增加，加之肝脏代谢功能降低和血脑屏障的破坏使得大量氨弥散入脑，血氨和脑氨水平升高，继而导致 HE。

3. 肠源性内毒素血症

内毒素是磷脂-多糖-蛋白质复合物，主要成分为脂多糖（LPS），是革兰氏阴性菌细胞壁的最外层成分，覆盖在细胞壁的肽聚糖上。肠道屏障功能障碍及肠道菌群易位是肠源性内毒素血症的重要原因，而肠源性内毒素血症和肝损害互为因果，对肝衰竭的发生及发展起到关键作用。

内毒素对机体的损害机制很复杂，主要包括以下几方面。

（1）内毒素可致肝细胞缺血、缺氧，直接损害肝细胞，诱导肝细胞凋亡。

（2）内毒素可以损伤肠黏膜上皮细胞的线粒体和溶酶体，导致上皮细胞自溶；内毒素也可以引起肠微血管收缩，使肠黏膜血流量减少，肠组织缺血、缺氧。

（3）LPS 进入宿主血液后，与 LPS 结合蛋白（LBP）结合形成 LPS-LBP 复合物，随即与表达在巨噬细胞上的膜性

CD14（mCD14）结合，通过 Toll 样受体（TLR）-4 的跨膜成分，启动胞内信号转导，激活转录因子，促使多种炎症因子表达，如 TNF、IL-1、IL-6、NO、白三烯等，导致炎症反应的发生，以利于机体清除内毒素，而过度的免疫炎症反应在清除内毒素的同时，引起肝细胞凋亡和坏死；另一方面，LPS 激活肝脏 Kupffer 细胞，产生过氧化氢等大量脂质过氧化物，提高细胞内氧化应激水平。

（4）激活凝血纤溶系统、收缩肾血管等，引起肝脏微循环障碍，加速肝衰竭进展，引起各种并发症，如肝肾综合征、DIC、上消化道出血、HE 等，最终导致脓毒症和多器官功能障碍综合征。

4. 炎症反应

细菌易位时，大量细菌产物通过门静脉系统到达肝脏后经模式识别受体激活免疫系统，TNF-α、IL-1、IL-6 等促炎性细胞因子增多，损伤血管内皮细胞，加重组织炎症和水肿。过度炎症反应，发生严重肝坏死，而导致重型肝炎甚至发生急性肝衰竭；轻度炎症可出现反复与持续的肝细胞损伤和相伴随的炎症细胞浸润，进而发生肝纤维化，导致慢性肝衰竭。越来越多的研究表明，肠道菌群参与炎症反应发生是肝衰竭肝性脑病加重的重要因素。

四、治疗

肠道屏障功能障碍在肝衰竭的发病中起着重要作用，是引起肝衰竭患者病情恶化和死亡的重要原因。因此，早期诊断肠屏障功能障碍并采取有效的防治措施显得极其重要。并且，以改善肠道功能为突破口从中找到新的治疗靶点，有助于提高肝衰竭患者的救治。

1. 微生态制剂和生物抑制剂

微生态制剂可调节肠道菌群，恢复肠道微生态平衡。促进肠黏膜生长和肠黏液素的分泌，对减少有害菌及毒素易位、中和食物内有害物质对肠道的损害和增强肠道免疫功能起着重要作用。同时，微生态制剂的应用促进双歧杆菌、乳酸菌等益生菌的生长，使得腐败菌的数量减少，降低其分解蛋白质产生血氨的量，降低肠道 pH，促进氨从肠道中排出，从而对肝衰竭患者 HE 的发生有预防及治疗作用。另一种方法是通过给予生物抑制剂来支持有益微生物的定植、生长和功能，如口服乳杆菌分泌的蛋白质可保护小鼠免受大肠埃希菌感染。

2. 抗生素和杀菌剂

在肠道感染时，肠道菌群会发生明显改变，粪便中出现大量的病原菌，而双歧杆菌、乳酸杆菌等原籍菌的数量明显下降，这时使用对致病菌敏感的抗生素，可逆转菌群的失衡，缩短病程。长期服用利福昔明可防止 HE 复发，也可用于自发性腹膜炎的二级预防。但是，抗生素也可能导致耐药菌株的生长、其他病原体（如艰难梭菌）的扩散以及药物相关的毒性。特定的杀菌剂（如噬菌体），可以规避常规抗生素的副作用。目前已有噬菌体成功治疗多重耐药菌感染的临床研究和病例报告，但其风险尚不清楚。噬菌体与抗生素的联合治疗可能是一个更有效的策略。

3. 改善胃肠道细胞营养

最具代表性的药物是谷氨酰胺。谷氨酰胺是一种条件必需氨基酸，是肠黏膜细胞的主要能源物质，提供氮质参与细胞核酸和蛋白质合成代谢，促进肠黏膜细胞更新再生，维持肠黏膜组织结构，提高肠道免疫力，防止肠道细菌的损伤及细菌移位。谷氨酰胺也是一种抗氧化剂，保护内皮细胞免遭氧化物损伤。

4. 胆汁酸和 FXR 激动剂

由于胆汁成分和流动对肠道微生物群有影响，肝脏疾病与肠肝胆汁酸池的转移有关，故人工合成的胆汁酸是肝脏疾病的重要治疗药物。奥贝胆酸（OCA）是一种有效的 FXR 激动剂，除了影响炎症、纤维化和代谢途径外，还可以调节胆汁酸的代谢。在门静脉高压症的实验模型中，OCA 能够稳定肠黏膜上皮屏障和肠血管内皮屏障，从而减少细菌易位。

5. 粪菌移植

粪菌移植提供了很实用的方法来重建健康的肠道微生物群，早期临床试验也显示了它在肝硬化患者中的潜在作用，但是还需要更多的研究来确定它的长期安全性和有效性。最近已有研究显示通过粪便微生物群移植纠正肠道菌群失调可以预防 HE 的复发。

6. 非选择性 β 受体阻滞药

使用非选择性 β 受体阻滞药可以通过降低门静脉压力，减少细菌过度生长和易位，改善肠道屏障功能。

7. 中药治疗

中药治疗对肝衰竭时肠道屏障功能障碍有明显的改善作用。中药复方在一定程度上对肠黏膜屏障也有调节作用。补益类中药能够扶植肠道正常菌群生长、调节菌群失调，起到益生元的作用，通过影响肠道菌群的结构来预防和治疗疾病。中药的经典给药方式为口服，也可给予结肠透析或保留灌肠治疗。基于正虚病机的益气健脾法治疗改善了慢性乙型肝炎所致慢加急性肝衰竭患者"正虚"的状态和"耗竭"的 T 淋巴细胞功能，从而提高了患者的生存率，改善了患者的不良预后。尽早给予中药高位保留灌肠联合西药治疗慢性乙型肝炎肝衰竭湿热发黄证患者，可改善预后。

8. 其他

目前临床上常用的乳果糖能够选择性地促进一种或者多种有益菌生长，使肠腔内产生脲酶的细菌发生酸化，加快肠道细菌和毒素排出，同时抑制氨从肠腔扩散进入血液。他汀类药物疗法与降低门静脉压力和降低病死率相关，它可以抑制胆固醇的合成，并具有明显的抗炎和抗纤维化等肝保护作用，同时可能会通过改善微生物组谱来预防慢加急性肝衰竭。后生元是肠道细菌的代谢产物，包括短链脂肪酸、次级胆汁酸、蛋白质多糖、维生素和有机酸等，具有免疫调节作用，与碳纳米颗粒、microRNA-320a等都可作为保护肠道屏障功能的治疗新策略。

第八节　肝肾综合征与急性肾损伤

一、概述

1. 定义

肝肾综合征（hepatorenal syndrome，HRS）与急性肾损伤（acute kidney injury，AKI）是终末期肝病患者常见的严重并发症，以肾损伤为主要表现，两者相互联系，又有所区别。1型HRS被视为特殊的AKI，AKI分为肾前性、肾性、肾后性。HRS与AKI是终末期肝病预后不良的重要征兆和死亡的独立预测因素。

2. 发病率与危险因素

（1）发病率　AKI在肝硬化住院患者中的发病率约为19%，35%～40%终末期肝病合并腹水患者最终可能发生HRS。

（2）危险因素　诱发HRS的危险因素包括细菌感染（尤其是自发性细菌性腹膜炎）、消化道出血、手术、未扩容的情况下大量放腹水以及高胆红素血症。1 型 HRS 的独立预测因子包括年龄、高基线血清胆红素和感染等，并且 HRS 的不可逆性也与循环功能障碍的严重程度相关。Child-Pugh 评分和 MELD 评分是国内外用来评估肝损伤程度和预后的常用评分量表，有研究显示，其同样也可预测 HRS 的发生，评分越高，HRS 发生的概率越大。

3. 发病机制

肝肾综合征-急性肾损伤（HRS-AKI）的发病机制目前尚未完全清楚，但临床上对 HRS-AKI 发病机制的研究步伐一直在前进，不仅对经典的机制——内脏血管扩张假说继续丰富完善，而且对全身性炎症、肠道细菌易位在其发病中的作用有了新认识，并对心脏功能障碍参与 HRS 的机制提出了新的心肾综合征概念。

（1）内脏血管扩张　一般认为主要由于严重的肝功能障碍使得扩血管物质灭活减少，以及门静脉高压时门静脉血管上的切应力增加导致内皮细胞产生多种局部作用的血管扩张介质，如 NO 和前列腺素，经门-体分流进入体循环，使内脏血管舒张，导致有效血容量减少，其后通过神经-体液调节机制，激活交感神经系统、肾素-血管紧张素-醛固酮系统（RAAS）以及精氨酸加压素系统，导致肾血管收缩，兼之肾脏血流的自身调节受损，最终导致肾血流量和肾小球滤过率明显下降，进而引起肾损伤。

（2）全身性炎症和肠道细菌易位　既往研究认为全身性炎症和肠道细菌易位是导致晚期肝硬化患者尤其是 ACLF 患者发生肝肾综合征-非急性肾损伤（HRS-NAKI）的关键机制之一，最新观点认为全身性炎症和局部的肾内炎症也是 ACLF 发生 HRS-AKI 的关键因素。ACLF 患者的 HRS-AKI 是一种由包括感染在内的多种因素引起的异质性疾病，并与不同程度的全身炎症相关，从而导致多器官功能衰竭。

肠道细菌易位是门静脉高压诱发 HRS 循环功能障碍的主要机制之一,也是肝硬化患者发生自发性细菌性腹膜炎和其他感染的主要发病机制。肠道细菌易位可引起全身促炎性细胞因子和脂多糖的增加,并通过 caspase 介导的途径直接引起肾小管细胞凋亡。肠道细菌易位引起病原相关分子模式(例如内毒素和细菌 DNA)激活单核细胞,单核细胞的激活可引起促炎性细胞因子如 TNF-α、IL-6 和 IL-1β 的释放,这些炎症因子与肝硬化、ACLF 和急性肝衰竭患者的肾损伤相关。

(3)心脏功能障碍　心脏功能受损可能在严重肝硬化患者的肾功能不全发展中也起着关键作用,其特点是在没有其他已知心脏疾病的情况下,表现出心肌收缩功能、舒张功能受损,并可能与全身炎症反应、门静脉高压等有关。我国 2019 年最新《肝硬化诊治指南》指出,约 50% 的肝硬化患者存在肝硬化心肌病,可见心脏功能的评估在肝硬化高危 HRS 患者中需要得到重视。

随着新技术和生物标志物的出现以及对心血管功能进行更精确的监测和评估,2019 年有学者提出新的概念——心肾综合征,认为心脏功能障碍可能介导肝硬化患者中部分患者的肾损伤,即通过心肾通路影响肾脏。这种新概念的提出有助于提醒临床医生,对于晚期肝硬化和 HRS 患者肾功能不全的预防、治疗和预后评估需要综合检测心脏功能后作出判断。

(4)肾上腺功能不全(RAI)　肝硬化患者 RAI 的发病率高达 49.4%,其中肝硬化伴脓毒血症者 RAI 的发病率可达 60%。RAI 的发病率随肝脏疾病进展而升高。目前认为 RAI 的发病原因可能是多因素的,包括细菌易位、内毒素、促炎性细胞因子、肾上腺灌注不足、肾上腺出血等,可能抑制了肾上腺合成类固醇激素,也可能是糖皮质激素抵抗的结果。与未并发 RAI 者相比,并发 RAI 的肝硬化患者循环功能障碍更重，肾损伤也更明显，HRS 发病风险明显增高，这可能是由于 RAI 导致 β 肾上腺素受体数量下调且心肌对儿茶酚胺应答异常，导致心功能进一步损伤，加剧循环功能障碍。

4. 病理

HRS 一直被认为是功能性损伤，不存在结构性损伤，然而该观点日益受到挑战。来自 2013 年的一项美国研究在 HRS-AKI 患者的肾活检标本中发现了管状胆汁铸型，由此推测胆汁铸型可能通过直接的胆汁酸和胆红素毒性以及肾小管阻塞导致严重黄疸患者的肾损伤。来自法国的一项回顾性研究分析了 65 例原因不明肾功能不全的肝硬化患者的肾活检标本，结果显示 77% 的患者存在肾小球损伤，69% 的患者存在血管损伤，94% 的患者存在肾小管间质系统损伤（慢性为 77%、急性为 75%）。这些研究表明既往认为 HRS 为功能性肾衰竭的患者中也可能存在潜在的肾脏实质性病变。

5. 预后

1 型 HRS 预后极差，未经治疗的患者，其中位生存期为 2 周；2 型 HRS 患者的平均生存期为 4～6 个月。

二、诊断要点

1. AKI 的诊断

终末期肝病患者 AKI 的诊断沿用国际改善肾脏病预后组织（Kidney Disease：Improving Global Outcome，KDIGO）制定的 AKI 诊断标准，见表 8-3。欧洲肝病学会（EASL）在此基础上，又将肝硬化患者的 1 期 AKI 分为 1A 期［血肌酐＜1.5mg/dL（＜132.6μmol/L）］、1B 期［血肌酐≥1.5mg/dL（≥132.6μmol/L）］，其依据在于以血肌酐 1.5mg/dL（132.6μmol/L）为界，高于此值者的预后较低于此值者差。

表 8-3　KDIGO 制定的 AKI 诊断标准及分期

AKI 的诊断标准	AKI 的分期
48h 内血肌酐升高≥0.3mg/dL（≥26.5μmol/L）； 或 7 天内血肌酐升高≥1.5 倍基线值； 或 尿量＜0.5mL/(kg·h) 且持续＞6h	1 期：血肌酐较基线值升高≥0.3mg/dL（≥26.5μmol/L），或血肌酐升高≥1.5～2 倍基线值 2 期：血肌酐升高 2～3 倍基线值； 3 期：血肌酐升高＞3 倍基线值，或血肌酐≥4mg/dL（≥353.6μmol/L），或需要开始肾脏替代治疗

注：血肌酐基线值是指过去 3 个月内最近一次获得的血肌酐值，若不能获得，则以入院时的血肌酐值为基线值。

2. HRS 的诊断标准

既往 HRS 的诊断主要采用 2007 年国际腹水俱乐部（International Club of Ascites，ICA）制定的 HRS 诊断标准，见表 8-4。而随着 KDIGO 对 AKI、急性肾脏疾病（acute kidney disease，AKD）、慢性肾脏疾病（chronic kidney disease，CKD）诊断标准的完善，ICA 于 2019 年对 HRS 的诊断标准进行了更新，见表 8-4。其改变之处在于将 2007 年诊断标准中的血肌酐＞1.5mg/dL 改为符合 AKI/AKD/CKD 的诊断标准，对诊断标准进行了修订，有利于早期启动对 HRS 的治疗。

表 8-4　ICA 对 HRS 诊断标准的更新

2007 年	2019 年
① 肝硬化伴腹水	① 肝硬化伴腹水
② 血肌酐＞1.5mg/dL	② 符合 AKI/AKD/CKD 的诊断标准

2007 年	2019 年
③ 经过至少 2 天白蛋白扩容，并停用利尿药后肾脏功能无改善	③ 经过至少 2 天白蛋白扩容，并停用利尿药后肾脏功能无改善
④ 无休克	④ 无休克
⑤ 无肾毒性药物使用史	⑤ 无肾毒性药物使用史
⑥ 排除肾实质疾病	⑥ 排除肾实质疾病

3. HRS 的分型

传统观点将 HRS 分为 1 型及 2 型。HRS 分型的更新总结，见表 8-5。

（1）1 型 HRS　1 型 HRS 多由感染、消化道出血、大量放腹水等诱因引起，表现为肾功能快速进展，2 周内血肌酐超过基线值 2 倍，或 >2.5mg/dL。随着对 AKI 诊断标准及分期的完善，发现当患者符合 1 型 HRS 诊断标准时，已处于 AKI 2 期以上，不利于早期治疗。因此在 2015 年 ICA 建议，1 型 HRS 作为特殊类型的 AKI，应以 AKI 标准进行诊断，并重新命名为 HRS-AKI，提出只要满足 AKI 诊断标准并排除其他类型 AKI，则诊断为 HRS-AKI，而不再要求血肌酐 >1.5mg/dL。该诊断标准的更新有利于 HRS 患者的早期治疗。

（2）2 型 HRS　2 型 HRS 表现为肾功能中度缓慢进展，血肌酐水平为 1.5～2.5mg/dL。在 2 型 HRS 的定义方面，此前仅提及肌酐的上升，欠缺明确的时间界定，随着 AKD、CKD 诊断标准的完善，最近 EASL、ICA 关于腹水的指南建议将 2 型 HRS 重新命名为 HRS-NAKI，并进一步分为 HRS-AKD、HRS-CKD，分别沿用 KDIGO 提出的 AKD、CKD 诊断标准。

表 8-5　HRS 分型的更新

既往分型	新的分型	诊断标准
1 型 HRS	HRS-AKI	48h 内肌酐升高≥0.3mg/dL，或 7 天内血肌酐升高≥1.5 倍基线值，或尿量<0.5mL/(kg·h) 且持续>6h
	HRS-NAKI	
2 型 HRS	HRS-AKD	GFR<60mL/(min·1.73m^2)，但持续时间<3 个月或过去 3 个月中肌酐上升<50%，并排除其他病因
	HRS-CKD	GFR<60mL/(min·1.73m^2)，持续时间>3 个月，并排除其他病因

三、治疗

HRS 预后差，一旦确诊，应尽早开始治疗，防止肾衰竭进一步恶化。首先应停用利尿药、β 受体阻滞药、血管舒张剂、非甾体抗炎药及其他肾毒性药物。血管活性药物联合白蛋白是 HRS 最主要的药物治疗，而肝移植或肝肾联合移植则是最终有效方法。

1. 一般支持治疗

肝肾综合征一经诊断，应尽早停用肾毒性药物、利尿药、非甾体抗炎药等，积极处理原发疾病及诱因如早期抗感染等。补液应在尿量及血流动力学指标指导下进行。

2. 药物治疗

目前药物治疗的作用机制主要是扩容和改善内脏动脉血管收缩，后者旨在增加有效血容量，进而改善肾脏血流灌注。血管活性药物联合白蛋白是 HRS 最主要的药物治疗。

（1）血管活性药物　血管活性药物主要包括特利加压

素、奥曲肽、米多君以及去甲肾上腺素。其中，特利加压素是首选用药，特利加压素联合白蛋白较单独使用白蛋白更为有效。

① 特利加压素

a. 药理作用：特利加压素通过选择性与血管升压素 V1 受体结合发挥相应生理作用。研究显示，特利加压素能够显著提高肝硬化患者全身血管阻力和平均动脉压，改善循环功能障碍；降低门静脉血流量和肝静脉压力梯度，缓解门静脉高压；降低血浆肾素活性和肾动脉阻力指数，改善肾脏血流灌注。特利加压素能够改善 HRS 患者的肾功能，降低病死率。血肌酐浓度是特利加压素治疗有效的独立预测因子之一，血肌酐浓度<2.25mg/dL 者特利加压素疗效更佳。1 型 HRS 患者经特利加压素治疗后好转停药者复发率小于 20%，且再次用药通常有效；2 型 HRS 患者停药后复发者则更为多见。基于上述研究结果，特利加压素联合白蛋白治疗 1 型 HRS 的效果较 2 型 HRS 更好。

b. 用法用量：经静脉推注给药，由 0.5～1mg/(4～6h) 起，最大剂量为 2mg/4h；亦可经静脉滴注给药，由 2mg/d 起，最大剂量为 12mg/d。经治疗 3 天后，若血肌酐未下降 25% 以上，应逐步增加特利加压素剂量。特利加压素联合白蛋白治疗应持续至血肌酐<0.3mg/dL。若患者持续无应答，应在 14 天内停止治疗。

c. 药物不良反应：特利加压素的药物不良反应主要与其强烈的缩血管作用有关，包括心肌梗死、心绞痛、皮肤缺血性坏死、缺血性肠炎、周围性发绀等，而以静脉滴注的方式给药可减轻腹泻、腹部缺血、外周缺血、心绞痛、循环超负荷等副作用。

② 奥曲肽：若存在无法使用特利加压素的情况（如患者存在特利加压素用药禁忌或不能获得特利加压素），可考

虑联合使用奥曲肽与米多君，但本方案较特利加压素在改善患者肾功能方面的获益稍逊。奥曲肽是一种人工合成的八肽生长抑素类似物，生理作用与生长抑素类似，但半衰期更长。奥曲肽的给药剂量为每 8h 皮下注射 $100\sim200\mu g$。

③ 米多君：α 肾上腺素受体激动剂，口服，每日 3 次，每次 $7.5\sim12.5mg$，具体给药剂量以用药后患者平均动脉压较基线水平增加 15mmHg 为宜。

④ 去甲肾上腺素：α 肾上腺素受体激动剂去甲肾上腺素目前主要用于 1 型 HRS 的治疗，也有学者认为去甲肾上腺素治疗 2 型 HRS 同样有效。去甲肾上腺素通常与白蛋白联用，目前认为其在改善肾功能、降低病死率等方面与特利加压素疗效相当，且不良反应较少。但是针对慢加急性肝衰竭并发 HRS 者，去甲肾上腺素疗效不及特利加压素，后者起效更快，在改善肾功能、降低 28 天病死率等方面更有优势，因治疗无效需行肾脏替代治疗的患者比例也较低。因去甲肾上腺素需经中心静脉导管给药且需在心电监护条件下进行，多用于监护室危重症患者。去甲肾上腺素以 $0.5\sim3mg/h$ 静脉滴注或泵入，具体给药剂量以用药后患者平均动脉压较基线水平增加 10mmHg 为宜。

（2）白蛋白　白蛋白主要由肝细胞合成，是人体血浆中主要的蛋白质，具有维持血管内外体液平衡、参与调节免疫应答等重要的生理功能。进展期肝硬化患者白蛋白合成障碍，其正常生理功能受到影响。补充白蛋白有利于改善肾脏血流灌注。白蛋白的推荐剂量为 $20\sim40g/d$，一般不单独用药，应与其他血管活性药物联合使用。白蛋白需根据中心静脉压评估并调整剂量以防容量超负荷。

（3）托伐普坦　托伐普坦可选择性结合非肽类血管升压素受体，抑制抗利尿激素而产生利尿作用，在此过程中并不刺激交感神经或醛固酮系统，不影响肾脏功能，并且排水不排钠，在明显增加患者尿量的同时可纠正低钠血症。

3. 肾脏替代治疗（RRT）

等待肝移植的患者应考虑行肾脏替代治疗，而对于非肝移植等待患者，肾脏替代治疗应个体化。对于出现 AKI 的急性肝衰竭患者，早期肾脏替代治疗可提高生存率。对于 HRS-AKI，肾脏替代治疗主要用于血管收缩剂治疗无效者。当肝硬化伴肾损伤患者出现一般的肾脏替代治疗指征如严重的电解质或酸碱失衡、容量超负荷等时，亦应考虑肾脏替代治疗。血液透析或连续性肾脏替代治疗，都被应用于肝硬化患者。需要注意的是，部分 HRS 患者可能因血流动力学不稳定无法进行 RRT。就目前研究结果而言，相对于血液透析，连续性肾脏替代治疗有更好的耐受性、心血管系统稳定性，并可缓慢平稳地纠正严重或难治的低钠血症。

4. 经颈静脉肝内门体静脉分流术（TIPS）

TIPS 能够降低门静脉压力和 RAAS 活性，增加肾脏血流灌注，可改善 HRS-AKI、HRS-NAKI 患者的肾功能。但大部分患者由于严重的肝衰竭，存在 TIPS 禁忌证，因此其在 HRS 患者的应用十分受限。

5. 肝移植或肝肾联合移植

无论药物治疗效果如何，HRS 患者的最佳选择是肝移植。然而数个研究显示，相对于非 HRS 患者，HRS 患者肝移植后血肌酐较高，生存率较低。由此，进一步采取肝肾联合移植的方法来治疗 HRS。

（1）对于伴有 CKD 的肝硬化患者，肝肾联合移植的指征如下。

① eGFR ≤ 40mL/min，或以碘酞酸盐测定的 GFR ≤30mL/min。

② 尿蛋白≥2g/d。

③ 肾活检提示，＞30％的肾小球硬化，或＞30％的肾间质纤维化。

④ 遗传的代谢性疾病。

（2）对于出现 AKI 的肝硬化患者，无论何种 AKI，包括对药物反应不佳的 HRS-AKI，肝肾联合移植的指征如下。

① RRT 治疗持续 4 周以上。

② eGFR≤35mL/min 或以碘酞酸盐测定的 GFR≤25mL/min，持续 4 周以上。

6. HRS 的预防

在肝硬化腹水患者中，感染、过度利尿、大量放腹水、非选择性 β 受体阻滞药的使用都可以诱发 HRS，HRS 的预防主要是避免上述诱发因素。

（1）避免使用肾毒性药物或造影剂。

（2）防治感染，尤其是 SBP。肝硬化腹水患者若伴发 SBP，约 30％可出现 HRS。2018 年 EASL 指南推荐 SBP 使用抗菌药物联合输注人血白蛋白，可以减少 HRS 的发生。消化道出血应及时治疗并使用抗生素预防。

（3）慎用大剂量利尿药和大量放腹水，大量穿刺引流时输注白蛋白，避免有效血容量进一步下降。

（4）慎用非选择性 β 受体阻滞药。非选择性 β 受体阻滞药通过降低门静脉压力减少肝硬化患者静脉曲张破裂出血的风险，但亦可导致血流动力学紊乱。因此，当正在使用非选择性 β 受体阻滞药预防食管静脉曲张破裂出血的患者出现 HRS 时，应暂停使用 β 受体阻滞药。

（5）己酮可可碱被报道可以减少肝硬化患者肾功能衰竭的发生，由于支持证据并不多，需要进一步研究。

第九节 终末期肝病合并感染

终末期肝病（end-stage liver disease，ESLD）指各种慢性肝脏损害所致的肝病晚期阶段，主要特征为肝脏功能不能满足人体的生理需求，包括慢加急性肝功能衰竭（ACLF）、肝硬化急性失代偿（acute decompensation of liver cirrhosis，ADLC）、慢性肝功能衰竭（CLF）和晚期肝细胞癌。感染可以诱发或加重 ESLD，也是 ESLD 最常见的并发症之一。

一、概述

1. 流行病学

（1）ESLD 合并感染的类型　腹腔感染、呼吸道感染、胆道感染、尿路感染、血流感染、胃肠道感染以及皮肤软组织感染等。以自发性细菌性腹膜炎（SBP）最多见，肺部感染次之。

（2）ESLD 合并感染的常见病原体　大肠埃希菌、葡萄球菌、肺炎克雷伯菌、肠球菌、厌氧菌以及假丝酵母菌等。

① 腹腔感染的常见病原体为大肠埃希菌，其次为肺炎克雷伯菌、金黄色葡萄球菌、屎肠球菌和粪肠球菌。

② 呼吸道感染的病原体以机会致病菌，如铜绿假单胞菌、金黄色葡萄球菌、假丝酵母菌、曲霉菌多见。

（3）建议有条件的医疗机构建立院内病原体监测体系，明确本医疗机构的优势病原株和耐药情况，指导经验性抗菌药物的选择。

2. 发病机制

（1）感染的危险因素　肝脏功能明显减退、肝脏微循环障碍、肝脏局部以及全身性炎症反应、免疫麻痹及紊乱和肠道微生态失衡。

（2）全身炎症反应综合征、代偿性抗炎反应综合征（CARS）和混合性拮抗反应综合征（MARS）在ESLD合并感染的发生发展中发挥关键作用。

（3）ESLD相关的级联炎症因子风暴，如IL-6、IL-10、IL-8、IL-1α、TNF-α、纤维介素样蛋白2（Fgl-2）、单核细胞趋化蛋白1（MCP-1）、干扰素γ（IFN-γ）等促进了感染的发生。

二、诊断要点

1. 临床表现

ESLD合并各部位感染的临床表现常不典型，而感染是ESLD死亡或病情加重的主要原因，早期发现有利于尽早控制感染。

（1）ESLD合并腹腔感染

① SBP是ESLD合并感染最常见的感染类型。

② 常起病隐匿，无症状或症状轻，最常见的症状是腹胀和发热。部分患者无发热等感染症状。

③ 腹部压痛、反跳痛可不典型。

④ 真菌性腹膜炎临床表现与细菌性腹膜炎相似，多见于免疫力低下或长期使用广谱抗菌药物及糖皮质激素的患者。

⑤ 结核性腹膜炎（TBP）的特征性表现为腹壁柔韧感，合并腹水的临床表现可不典型，多经腹水培养才得以确诊。

（2）ESLD合并呼吸道感染

① 主要表现：发热、咳嗽、咳痰、肺部干、湿啰音。症状可急可缓。

② 肝衰竭患者易出现肺部真菌感染，使用激素的患者出

现肺部感染时必须警惕肺部曲霉菌感染可能。肺部曲霉菌感染典型表现：咳嗽、胸闷、咳血痰，半乳甘露聚糖检测（GM试验）阳性，痰培养可见曲霉菌，肺部 CT 示结节状改变、"晕轮征""新月征"，进展迅速，短期内可出现呼吸衰竭。

③ 肺部真菌感染具有支气管肺炎的各种症状和体征，但起病隐匿，多在应用抗菌药物治疗中出现或加剧。

（3）ESLD 合并胆道感染

① 临床表现常不典型，易漏诊，不易得到细菌学证实。

② 主要症状：中上腹或右上腹隐痛，或伴发热、恶心、呕吐、嗳气、反酸及腹胀。

（4）ESLD 合并胃肠道感染

① ESLD 合并胃肠道感染的临床表现多样，病情轻重不一，而且致病病原体种类繁多。

② 主要症状：腹泻、腹痛等，或仅表现为水样便或粪便次数增多。

（5）ESLD 合并尿路感染

① 上尿路感染：常有发热、寒战等全身症状，可伴腰痛、肾区叩击痛、输尿管点压痛。

② 下尿路感染：常有尿频、尿急、尿痛、排尿不适等尿路刺激症状。尿液性质常会有改变，如浑浊、异味、肉眼血尿等。

（6）ESLD 合并血流感染（含导管相关性感染）

① 根据血培养阳性的病原体是否与其他部位感染病原体相关分为原发性和继发性血流感染。

② 继发性血流感染最常见的来源：肺部感染、尿路感染、腹腔感染、皮肤软组织感染等。

③ 导管相关性血流感染是 ESLD 患者常见的原发性血流感染，血管内导管留置超过 72h 出现的血流感染，应考虑导管是否为感染的来源。

④ 主要症状：发热、寒战。

（7）ESLD 合并皮肤软组织等其他感染

① ESLD 合并皮肤软组织感染不常见，以局部红肿、皮肤破损和压疮表现为主。

② ESLD 合并颅内感染较为少见，有合并细菌性脑膜炎的报道，临床表现为发热、头痛、呕吐及意识障碍，部分患者出现偏瘫、失语等脑实质损害表现。

③ ESLD 合并胫腓骨骨膜炎少见，临床表现为局部疼痛、患处肿胀及压痛明显。

④ ESLD 合并感染性心内膜炎，致病菌与普通感染性心内膜炎不同，起病隐匿，可有低热、乏力、食欲减退、体重减轻等非特异性全身症状，听诊常可闻及心脏杂音。

⑤ ESLD 合并眼内炎，临床表现为眼痛、畏光、流泪、视物模糊、结膜充血，可出现视力明显下降，眼房内出现片状或块状漂浮物。

2. ESLD 合并感染的诊断

（1）高危因素评估　①免疫功能障碍；②遗传易感因素；③肠道细菌易位；④医源性因素。

（2）症状与体征　参照本节临床表现部分。

（3）实验室检查

① 常规检查项目：外周血白细胞计数与分类、降钙素原（PCT）、C 反应蛋白、γ 干扰素释放试验（IGRA）、1-3-β-D 葡聚糖检测（G 试验）、GM 试验、胸腹水常规检查。

② 细胞因子水平：IL-6、TNF-α 有望应用于 ESLD 合并感染的诊断。

（4）影像学检查　超声检查、X 线检查、CT、MRI 是临床上最为常用的辅助影像学诊断手段。

（5）病原微生物检测、培养与鉴定

① 分泌物、体液（胸水、腹水、关节液、血液）、骨髓

或组织培养得到病原体是确诊 ESLD 合并感染的依据。

② 腹水细菌培养阳性对 ESLD 合并 SBP 具有确诊意义，但普通腹水培养阳性率低，建议在抗菌药物使用前进行，使用血培养瓶增菌，同时送需氧及厌氧培养，接种腹水至少 10mL。腹水量＞10mL，离心后可提高培养率。

③ 腹水培养阴性的中性粒细胞性腹水是 SBP 的一种变异形式。二代测序方法从组织、拭子、抽吸物中提取 DNA 进行分析，可筛查鉴别多种细菌，快速获取病原学诊断。

(6) ESLD 合并感染的诊断需综合评估高危因素、症状和体征、实验室检查、影像学检查以及病原学检测，及时送检各种组织、体液等标本是诊断的重点。

三、治疗要点及处方须知

1. 营养支持治疗

营养支持治疗可降低 ESLD 患者发生感染的风险，促进感染的清除。对所有的 ESLD 患者均应进行营养筛查和评定，对有营养风险和营养不良的患者进行营养干预。饮食摄入模式为少量多餐，每日 4～6 餐，鼓励睡前加餐，以富含碳水化合物和支链氨基酸的食物为主。

2. 抗炎保肝治疗

抗炎保肝药物包括抗炎类药物（甘草酸类制剂）、肝细胞膜修复保护剂（多烯磷脂酰胆碱）、解毒类药物（谷胱甘肽、N-乙酰半胱氨酸）、抗氧化类药物（水飞蓟素）、利胆类药物（S-腺苷蛋氨酸、熊去氧胆酸）。可选用 1～2 种机制不同的药物联合治疗。

3. 免疫调节治疗

(1) 白蛋白　能有效提高肝硬化合并 SBP 患者的生存率，但不能改善肝硬化合并其他部位细菌感染患者的生存率。

（2）丙种球蛋白　可迅速提高血清 IgG 水平，从而中和细菌内毒素、外毒素，增加抗炎介质、增强机体抗感染能力。

（3）胸腺肽 α1　单独使用或联合乌司他丁用于治疗脓毒症患者可能有助于降低 28 天病死率。胸腺肽 α1 用于 ACLF、慢性肝衰竭、肝硬化合并自发性腹膜炎患者，有助于降低病死率、降低继发感染发生率。

（4）粒细胞-巨噬细胞集落刺激因子　虽然不能明显改善脓毒症患者的预后，但可提高病灶清除率，降低继发感染发生率。

（5）粒细胞集落刺激因子　可提高肝衰竭患者的短期生存率。

（6）糖皮质激素　尚无定论，需权衡利弊，谨慎使用。

4. 病因治疗

（1）乙型肝炎相关的 ESLD，只要 HBV DNA 阳性，应及早给予强效、低耐药的核苷（酸）类似物抗病毒治疗，首选恩替卡韦、富马酸替诺福韦酯。对于 HBV DNA 阴性者，进行高灵敏度 HBV DNA 检测。

（2）HCV 相关的 ESLD 患者，如需要 DAAs 治疗，应权衡肝肾功能状况和药物之间的相互作用，选择合适的 DAAs 治疗方案。详见第一章第二节内容。

（3）对于酒精性肝病相关的 ESLD，应尽早戒酒，可给予美他多辛治疗。

5. 抗感染治疗注意事项

（1）在未获知病原菌及药敏试验结果前，可根据患者的感染部位、发病情况、病原体来源（医院感染或社区感染）、既往抗菌药物用药史及其治疗反应等推测可能的病原体，并结合当地细菌耐药性监测数据，给予抗菌药物经验性治疗。

（2）经验性抗感染治疗过程中，须复查炎症因子、腹水实验室检测等指标，评估抗感染治疗疗效，调整抗菌治疗方案或评估诊断。

（3）获得病原学依据后，尽快将经验性抗感染治疗转化为目标性抗感染治疗。

（4）病原微生物培养结果阴性的患者，应根据经验治疗的效果和患者病情进展情况，采取进一步检测以明确病原体或调整经验性抗感染治疗方案。

6. 腹腔感染抗感染治疗

（1）ESLD 合并 SBP

① 诊断 SBP 后应积极消除腹水（放腹水、腹腔置管、利尿、补充白蛋白），并开始经验性抗菌治疗。

② 所选抗菌药物除了能覆盖常见 SBP 相关病原体（大肠埃希菌、肺炎克雷伯菌和肠球菌）外，其药代动力学特点应优先满足腹腔感染的治疗要求［腹水抗菌药物浓度＞致病性微生物的 90% 最低抑菌浓度（MIC90）］。

③ ESLD 合并社区相关性 SBP（CA-SBP）：可根据患者基础状况、既往是否反复感染及抗感染治疗、当地细菌耐药情况，经验性选择 β-内酰胺/β-内酰胺酶复合制剂、头霉素类、氧头孢烯类等覆盖产超广谱 β-内酰胺酶（ESBLs）菌株的抗菌药物。重症患者可选择碳青霉烯类（美罗培南、比阿培南）；社区获得性感染可选择第三代头孢菌素、哌拉西林钠/他唑巴坦。

④ ESLD 合并医疗机构相关性 SBP（HA-SBP）：抗感染治疗需覆盖产 ESBLs 菌株，且由于医院感染病原体中革兰氏阳性菌，如肠球菌、葡萄球菌比例增高，必要时需联合万古霉素、利奈唑胺或替考拉宁。难治性腹膜炎可联合使用替加环素。医院获得性感染经典用药：碳青霉烯类单独使用，

或联合万古霉素、利奈唑胺、达托霉素。对于确诊 SBP 的患者，在全身抗感染基础上，腹腔给药方案可提高局部药物浓度，有助于控制感染。

ESLD 合并腹腔感染的经验性抗感染治疗方案见表 8-6。

表 8-6　ESLD 合并腹腔感染的经验性抗感染治疗方案

感染类型	推荐治疗方案
社区获得性	第三代头孢菌素、哌拉西林钠/他唑巴坦；重症可选择碳青霉烯类
医院获得性	碳青霉烯类单用，或联用万古霉素/利奈唑胺/达托霉素；难治性腹膜炎可联用替加环素

注：对于确诊自发性细菌性腹膜炎的患者，在全身抗感染基础上，腹腔给药方案可提高局部药物浓度，有助于控制感染。

（2）ESLD 合并自发性真菌性腹膜炎（SFP）

① 发生率相对较低，常见于长期应用广谱抗菌药物或免疫力低下的患者。

② 白假丝酵母菌是最常见的病原体，其次是曲霉菌。ESLD 合并 SFP 患者优先选择棘白菌素类药物，如卡泊芬净；氟康唑、伏立康唑可作为治疗备选方案，但须根据患者的 MELD 分级或肾小球滤过率水平决定是否需要减量使用。用法：卡泊芬净 70mg ivgtt st（首剂），随后 50mg qd；伏立康唑 200mg ivgtt qd（肝衰竭患者使用量减半）；氟康唑首剂为 0.4g，其后 0.2g ivgtt qd。

（3）ESLD 合并结核性腹膜炎（TBP）　ESLD 患者应慎用抗结核药物，可酌情选择肝功能损伤小的方案行抗结核治疗并进行严密监测。

7. 呼吸道感染抗感染治疗

肺部感染是 ESLD 患者最常见的呼吸道感染。

在确立肺部感染临床诊断并安排合理的病原学检查后，需要根据患者的年龄、基础疾病、临床特点、实验室及影像学检查、疾病严重程度、肝肾功能、既往用药和药物敏感性情况分析最有可能的病原菌并评估耐药风险，选择恰当的抗感染药物和给药方案，及时实施初始经验性抗感染治疗，须区分社区获得性肺炎（CAP）和医院获得性肺炎（HAP）。

（1）ESLD合并CAP　推荐使用的药物：①青霉素类/酶抑制剂复合物；②第三代头孢菌素或其酶抑制剂复合物、头霉素类；③喹诺酮类。经验性抗感染治疗方案：第三代头孢菌素、哌拉西林钠/他唑巴坦、莫西沙星。

（2）ESLD合并轻、中症HAP

① 一般状态较好，早发性发病（入院≤5天，机械通气≤4天），无高危因素，生命体征稳定，器官功能无明显异常者。

② 常见病原体为肠杆菌科细菌、流感嗜血杆菌、肺炎球菌、甲氧西林敏感金黄色葡萄球菌（MSSA）。

③ 抗菌药物：第三代头孢菌素（不必包括具有抗假单胞菌活性者）、β-内酰胺类/β-内酰胺酶抑制剂；青霉素过敏者选用氟喹诺酮类。经验性抗感染方案：第三代头孢菌素/酶抑制剂、哌拉西林钠/他唑巴坦、莫西沙星。

（3）ESLD合并重症HAP

① 符合下列1项主要标准或≥3项次要标准者可诊断为重症肺炎。主要标准：a. 需要气管插管行机械通气治疗；b. 脓毒症休克经积极液体复苏后仍需要血管活性药物治疗。次要标准：a. 呼吸频率≥30次/分；b. 氧合指数≤250mmHg；c. 多肺叶浸润；d. 意识障碍和（或）定向障碍；e. 血尿素氮≥7.14mmol/L；f. 收缩压<90mmHg，需要积极的液体复苏。晚发性发病（入院>5天、机械通气>

4 天）和存在高危因素者，即使不完全符合重症肺炎规定标准，亦视为重症。

② 重症 HAP 的常见病原菌为铜绿假单胞菌、耐甲氧西林金黄色葡萄球菌（MRSA）、不动杆菌、肠杆菌属细菌、厌氧菌。

③ 抗菌药物可选择喹诺酮类或氨基糖苷类联合下列药物之一：抗假单胞菌 β-内酰胺类（如头孢他啶、头孢哌酮、哌拉西林、替卡西林、美洛西林等），广谱 β-内酰胺类/β-内酰胺酶抑制剂（替卡西林/克拉维酸钾、头孢哌酮/舒巴坦钠、哌拉西林钠/他唑巴坦），碳青霉烯类（如亚胺培南、美罗培南、比阿培南），必要时联合糖肽类或利奈唑胺（针对MRSA）。真菌感染可能性大时应选用有效抗真菌药物。经验性抗感染方案：碳青霉烯类单独使用，或联合万古霉素、替考拉宁、利奈唑胺，或联合使用替加环素。

ESLD 合并肺部感染的经验性抗感染治疗方案见表 8-7。

表 8-7　ESLD 合并肺部感染的经验性抗感染治疗方案

感染类型	推荐治疗方案
社区获得性	第三代头孢菌素、哌拉西林钠/他唑巴坦；重症可选择碳青霉烯类
医院获得性	碳青霉烯类单用，或联用万古霉素/替考拉宁/利奈唑胺；难治性肺部感染可联用替加环素

8. 胆道感染抗感染治疗

（1）主要原则

① 建议尽可能早期实施规范的胆汁培养及药敏试验，确定病原菌。

② 及时进行经验性抗感染治疗。

③ 根据感染的严重程度选用抗菌药物。

④ 保证药物在胆汁内有足够的浓度以杀灭感染菌群。

⑤ 避免对肝肾功能造成较大损害。

⑥ 必要时进行抗感染联合用药。

（2）病原体　前三位依次是大肠埃希菌、肺炎克雷伯菌及铜绿假单胞菌；革兰氏阳性菌有明显上升趋势，以屎肠球菌和粪肠球菌为主。

（3）经验性抗感染治疗应以革兰氏阴性菌为主，兼顾革兰氏阳性球菌和厌氧菌。

（4）如果病情较轻，推荐哌拉西林、哌拉西林钠/他唑巴坦、头孢哌酮/舒巴坦，也可选用第二或三代头孢菌素、氨苄西林和氨基糖苷类等药物，或可加用甲硝唑或替硝唑。

（5）如治疗3～5天后临床症状改善不明显，应考虑合并肠球菌等革兰氏阳性菌感染可能，可换用或联合使用对革兰氏阳性菌敏感的抗菌药物，如万古霉素、替考拉宁等。

（6）胆道严重感染患者推荐碳青霉烯类、万古霉素、替考拉宁等抗菌药物。

（7）胆道感染部位局部清除和引流十分重要，必要时可考虑外科及时干预。

（8）ESLD合并胆道感染的经验性抗感染治疗方案　社区获得性：哌拉西林钠/他唑巴坦、头孢曲松＋左氧氟沙星或莫西沙星；医院获得性：头孢他啶或美罗培南＋左氧氟沙星或万古霉素或替考拉宁或利奈唑胺。具体治疗方案见表8-8。

表8-8　ESLD合并胆道感染的经验性抗感染治疗方案

感染类型	推荐治疗方案
社区获得性	第三代头孢菌素＋左氧氟沙星、哌拉西林钠/他唑巴坦；重症可选择碳青霉烯类
医院获得性	头孢他啶/美罗培南＋左氧氟沙星/万古霉素/替考拉宁/利奈唑胺

9. 尿路感染抗感染治疗

（1）单纯性尿路感染的主要致病菌为大肠埃希菌，经验性抗感染治疗可选择呋喃妥因、复方磺胺甲噁唑、氟喹诺酮类（如左氧氟沙星、莫西沙星）、第三代头孢菌素和阿莫西林/克拉维酸钾。

（2）复杂性尿路感染中大肠埃希菌感染比例下降，肠球菌比例升高。

（3）对于轻中度患者或初始经验治疗可选择氟喹诺酮类、第三代头孢菌素。

（4）对于重症患者或初始经验性治疗失败患者可选择氟喹诺酮类（如果未被用于初始治疗）、哌拉西林钠/他唑巴坦、第三代头孢菌素/酶抑制剂、碳青霉烯类（亚胺培南、美罗培南、比阿培南），必要时联合糖肽类。

（5）近年来，尿路真菌感染所致脓毒血症的比例逐渐上升，可在上述基础上联合采用抗真菌治疗方案。

（6）ESLD合并尿路感染的经验性抗感染治疗方案　社区获得性：单纯性感染：呋喃妥因、复方磺胺甲噁唑、环丙沙星；合并脓毒血症：第三代头孢菌素、哌拉西林钠/他唑巴坦、莫西沙星。医院获得性感染：单纯性感染：阿莫西林/克拉维酸钾、哌拉西林钠/他唑巴坦、第三代头孢菌素/酶抑制剂、莫西沙星；合并脓毒血症：美罗培南＋替考拉宁或万古霉素。具体治疗方案见表8-9。

表 8-9　ESLD 合并尿路感染的经验性抗感染治疗方案

感染类型	推荐治疗方案
社区获得性	单纯性感染：呋喃妥因、复方磺胺甲噁唑、环丙沙星 合并脓毒血症：第三代头孢菌素、哌拉西林钠/他唑巴坦；重症可选择碳青霉烯类

感染类型	推荐治疗方案
医院获得性	单纯性感染：阿莫西林/克拉维酸钾、哌拉西林钠/他唑巴坦、第三代头孢菌素/酶抑制剂
	合并脓毒血症：碳青霉烯类＋替考拉宁/万古霉素

10. 血流感染抗感染治疗

（1）ESLD 合并血流感染须区分继发性血流感染和原发性血流感染。

（2）继发性血流感染须评估感染原发病灶，给予经验性抗感染治疗。

（3）导管相关性血流感染，须尽快去除导管，根据导管存在部位确定经验性抗感染治疗方案。

11. 皮肤软组织感染抗感染治疗

（1）常见病原菌　金黄色葡萄球菌、化脓性链球菌、铜绿假单胞菌、肠杆菌科细菌、厌氧菌等。

（2）对于感染程度较轻的患者，仅需要外用抗菌药物，可选择莫匹罗星软膏。此外，夫西地酸乳膏也有较强抗菌作用。疗程：7～10 天。

（3）蜂窝织炎等深部软组织感染，多由金黄色葡萄球菌或化脓性链球菌引起，可选择使用头孢唑林静脉用药；如为耐甲氧西林金黄色葡萄球菌应选择万古霉素、利奈唑胺、达托霉素、替考拉宁等。

（4）ESLD 合并皮肤软组织感染的经验性抗感染治疗方案　社区获得性：哌拉西林钠/他唑巴坦、第三代头孢菌素；医院获得性：第三代头孢菌素或美罗培南＋万古霉素或替考拉宁或利奈唑胺或达托霉素。具体治疗方案见表8-10。

表 8-10　ESLD 合并皮肤软组织感染的经验性抗感染治疗方案

感染类型	推荐治疗方案
社区获得性	轻度感染：外用抗菌药物，如莫匹罗星、夫西地酸 中重度感染：哌拉西林钠/他唑巴坦、第三代头孢菌素＋苯唑西林；重症可选择碳青霉烯类
医院获得性	第三代头孢菌素/碳青霉烯类＋苯唑西林/替考拉宁/万古霉素/利奈唑胺/达托霉素

12. 胃肠道感染抗感染治疗

（1）需根据患者自身的具体情况来制订个体化的治疗方案，必要时联合使用抗菌药物。

（2）ESLD 合并胃肠道感染的经验性抗感染治疗方案一般首选针对革兰氏阴性菌的药物，严重感染者联合应用抗真菌药，同时注意革兰氏阳性菌感染。具体治疗方案见表 8-11。

表 8-11　ESLD 合并胃肠道感染的经验性抗感染治疗方案

感染类型	推荐治疗方案
社区获得性	第三代头孢菌素、哌拉西林钠/他唑巴坦；重症可选择碳青霉烯类
医院获得性	第三代头孢菌素/碳青霉烯类＋替考拉宁/万古霉素/利奈唑胺/达托霉素

13. 抗菌药物的使用及应用原则

（1）总原则

① ESLD 患者抗菌药物的选用需要注意药物的肝脏损害。

② 抗菌药物导致的肝脏损害既有剂量相关型，也有剂量无关型，既可能导致肝细胞损害，也可能造成胆汁淤积。

③ ESLD 患者存在的病理生理状态，也是选择药物时需

要关注的内容（如肝病患者的出血倾向），须重点关注各类抗菌药物对肝脏的不良反应。

④ 对于 ESLD 患者，β-内酰胺类（青霉素类、大部分头孢菌素、碳青霉烯类）、氨基糖苷类、部分喹诺酮类（左氧氟沙星、环丙沙星）、糖肽类抗菌药物对肝脏损伤小，宜优先选用。

（2）β-内酰胺类抗菌药物

① 绝大多数 β-内酰胺类药物安全性高，主要经肾脏或肝肾双重排泄，ESLD 时大多可按正常剂量使用，肾功能不全者则需要调整剂量。

② 青霉素类中阿莫西林/克拉维酸钾、耐酶青霉素（包括苯唑西林、氟氯西林等）、美洛西林、磺苄西林、羧苄西林等可能导致转氨酶增高或胆汁淤积。

③ 头孢菌素大多安全性良好，可按照常规剂量使用。

④ 对出血倾向明显的患者，尽量避免使用结构中含有四氮唑环结构的药物，以减少患者的出血危险，如头孢哌酮、头霉素（头孢美唑、头孢米诺）、氧头孢烯类（拉氧头孢、氟氧头孢）等。

⑤ 碳青霉烯类药物（亚胺培南、美罗培南、比阿培南）大多通过肾脏排泄，对肝脏安全性好，可按正常剂量使用。

（3）喹诺酮类药物

① 具有肝肾双重排泄特点，ESLD 患者一般可按正常剂量使用。

② 喹诺酮类可导致转氨酶升高和胆汁淤积，部分药物须避免使用，如氟罗沙星、依诺沙星、洛美沙星、加替沙星等。

③ 常用药物：左氧氟沙星、环丙沙星、莫西沙星。

（4）氨基糖苷类药物　氨基糖苷类药物主要经肾脏排泄，ESLD 患者可按正常剂量使用，但 ESLD 患者具有容易发生肾脏损害的危险因素，应用氨基糖苷类药物时应严密监测肾功能。对于肾功能不全或肝硬化失代偿期患者需谨慎使用。

（5）大环内酯类药物　大环内酯类药物大多需要经过肝脏代谢，具有一定肝脏毒性，尤其是红霉素酯化物可以导致肝脏胆汁淤积，阿奇霉素、克拉霉素以外的本类药物应避免使用。

（6）四环素类药物

① 四环素类药物可导致肝脏脂肪变性或胆汁淤积，一般应避免使用。

② 多西环素和米诺环素的肝毒性较低，可酌情使用。

③ 替加环素对 Child-Pugh C 级患者需减量使用。

（7）抗结核药物　异烟肼、利福霉素类、吡嗪酰胺等抗结核药物的肝脏毒性明显，ESLD 患者慎用。

（8）其他抗菌药物

① 克林霉素和林可霉素需要在肝脏代谢，且具有一定肝脏毒性，ESLD 患者慎用。

② 硝基咪唑类（甲硝唑、奥硝唑等）大多在肝脏代谢且具有一定肝脏毒性，临床应用需要调整剂量。

③ 磺胺类大多具有肝毒性，ESLD 患者需避免使用。

④ 万古霉素虽然以肾脏排泄为主，但研究发现肝硬化患者的血药浓度明显增加，建议临床用药时注意监测血药浓度。

⑤ 利奈唑胺可导致肝脏损害，长疗程者可能导致血小板减少和乳酸酸中毒，需谨慎使用。

（9）抗真菌类药物　目前临床用于 ESLD 合并侵袭性真菌感染的抗真菌药物主要有三类。

① 多烯类：包括两性霉素 B 及其衍生物，对各种酵母菌和曲霉菌的疗效确切。因其有一定的肝毒性，ESLD 患者

须慎用。

② 三唑类：包括氟康唑、伊曲康唑、伏立康唑和泊沙康唑等，部分在肝脏代谢，ESLD 患者使用时，多选择肝脏毒性相对较小的伏立康唑，根据肝功能情况调整药物剂量，并密切监测肝功能。

③ 棘白菌素类：主要包括卡泊芬净、米卡芬净和阿尼芬净等，对假丝酵母菌属、曲霉属引起的深部真菌感染有广谱抗菌作用，对耐唑类药物的白假丝酵母菌、光滑假丝酵母菌、克柔假丝酵母菌及其他假丝酵母菌均有良好的抗菌活性。棘白菌素对肝脏毒性小，是 ESLD 常用的抗真菌药物，轻度肝功能障碍时无需减量，中度肝功能障碍时需要减量。

棘白菌素类抗真菌药物对肝脏损伤小，对于敏感真菌应首先考虑使用。三唑类药物（氟康唑、伏立康唑等）应根据肝功能情况减量使用，并密切监测肝功能。两性霉素 B 类需谨慎使用。

14. 微生态治疗

（1）益生菌、合生元是 ESLD 合并感染的有效辅助治疗方法。

（2）粪菌移植以及选择性肠道去污治疗可有效降低 SBP 发生风险。

15. 血液净化治疗

（1）ESLD 患者合并感染时，人工肝治疗可一定程度上清除炎症因子，但总体效果往往并不理想。

（2）建议在使用敏感抗生素基础上行人工肝治疗，应注意血液净化治疗对抗菌药物血药浓度的影响，有条件时需监测血药浓度，并及时调整用药方式及剂量。

第九章

人工肝、肝移植、干细胞/肝细胞移植

第一节 人工肝

一、概念

人工肝支持系统（artificial liver support system，ALSS），简称人工肝，是暂时替代肝脏部分功能的体外支持系统。

二、治疗机制

基于肝细胞的强大再生能力，通过体外的机械、理化和生物装置，清除各种有害物质，补充必需物质，改善内环境，为肝细胞再生及肝功能恢复创造条件，或作为肝移植前的桥接。

三、适应证

（1）以各种原因引起的肝衰竭早、中期，PTA 介于 20%～40% 的患者为宜；肝衰竭患者原则上越早行人工肝治疗，疗效越好，尤其是在肝脏急性炎症期。晚期肝衰竭患者病情重、并发症多，应权衡利弊，慎重进行人工肝治疗。

（2）终末期肝病肝移植术前等待肝源、肝移植术后排异反应及移植肝无功能期的患者。

（3）严重胆汁淤积性肝病经内科药物治疗效果欠佳者，各种原因引起的严重高胆红素血症者。

四、相对禁忌证

（1）活动性出血或弥散性血管内凝血者。

（2）对治疗过程中所用血制品或药品（如血浆、肝素和鱼精蛋白等）严重过敏者。

（3）血流动力学不稳定者。

（4）心、脑血管意外所致梗死非稳定期者。

（5）血管外溶血者。

（6）严重脓毒症者。

五、分类

1. 物理型人工肝

以机械方式去除肝衰竭患者体内堆积的代谢产物和毒性物质。如血液滤过（HF）、血液透析（HD）、血浆（血液）灌流（PP/HP）/特异性胆红素吸附。

2. 中间型人工肝

以正常人的新鲜冰冻血浆或血浆替代物取代患者体内成分异常的血浆，去除体内毒素，净化血液。如血浆置换（PE）/选择性血浆置换（FPE）、成分血浆分离吸附（FPSA）、分子吸附再循环系统（MARS）、连续白蛋白净化治疗（CAPS）等。

3. 生物型人工肝

用培养肝细胞的生物反应器或供肝灌流装置，进行肝衰竭患者的体外血液循环，通过肝细胞或供肝的解毒、生物合成、代谢等多种功能为患者提供全面的辅助肝支持，如体外全肝脏灌流、培养肝细胞型生物人工肝、混合生物人工肝。

六、常用方案

1. 血浆置换/选择性血浆置换

血浆置换/选择性血浆置换是国内外临床应用最为广泛的人工肝治疗模式，所需设备简单、操作方便、疗效确切、费用相对较低。PE分为离心式和膜性两类，人工肝多采用后者。

（1）原理　膜性 PE 利用大孔径（$\Phi=0.30\mu m$）中空纤维膜分离技术，将血液中含有毒素的血浆成分（主要为蛋白结合毒素）滤出膜外丢弃，同时将等量的新鲜血浆或新鲜冰冻血浆与膜内扣留的血液有形成分一起回输体内。

（2）适应证

① 各种原因所致的急性、慢性和慢加急性肝衰竭，原则上以早、中期应用为好，晚期也可以进行治疗。

② 肝功能不全，如有明显的全身或消化道症状，严重或快速上升的黄疸，综合判断有明显肝衰竭发展倾向。

③ 肝性脑病。

④ 肝移植围手术期。

⑤ 严重胆汁淤积和高胆红素血症。

⑥ 其他：药物中毒、系统性红斑狼疮、重症肌无力、吉兰-巴雷综合征、多发性骨髓瘤、血栓性血小板减少性紫癜、自身免疫性溶血、严重甲状腺功能亢进症、天疱疮、中毒、血型不合性输血、巨球蛋白血症、类风湿关节炎、多发性肾小球硬化症、高脂血症、闭塞性动脉硬化等。

（3）禁忌证

① 严重活动性出血，DIC 未得到控制者。

② 休克、循环功能衰竭者。

③ 心、脑梗死非稳定期患者。

④ 严重全身感染者、晚期妊娠者。

⑤ 对肝素、血浆等过敏者。

（4）优点　可清除与血浆蛋白结合的亲脂性大分子物质，如胆红素、胆汁酸、芳香族氨基酸、假性神经传导递质、过量的低密度脂蛋白、内毒素等内源性毒素，清除自身抗体、同种异体抗原、循环免疫复合物、冷球蛋白及游离的轻链或重链、活化的血栓产物等其他异常血清成分，同时可补充凝血因子、白蛋白等必需的生物活性物质。

（5）缺点

① 不能有效清除中、小分子的水溶性溶质。

② 有感染经血液传播疾病的风险。

③ 异体血浆可引起过敏反应，甚至过敏性休克。

④ 置换过程中损失许多必要的有益物质，包括蛋白质、凝血因子、促肝细胞生长因子、调理素等。

⑤ 输入大量抗凝血浆可引起柠檬酸中毒、低血钙、高血钠及代谢性碱中毒。

⑥ 应用受到血浆供应短缺的限制。

2. 血浆（血液）灌流/特异性胆红素吸附

（1）原理　HP 或 PP 是血液或血浆流经填充吸附剂的灌流器（吸附柱），利用活性炭、树脂等吸附介质的吸附性能清除肝衰竭相关的毒素或病理产物，对水电解质及酸碱平衡无调节作用。特异性胆红素吸附的本质也是 PP，主要是所应用的灌流器对胆红素有特异性的吸附作用，对胆汁酸有少量的吸附作用，而对其他代谢毒素则没有吸附作用或吸附作用很小。

（2）HP　目前已不推荐在肝衰竭治疗中使用。

（3）PP　利用血浆分离技术滤出血浆，再经灌流器进行吸附。由于血液有形成分不与吸附介质接触，从而避免了 HP 对血细胞的损害，但血浆中的白蛋白和凝血因子仍有部分丢失。目前常用的有中性树脂血浆吸附和阴离子树脂血浆吸附。

① 中性树脂吸附：中性树脂可吸附相对分子量为 500～30000 的物质，除吸附致肝性脑病物质外，对内毒素、细胞因子等炎症介质也有较强的吸附作用，亦能吸附部分胆红素。

② 离子树脂胆红素吸附：使用对胆红素有特异性吸附作用的灌流器，以吸附胆红素和少量的胆汁酸，而对其他代谢毒素无作用或吸附作用很小，仅限于在 PP 治疗中使用。

③ 双重血浆分子吸附系统（DPMAS）：在血浆胆红素吸附治疗的基础上增加了一个可以吸附中、大分子毒素的广谱吸附剂，因此 DPMAS 不仅能够吸附胆红素，还能够清除炎症介质，不耗费血浆，同时又弥补了特异性吸附胆红素的不足，但要注意有白蛋白丢失及 PT 延长的不良反应。

（4）适应证

① 肝衰竭：重症肝炎、严重肝衰竭尤其合并高胆红素血症等。

② 重症药物或毒物的中毒：如化学药物或毒物、生物毒素等高脂溶性而且易与蛋白结合的药物或毒物，可选择血浆灌流吸附，或与血液透析联合治疗效果更佳。

③ 肾和风湿免疫系统疾病：系统性红斑狼疮和狼疮肾炎、抗肾小球基膜病、韦格纳肉芽肿病、新月体性肾小球肾炎、局灶节段性肾小球硬化、溶血性尿毒症综合征、免疫性肝病、脂蛋白肾病、冷球蛋白血症、类风湿关节炎、单克隆丙种球蛋白血症、抗磷脂抗体综合征等。

④ 神经系统疾病：重症肌无力、吉兰-巴雷综合征等。

⑤ 血液系统疾病：特发性血小板减少性紫癜、血栓性

血小板减少性紫癜、血友病等。

⑥ 血脂代谢紊乱：严重的家族性高胆固醇血症、高甘油三酯血症等。

⑦ 器官移植排斥：肾移植和肝移植排斥反应、群体反应抗体升高、移植后超敏反应等。

（5）禁忌证　无绝对禁忌证，相对禁忌证包括以下几点。

① 对血浆分离器、吸附器的膜或管道过敏者。

② 严重活动性出血或 DIC，药物难以纠正的全身循环衰竭患者。

③ 非稳定期的心、脑梗死，颅内出血或重度脑水肿伴有脑疝者。

④ 存在精神障碍而不能很好配合治疗者。

3. 血液滤过

（1）原理　应用孔径较大的膜，依靠膜两侧液体的压力差作为跨膜压，以对流的方式使血液中的毒素随着水分清除出去，更接近于人体肾脏肾小球滤过的功能。

（2）适应证　主要清除中分子及部分大分子物质，包括内毒素、细胞因子、炎症介质及某些致昏迷物质。纠正肝衰竭中常见的水电解质紊乱和酸碱平衡失调。适用于各种肝衰竭伴急性肾损伤（包括肝肾综合征）、肝性脑病、水电解质紊乱及酸碱平衡失调等。

（3）禁忌证　无绝对禁忌证，相对禁忌证包括以下几点。

① 对血浆、人血白蛋白、肝素等严重过敏者。

② 药物难以纠正的全身循环衰竭患者。

③ 非稳定期的心、脑梗死患者。

④ 颅内出血或重度脑水肿伴有脑疝者。

⑤ 存在精神障碍而不能很好配合治疗者。

4. 血液透析

（1）原理　利用小孔径（$\Phi < 0.01\mu m$）中空纤维膜，使小分子溶质可依照膜两侧的浓度梯度弥散，析出血液中相对分子量在15000以下的水溶性溶质，纠正水电解质紊乱和酸碱平衡失调。

（2）适应证　目前，该法在肝衰竭患者中不单独使用，适用于各种肝衰竭伴急性肾损伤（包括肝肾综合征）、肝性脑病、水电解质紊乱及酸碱平衡失调等。

5. 血浆透析滤过（plasma diafiltration，PDF）

PDF是将选择性血浆置换与持续性血液透析滤过（CHDF）结合在一起的人工肝支持治疗模式，连续治疗6～8h。选择性血浆分离器滤膜的侧孔允许含高胆红素、内毒素、结合毒素的小分子蛋白等血浆的部分成分，以及中、小分子的水溶性毒素滤出，同时膜外侧的透析液透过此膜与血液中的物质通过溶质弥散，除去小分子毒素，再补充含多种蛋白质及纤维蛋白原的正常血浆和平衡内环境的置换液，能安全有效地治疗肝衰竭。

（1）优点

① 可充分降低胆红素和胆汁酸，并减少其"反弹"的速度和幅度。

② 选择性滤过保留更多凝血因子，减少白蛋白丢失，治疗后血浆白蛋白增高，凝血功能改善明显。

③ 可减少20%新鲜冷冻血浆的用量。

④ 清除较多的水溶性中、小分子物质，维持水电解质平衡，维持血流动力学稳定。

（2）适应证

① 各种原因导致的肝功能不全、肝衰竭合并肝肾综合征。

② 肝衰竭合并肝性脑病。

③ 各种原因所致高胆红素血症及其他严重的代谢紊乱。

④ 肝移植围手术期的治疗。

⑤ 急性中毒性肝病。

⑥ 全身炎症反应综合征。

⑦ 肾衰竭：抗肾小球基膜抗体介导的肾炎、免疫复合物介导的急进性肾炎、狼疮肾炎、肾病综合征及其他原发性肾小球肾炎。

⑧ 风湿免疫性疾病，免疫性神经系统疾病，自身免疫性皮肤疾病。

⑨ 其他：代谢性疾病、药物中毒、浸润性凸眼等自身免疫性甲状腺疾病、重度感染和多脏器衰竭等。

(3) 禁忌证

① 对血浆、人血白蛋白、肝素等严重过敏者。

② 药物难以纠正的全身循环衰竭患者。

③ 非稳定期的心、脑梗死患者。

④ 颅内出血或重度脑水肿伴有脑疝者。

⑤ 存在精神障碍而不能很好配合治疗者。

⑥ 临床医生认为不适宜 PDF 治疗的情况或不能耐受治疗者。

6. 血浆置换联合持续性血液透析滤过

(1) 原理　血浆置换主要清除与白蛋白结合的大分子物质以及血浆内的毒素、循环免疫复合物等，同时补充白蛋白、凝血因子等生物活性物质，但可导致高钠血症、代谢性碱中毒、胶体渗透压下降，这又会加剧内环境紊乱，加重脑水肿，也不能有效清除促炎性细胞因子，对中分子物质的清除能力也不如血液滤过。而持续性血液透析滤过既能起到清除大分子物质的作用，又可以清除机体多余水分和中、小分子的水溶性毒素，纠正水电解质和酸碱平衡紊乱，维持内环境和血流动力学稳定，治疗更符合机体生理特性，同时清除促炎性细胞因子，阻断 SIRS 向 MODS 发展，是相对比较理想的非生物型人工肝治疗模式，可用于肝衰竭、急性肾损伤（包括肝肾综合征）、脑水肿患者。

（2）PE 联合 CHDF　目前有 3 种方法。

① 并列治疗（两台机器同时运行）：可充分去除引起肝性脑病的中、小分子物质，防治脑水肿，但并列治疗需要 2 台血液净化仪，操作技术烦琐，体外占血量多，临床推广有一定困难。

② 串接治疗（1 台机器上 1 个血浆分离器和 1 个血滤器串联）：由于血液在体外循环时需流经 2 个滤器，可能会增加血液学不良反应的概率。

③ 序贯治疗（1 台机器按需要调整 PE 与 CHDF 的治疗顺序）：如患者以低凝血症为主，先行 PE，然后再进行 CHDF；如患者以脑水肿、肾功能不全为主，则先进行 CHDF，继以 PE 纠正低凝血症。

7. 连续性肾脏替代治疗（CRRT）

一组体外血液净化的治疗技术，是所有连续、缓慢清除水分和溶质治疗方式的总称。传统 CRRT 技术每日持续治疗 24h，目前临床上根据患者病情将治疗时间做适当调整，其治疗目的已不仅仅局限于替代功能受损的肾脏，在严重感染、创伤、中毒及多器官功能衰竭等危重病症的救治中也发挥了传统药物无法企及的重要作用。

（1）原理　以缓慢的血液流速和/或透析液流速，通过对流和弥散进行溶质交换和水分清除。将血液引入具有良好通透性的半透膜滤过器中，依靠半透膜两侧的压力梯度（跨膜压力）达到清除水分及溶质的目的。小于滤过膜孔的物质被滤出（包括机体需要的物质与不需要的物质），同时又以置换液的形式将机体需要的物质输入体内，以维持内环境的稳定。

（2）治疗方式　缓慢连续超滤；连续性静-静脉血液滤过；连续性静-静脉血液透析滤过；连续性静-静脉血液透析；连续性高通量透析；连续性高通量血液滤过；连续性血液滤过吸附。

（3）肝衰竭中的应用　CRRT 在清除中小分子物质、调节水电解质紊乱、稳定重要脏器功能、改善机体内环境（有利于肝细胞再生）等方面的作用比较确定，其治疗时不需要新鲜冰冻血浆或白蛋白，不受血浆供应的限制，随时可为急、慢性肝衰竭患者提供辅助支持治疗。已有报道可将 CRRT 作为治疗终末期肝病患者的首选方法之一。

（4）适应证

① 肾脏疾病：AKI（包括肝肾综合征）合并严重电解质紊乱、酸碱代谢失衡、心力衰竭、肺水肿、脑水肿、外科术后、严重感染、ARDS 等；慢性肾衰竭（CFR）合并急性肺水肿、尿毒症脑病、心力衰竭、血流动力学不稳定等。

② 非肾脏疾病：MODS、急性呼吸窘迫综合征（ARDS）、脓毒血症或败血症性休克、挤压综合征、乳酸酸中毒、急性重症胰腺炎、心肺体循环手术、慢性心力衰竭、肝性脑病、药物或毒物中毒、严重体液潴留、需要大量补液、严重电解质和酸碱代谢紊乱、肿瘤溶解综合征、过高热等。

（5）禁忌证　CRRT 无绝对禁忌证，但存在以下情况时应慎用。

① 无法建立合适的血管通路。

② 严重的凝血功能障碍。

③ 严重的活动性出血，特别是颅内出血。

8. 配对血浆置换吸附滤过（CPEFA）

（1）原理　有机偶联血浆分离、选择性血浆置换、吸附、滤过四个功能单元，提高循环效能和疗效。先行低容量血浆置换继之血浆胆红素吸附并联血浆滤过，可补充一定的凝血因子，纠正凝血功能紊乱，通过对置换过程中的废弃血浆进行血浆吸附、血液滤过多次循环，使得血浆的净化效率大大提高，可清除中、小分子毒物，也可清除循环中过多的炎症介质以恢复机体正常的免疫功能，同时纠正水电解质紊乱、酸碱失衡。

（2）适应证　用于肝衰竭、急性肾损伤（包括肝肾综合征）、伴有全身炎症反应综合征及水电解质紊乱和酸碱失衡等危重疾病。

9. 分子吸附再循环系统

（1）原理　血液被泵出体外以后通过一个白蛋白包被的高通量滤过器，富含蛋白的透析液在滤过器中与血液逆流，血液中的有害代谢产物被转移到透析液中，随后透析液通过活性炭或者离子交换树脂的吸附柱，其中的有害代谢产物被清除，透析液重新回到滤过器中再次与血液进行交换。该系统可有效清除蛋白结合毒素和水溶性毒素，并纠正水电解质紊乱、酸碱失衡。

（2）适应证

① 各种原因所致的重型肝炎及肝衰竭或以肝衰竭为主的多脏器功能衰竭。

② 原发性移植肝脏无功能，或肝移植术后器官功能障碍。

③ 急性中毒或白蛋白结合类物质过量。

④ 胆汁淤积伴顽固性瘙痒。

⑤ 脓毒血症、全身炎症反应综合征等。

（3）禁忌证

① 严重的活动性出血和 DIC 患者。

② 心、脑梗死非稳定期患者。

③ 急性溶血（常规治疗无效）患者。

④ 休克、循环功能衰竭者。

10. 连续白蛋白净化治疗

（1）原理　是基于 MARS 的原理，采用高通量聚砜膜血滤器替代 MARS 的主透析器，在白蛋白透析液循环回路中，采用血液灌流器作为净化白蛋白的吸附介质。既有效降低了治疗成本又可有效清除白蛋白结合毒素和水溶性毒素，并纠正水电解质紊乱、酸碱失衡。

（2）适应证及禁忌证　同 MARS。

11. 成分血浆分离吸附系统

成分血浆分离吸附系统是一个基于 FPSA 以及高通量血液透析的体外肝脏解毒系统，不仅能非常有效地通过直接吸附作用清除白蛋白结合毒素，同时在单独高通量血液透析阶段，能高效率地清除水溶性毒素。普罗米修斯系统在清除胆汁酸、胆红素、氨、肌酐和炎症因子方面优于 MARS，但 MARS 对血流动力学的改善在普罗米修斯系统治疗中却没有被发现。

另外，还有单次白蛋白通过透析（SPAD）、Biologic-DT 与生物透析吸附血浆滤过治疗系统（Biologic-DTPF）等。

七、并发症的防治

1. 出血

（1）置管处出血　原因：置管时损伤血管、留置导管破裂或留置管自行脱落、肝病患者自身凝血功能差、术中应用肝素等。处理：及时压迫止血，并加压包扎，严重出血影响循环者需积极扩容、止血治疗，必要时拔除静脉置管；压迫点位于皮肤穿刺点上方 $1 \sim 2cm$ 处，先用手压迫，再用实心盐袋压迫，加压时间为 $2 \sim 4h$；无法控制的出血可在出血点上方行缝合处理。

（2）消化道出血　原因：凝血功能差、门静脉高压、应激或肝素化等。处理：①有出血倾向者术前可用抗酸药治疗；②出血倾向明显的患者术中应尽量少用或不用肝素，或采用体外肝素化；③一旦发生消化道大出血，应正确估计出血量，及时予以扩容、抗酸药、止血等治疗；④在人工肝治疗过程中出现消化道出血，应立即停止治疗，尽快回输管路中的血液，并予以内科相应止血措施。

（3）其他部位出血　原因：凝血功能差、血小板下降、肝素化等。处理：颅内出血是最严重的出血性并发症，可致脑疝而死亡，需请神经科医师协助紧急处理。

2. 凝血

（1）血浆分离器、灌流器等凝血　等渗氯化钠溶液冲洗血浆分离器、灌流器，加大肝素用量，必要时更换血浆分离器、灌流器等。

（2）静脉留置管凝血　留置管封管时，肝素用量要适当，必要时重新留置静脉导管。

（3）留置管深静脉血栓形成

① 及时行下肢深静脉B超检查，确定有无血栓形成。

② 如B超提示有少量附壁血栓形成，患者需要卧床休息和抬高患肢，忌久站及久坐。

③ 如患者患腿肿胀进行性加重，并出现胀痛，或B超提示置管处血流不畅，建议拔除深静脉留置管。

④ 对于有较大血栓脱落导致肺栓塞风险的患者，在拔管前建议请血管外科医师协助处理。

3. 低血压

原因：有效循环容量不足、过敏、水电解质紊乱及酸碱失衡、心律失常和血小板活性物质的异常释放等。

处理：①补充白蛋白，严重贫血者输血治疗；②有药物或血浆过敏史者应预先给予抗过敏治疗；③纠正酸碱失衡、水电解质紊乱；④治疗心律失常；⑤补液，必要时使用升压药物。

4. 继发感染

静脉留置管处出现感染应做血培养和局部分泌物培养，并及时拔除留置管。在获得培养结果报告前行经验性抗菌治疗。

5. 过敏反应

（1）血浆过敏　临床表现：皮肤反应（荨麻疹），胃肠道症状（恶心、呕吐、腹痛），呼吸系统症状（呼吸困难、支气管痉挛），心血管系统症状（心动过速、低血压），等等。

处理：抗过敏治疗，用糖皮质激素（地塞米松、甲泼尼龙等）、葡萄糖酸钙、盐酸异丙嗪等。较严重者应停止输注血浆。对出现低血压、休克和支气管痉挛等症状的患者，迅速扩容恢复血容量，静脉滴注糖皮质激素和肾上腺素。对于较顽固的支气管痉挛，应给予氨茶碱，必要时予以开放气道机械通气。严重低血压时，可给予多巴胺、肾上腺素或去甲肾上腺素。心搏和（或）呼吸骤停的患者，必须立刻进行心肺复苏。

（2）其他过敏反应　肝素、鱼精蛋白、血浆代用品等也可引起过敏反应，处理措施同血浆过敏反应的处理。

6. 失衡综合征

失衡综合征指在非生物型人工肝治疗过程中或治疗结束后不久出现的以神经精神系为主要症状的综合征，常持续数小时至24h后逐渐消失。轻度失衡时，患者仅有头痛、焦虑不安或恶心、呕吐，严重时可有意识障碍、癫痫样发作、昏迷甚至死亡，有时需要与肝性脑病、高血压脑病、低血糖等进行鉴别诊断。

7. 高枸橼酸盐血症

（1）临床表现　低血钙、抽搐、手脚麻木等。可引起代谢性碱中毒，加重或诱发肝性脑病。

（2）处理　血浆置换时尽早补充钙剂可减少抽搐、手脚麻木等症状的发生。另外，将血浆置换与血液滤过、血液透析滤过等方法联合应用，可纠正高枸橼酸盐血症。

八、人工肝模式优选

（1）高胆红素血症　胆红素吸附、DPMAS、PDF、MARS、普罗米修斯人工肝等。

（2）凝血功能严重障碍　血浆置换、PDF。

（3）合并肝性脑病　连续性血液净化（CBP，高氨血症首选）、PDF、MARS、DPMAS、普罗米修斯人工肝。

（4）合并 AKI　CBP、PDF、MARS、DPMAS。

（5）可根据具体病情进行模式组合。

第二节　肝移植

一、定义

肝移植是指通过手术将一个健康的肝脏植入到患者体内，使终末期肝病患者肝功能得到良好恢复的一种外科治疗手段。

二、适应证

1. 急性肝功能衰竭

急性肝功能衰竭是肝移植的良好适应证。

2. 慢性肝脏疾病

（1）慢性病毒性肝炎引起的肝硬化，当出现以下情况可考虑肝移植：①一次以上的门静脉高压所致的食管-胃底静脉曲张破裂出血；②难治性腹水；③肝性脑病反复发作；④肝肾综合征；⑤自发性细菌性腹膜炎；⑥白蛋白＜25g/L；⑦总胆红素＞85.5μmol/L；⑧凝血酶原时间超过正常对照5s；⑨与HBV相关，AFP＞200ng/mL，如考虑隐匿性肝癌，可考虑肝移植。

（2）原发性胆汁性肝硬化，当出现以下情况可考虑肝移植：①肝衰竭、门静脉高压综合征；②疾病严重影响生活质量，如严重嗜睡、难以控制的皮肤瘙痒、反复发作的细菌性胆管炎、代谢性骨病（易发生骨折）等；③总胆红素＞100μmol/L。

（3）原发性硬化性胆管炎，当出现以下情况可考虑肝移植：①疾病进展为终末期，出现顽固性腹水、食管-胃底静脉曲张破裂出血、肝性脑病等；②明显降低患者生活质量的症状：反复发作的胆管炎、皮肤瘙痒等；③TBIL＞170μmol/L，或短期内快速升高。

（4）酒精性肝病，筛选标准如下：①年龄＜65岁；②戒酒或其他药物无效；③肝脏疾病严重或出现终末期肝病表现；④肝功能分级为Child-Pugh C级或更差；⑤怀疑存在小肝癌；⑥无严重的其他脏器酒精性损害，如坏死性胰腺炎、心肌病以及严重营养不良等；⑦长时间（4～6个月）成功戒酒并同时戒烟；⑧经过包括心理咨询在内的综合因素评价，确定有较低的恢复酗酒倾向。

（5）Wilson病，当出现以下情况可考虑肝移植：①内科治疗无效；②暴发性肝衰竭；③进展为肝硬化失代偿期；④精神症状明显。

（6）先天性代谢障碍性疾病　若肝脏参与疾病代谢的病理过程，可选择肝移植。如肝豆状核变性、酪氨酸血症I型、血色病、糖原累积综合征I型、家族性非溶血性黄疸、乳蛋白酶血症、原发性高草酸尿症I型、家族性淀粉样变性等。

3. 恶性肝脏疾病

包括肝细胞癌（HCC）、胆管细胞癌（CCC）、转移性肝癌。

（1）HCC 患者是否应行肝移植存在争议。

（2）CCC 患者的肝移植效果比 HCC 患者差，目前首选根治性切除术，无法根治切除的 CCC Ⅰ/Ⅱ期、无区域淋巴结及肝外转移的胆管细胞癌患者可考虑行肝移植治疗。

（3）肝脏转移性肿瘤原则上不主张行肝移植治疗，仅作为一种姑息治疗手段。

4. 儿童肝移植

儿童肝脏疾病以先天性、代谢性肝病为主，在肝病失代偿期可行肝移植治疗。

5. 活体肝移植

我国参照米兰标准或 USCF 标准。

三、禁忌证

（1）老龄　年龄＞65 岁（相对禁忌证）。

（2）感染　难以控制的感染；HIV 感染（相对禁忌证）。

（3）合并有严重的心、脑、肺、肾等重要脏器病变。

（4）肝脏外难以根治的恶性肿瘤。

（5）社会心理因素　药瘾、酒精滥用、难以控制的精神疾病。

四、手术时机的选择

肝移植手术时机定义：患者接受新肝后获益最大的时间。

1. ALF 行肝移植治疗的手术时机

（1）2 周之内肝功能急剧恶化，MELD 评分急速升高。

（2）MELD评分未急速升高，但出现消化道出血、肝肾综合征等严重并发症。

2. 慢性肝脏疾病的肝移植手术时机

根据 MELD 评分高低，兼顾能够等待时间、血型一致性、是否伴有肝细胞性肝癌、肝癌分期、年龄等因素。

MELD 评分 25 分以上的受者预后不佳，14～25 分疗效最好。

对于慢加急性肝衰竭，经过积极的内科综合治疗及人工肝治疗后分级为 2～3 级的患者，如 CLIF-C 评分＜64 分，建议 28 天内尽早行肝移植。

五、肝移植供体的选择

1. 器官捐献绝对禁忌证

（1）感染性疾病　严重的传染性疾病如库鲁病，致命性家族性失眠综合征，获得性免疫缺陷综合征，各种细菌、病毒所致活动性、播散性或侵入性感染，以及耐甲氧西林葡萄球菌引起的全身性感染等。

（2）恶性肿瘤　活动性恶性肿瘤是器官捐献的绝对禁忌证。但恶性程度较低的皮肤癌、原位癌（子宫及宫颈部位）和没有颅外转移的原发性脑肿瘤并不是绝对禁忌证。

2. 可接受器官的扩大化标准

（1）供者年龄　年龄因素不是器官捐献的障碍，器官可接受性的关键是经过切除和移植后器官功能和结构的稳定性。但接受老年供者器官的受者更易发生肝癌、丙型肝炎、原发性疾病的复发。

（2）肝脂肪变性　严重的脂肪变性（超过 60% 的肝细胞胞质中含有脂泡）移植物不能用于移植；中度脂肪肝、轻度脂肪肝供体可供选择。

（3）受损器官　肝脏获得性和局限性实质病变、肝脏创伤等可作为移植肝选择。对于实质缺血以及肝门结构、腔静脉或肝上静脉受损的肝脏，可能不适合行移植术，除非病变可以被切除或修复，且剩下的未受损实质部分足够大。

（4）细菌和真菌感染　对供者或受者进行充分的抗生素治疗能够预防受者的感染，给予恰当的治疗，接受感染供体的成活率并未低于非感染供体。

（5）病毒感染

① 乙型肝炎：供者的 HBV 感染史及 HBV 病毒学检测，是供肝安全性评估和合理利用的依据。供者 HBV 血清标志物（HBsAg、抗-HBs、HBeAg、抗-HBe、抗-HBc）和 HBV DNA 指标均阴性或仅抗-HBs 阳性时，供肝携带 HBV 的风险低；供者 HBsAg 阴性而抗-HBc 阳性时，供肝携带 HBV 的潜在可能性增加，可分配给存在 HBV 感染的受者，术后应采用抗 HBV 药物（NAs 联合 HBIG）预防 HBV 感染。

② 丙型肝炎：目前 HCV 感染已可治愈，故可作为供体选择。

六、肝移植手术方式

肝移植手术方式包括：①经典原位肝移植；②背驮式肝移植；③成人活体肝移植；④减体积肝移植；⑤劈裂式肝移植。

七、肝移植术后免疫抑制药物

1. 激素类免疫抑制剂

包括甲泼尼龙、泼尼松，用于免疫诱导治疗和排斥反应冲击治疗。

疗程：①肝癌：术后 1 个月；②HBV/HCV 感染：术后 3 个月；③自身免疫性肝病：泼尼松 5～10mg/d，长期使用。

2. 钙神经素抑制剂

钙调磷酸酶抑制剂（CNI）包括环孢素、他克莫司。

3. 抗代谢类药物

包括硫唑嘌呤、吗替麦考酚酯、西罗莫司。

4. 抗体制剂

（1）多克隆抗体　抗胸腺细胞球蛋白（ATG）、抗淋巴细胞球蛋白（ALG）。

（2）单克隆抗体　主要用于围手术期诱导治疗，预防急性排斥反应，减少钙神经素抑制剂的剂量，治疗激素抵抗的排斥反应。

八、免疫抑制方案及个体化治疗

（1）国内常用方案　CNI＋霉酚酸酯＋糖皮质激素；CNI＋霉酚酸酯/糖皮质激素。病情稳定后，方案转变为：他克莫司/环孢素＋吗替麦考酚酯，长期服用。

（2）国内他克莫司谷浓度要求　肝移植术后 3 个月：8～12ng/mL；3～6 个月：7～10ng/mL；6～12 个月：6～8ng/mL；12 个月后：5ng/mL 左右。

（3）注意钙神经素抑制剂的不良反应，进行个体化治疗，保持维持量的稳定。常见不良反应：高血压、糖尿病、神经病变、多毛症、肾功能不全等。

九、术后早期并发症及其防治

1. 腹腔内出血和消化道大出血

术后早期腹腔内出血只要发现及时、正确诊断、及时再次手术止血，一般不会造成患者死亡。消化道出血一般给予 H_2 受体拮抗剂或质子泵抑制剂、口服凝血酶等措施可止血，少数情况下需要三腔二囊管、内镜或手术止血。

2. 血管并发症

肝动脉栓塞一经明确诊断，应立即行肝动脉取栓和重新吻合术，也可采用溶栓疗法。肝动脉狭窄可采用血管内球囊扩张术。门静脉狭窄或血栓应立即手术，拆除吻合口或血栓摘取术、修整门静脉吻合口能够挽救移植肝。血管并发症处理后若情况不能逆转或肝功能持续恶化，需再次进行肝移植。

3. 胆道并发症

胆道并发症是目前阻碍肝移植疗效进一步提高的重要因素，包括胆瘘、胆道梗阻、胆泥形成。胆瘘包括吻合口瘘、肝断面胆瘘、T管拔除后胆瘘，可行局部或经内镜胰胆管造影术引流、肝断面缝合等治疗。胆道梗阻包括吻合口狭窄、肝内胆管狭窄、胆管囊肿，可通过药物、介入和手术治疗，如效果不佳，则需要再次肝移植。

4. 急性排斥反应

（1）临床表现　一般发生于移植术后 5～7 天，典型表现为发热、烦躁，移植肝肿大和肝区局部压痛，出现黄疸或进行性加重，留置 T 管的受者胆汁分泌量突然减少、胆汁稀薄且颜色变淡。实验室检查可发现血清胆红素和转氨酶持续升高、碱性磷酸酶和 γ-谷氨酰转肽酶升高以及凝血酶原时间延长等。

（2）组织学表现　肝穿刺活检是诊断急性排斥反应的金标准。组织病理学改变为汇管区炎症细胞浸润、内皮炎和胆管损伤"三联征"：①汇管区炎症细胞浸润，以大量淋巴细胞为主，以及不等量中性粒细胞和嗜酸性粒细胞；②门静脉和（或）中央静脉内皮细胞下淋巴细胞浸润；③胆管损伤，胆管上皮内炎症细胞浸润，使胆管上皮细胞变性、凋亡。

（3）治疗　对于亚临床型和轻度急性排斥反应，可不予以激素冲击治疗，密切观察并适当提高他克莫司剂量，多数可缓解；对于中、重度急性排斥反应，一般首选激素冲击治疗，85％的患者激素冲击治疗有效，无效患者需使用 ATG/ALG 治疗或 CD3 单克隆抗体（OKT3）治疗。

5. 感染

感染是肝移植术后最常见并发症及死亡原因。

（1）细菌感染　最为常见。表现为局部腹腔感染、肝脓肿、胆道感染、肺炎、切口感染、全身性菌血症或败血症。常见细菌：大肠埃希菌、变形杆菌、肠球菌、肺炎球菌、金黄色葡萄球菌等；多半为混合感染。对策：围手术期预防性使用广谱抗生素；确定感染后根据经验选用抗生素；明确病原后根据细菌培养及药敏试验结果选用抗生素。

（2）真菌感染　最常见病原体：念珠菌、曲霉菌、隐球菌。对策：念珠菌感染，给予氟康唑；曲霉菌感染，给予伏立康唑等；隐球菌感染，给予两性霉素 B＋氟胞嘧啶。

（3）病毒感染　如巨细胞病毒感染。对策：更昔洛韦。

（4）病毒性肝炎　HBV 感染：病理改变早于临床表现，表现为肝细胞胞质中出现 HBcAg。对策：移植前接种肝炎疫苗；移植中和移植后给予特异性乙肝高价免疫球蛋白，后续给予核苷/核苷酸类似物（如恩替卡韦等）抗病毒治疗。HCV 感染详见第一章第二节。

十、肝移植术后远期并发症

1. 肿瘤

（1）肿瘤复发（肝癌肝移植术后肿瘤复发）　术前检查

未发现微小转移病灶，手术过程中肿瘤播散、转移。

（2）新生肿瘤　最常见为淋巴瘤，其次是皮肤癌、肝癌、胆管癌、结肠癌、直肠癌。原因：长期服用免疫抑制剂和激素导致机体免疫功能下降。

2. 慢性排斥反应

（1）病理特征

① 肝动脉系统管腔逐渐狭窄，终致阻塞。

② 胆管树系统逐渐闭塞，以致胆管全部消失，称为胆管消失综合征。

③ 门管区淋巴细胞浸润少见。

（2）临床表现　慢性、进行性肝内胆汁淤积，最终可进展为肝功能衰竭。

（3）处理　早期针对排斥反应治疗，可逆；晚期需再次行肝移植治疗。

3. 自身免疫性肝病复发

（1）自身免疫性肝炎　复发率为 20%～30%，平均术后 29 个月复发（复发时间为 6～63 个月不等）。对策：使用免疫抑制剂。

（2）原发性胆汁性肝硬化　复发率为 10% 左右，随时间延长升高。对策：按原发病处理，早期口服熊去氧胆酸，晚期行第二次肝移植。

（3）原发性硬化性胆管炎　复发率不确定。对策：同原发病处理。

4. 巨细胞病毒感染

感染率：30%～65%。

发生时间：肝移植术后 3～8 周。

共分为两种类型：①活动性 CMV 感染：无症状，病毒复制；②巨细胞病毒病。

对策：两种均需预防性治疗。原则：抗病毒，减少类固醇激素用量以及联合用药。常用抗病毒药物：更昔洛韦、阿昔洛韦。早期给予足够的更昔洛韦，CMV 转阴后改为阿昔洛韦长期口服。

5. 神经系统损害

发病率：13%～47%。

表现：意识模糊、癫痫发作。

原因：长期服用环孢素导致弥漫性脑白质损害。

对策：换药。

6. 代谢性并发症

（1）骨质疏松症　原因：长期使用激素、卧床等。对策：补充维生素 D、钙剂。

（2）高血糖症与糖尿病　1 年发生率为 13%。原因：长期使用他克莫司、激素、环孢素。对策：胰岛素治疗。

（3）高脂血症、肥胖症　1 年发生率为 31%。原因：较高的激素用量及长期使用环孢素等。对策：调整激素用量。

十一、肝移植术后维持期治疗

（1）免疫抑制剂　终身服用。

① 按时服用。

② 漏服：不可随意增加下次服药剂量；推迟服药时，两次服药间隔时间不少于 8h。

③ 不可随意增加其他药物以免影响免疫抑制剂的血药浓度。

④ 服药后呕吐

a. 服药后 0～10min 呕吐，加服全量免疫抑制剂。

b. 服药后 10～30min 呕吐，加服 1/2 剂量的免疫抑制剂。

c. 服药后 30～60min 呕吐，加服 1/4 剂量的免疫抑制剂。

d. 服药 60min 以后呕吐，无需加服免疫抑制剂。

⑤ 服药后腹泻

a. 水样便每日 5～6 次，需加服 1/2 剂量。

b. 水样便每日 3 次，需加服 1/4 剂量。

c. 糊状软便，无需加服。

⑥ 某些食物可能影响免疫抑制剂的血药浓度，如酒精、苹果汁、西柚汁等。

⑦ 儿童使用免疫抑制剂，避免冷水服用。

⑧ 某些免疫抑制剂可能影响外貌，应提前告知患者。

⑨ 药品储藏：干燥室温环境。

⑩ 记录个人服药情况。

（2）心理、饮食、日常生活调整。

（3）肝移植受者性生活及生育问题　术后 6～8 周恢复性生活；女性 2 年内不要怀孕。

第三节　干细胞移植

一、定义

干细胞移植是把健康的干细胞移植到患者体内，以修复或替换受损细胞或组织，从而达到治愈的目的。

二、干细胞移植方式

根据干细胞的不同性质和不同来源，目前临床上干细胞移植治疗肝硬化失代偿期的方式分为 6 种：自体骨髓干细胞移植、自体外周血干细胞移植、自体脂肪间充质干细胞移植、异基因脐血干细胞移植、异基因间充质干细胞移植和胚胎干细胞移植。

1. 自体骨髓干细胞移植

（1）在层流无菌治疗室内，选患者双侧髂后上棘为采髓点，于局麻下抽取患者的骨髓血。

（2）在干细胞实验室内，从骨髓血中分离纯化获得骨髓单个核细胞；再到放射介入治疗室，借助血管介入将干细胞注射入患者的肝动脉。

（3）骨髓血的采集量一般为 $150\sim200\text{mL}$，分离得到的骨髓单个核细胞总数在 10^9 以上。

（4）为提高骨髓干细胞的含量，也可在采集骨髓前使用 G-CSF 短期动员骨髓。通常采用小剂量（$2\sim4\mu g/kg$）的 G-CSF 动员 $2\sim3$ 天，之后按照上述方法进行骨髓抽取、干细胞分离和移植。小剂量短期动员可促进骨髓干细胞的增殖，但并不促进骨髓干细胞向外周血的大量释放。经此种方法获取的骨髓血含有更多的骨髓干细胞（数量可达 $10^{10}\sim10^{12}$），有助于提高治疗效果。

2. 自体外周血干细胞移植

（1）先使用 G-CSF 按照 $5\sim10\mu g/kg$ 的剂量对患者进行 $3\sim5$ 天的骨髓动员，将骨髓中的干细胞动员到外周血液循环中。

（2）再通过专用的单个核细胞分离机从外周血中富集、分离富含造血干细胞的单个核细胞（数量通常大于 10^9）。

（3）最后借助血管介入将干细胞注射入患者的肝动脉。

（4）骨髓动员过程中应每天监测外周血中的造血干细胞含量，当 $CD34^+$ 细胞数量达到 $10^6/kg$ 时即可停止动员，转而进行干细胞的分离。

（5）对于脾功能亢进者应注意脾破裂风险。

3. 自体脂肪间充质干细胞移植

（1）来自患者自身的脂肪组织。一般通过腹部、臀部或者其他部位吸取脂肪组织。

（2）经过消化、过滤、离心去除脂肪细胞后，培养获取脂肪间充质细胞，进一步培养纯化得到脂肪间充质干细胞。

（3）Seldinger法穿刺股动脉，将导管插入肝固有动脉，经导管缓慢输注自体脂肪间充质干细胞。

（4）自体脂肪间充质干细胞使其在自身内环境下分化为肝细胞，替代损伤肝细胞，从而促进肝功能修复和肝再生。

4. 异基因脐血干细胞移植

（1）选择健康足月产妇，并经产妇知情同意。排除乙型肝炎、丙型肝炎、艾滋病、梅毒及其他传染性疾病，无病理妊娠。

（2）胎儿娩出断脐后，消毒采血部位，应用装有血液保存液Ⅱ的一次性采血袋以封闭式采血法采血，每袋采脐血$50\sim100\text{mL}$。

（3）在干细胞实验室内，用负收集法分离提取脐带血干细胞。每例提取的脐带血有核细胞总数应达10^7以上，以生理盐水稀释到5mL，经肝动脉或外周静脉（通常采用肘正中静脉或前臂静脉）途径进行干细胞移植。

5. 异基因间充质干细胞移植

目前在肝病治疗中已进行人体试验的异基因间充质干细胞主要为脐带间充质干细胞，我国学者也已尝试使用异基因骨髓间充质干细胞治疗原发性胆汁性胆管炎和肝硬化。

异基因脐带间充质干细胞移植：

（1）脐带取自健康足月胎儿，并取得父母授权同意。

（2）采用机械加酶学消化的方法将脐带分离成单个细胞。

（3）对脐带细胞进行贴壁培养，在培养过程中应添加间充质干细胞生长因子，并通过流式细胞仪监测间充质干细胞表型呈 CD34$^-$ CD45$^-$ CD105$^+$。

（4）推荐使用 4～6 代以内的脐带间充质干细胞进行移植治疗。

（5）移植的细胞数量应在 10^7 以上，可以经肝动脉或外周静脉（通常采用肘正中静脉或前臂静脉）途径进行移植。

6. 胚胎干细胞移植

（1）现用于临床研究的胚胎干细胞多来自体外受精的新鲜或冷冻的胚胎。

（2）经肝动脉缓慢输注胚胎干细胞。

（3）目前胚胎干细胞的采集和临床应用存在较大伦理学争议，且其临床有效性和长期安全性的证据仍然缺乏。因此，对于肝衰竭及终末期肝病患者一般不建议使用胚胎干细胞移植。

三、临床应用

1. 实施条件

（1）技术准入　每一项移植治疗技术都应当有完整的标准操作规范，申请国家或地方相关部门的审批，并经医院伦理委员会和新技术委员会批准。

（2）人员资质准入　负责骨髓、外周血、脐血、脐带采集以及干细胞分离的专业人员需要经过相关的业务培训。患者的选择和干细胞的移植需要相关专业副主任医师以上人员负责实施。

（3）实验室设施和条件　有洁净度达 10000 级的实验室，且配备生物安全柜、离心机和超净工作台。拟开展外周血干细胞移植的单位要有血细胞分离机，进行干细胞表型检测的还需要流式细胞仪。

2. 患者的选择

(1) 适应证

① 各种病因导致的失代偿期肝硬化。

② 近一年内，虽经内科积极治疗，病情仍反复加重，至少因肝硬化并发症如大量腹水、自发性腹膜炎、消化道出血或肝性脑病住院 1 次以上。

③ 需间断补充血浆白蛋白及口服利尿药治疗。

④ 血浆白蛋白小于 35g/L，总胆红素小于 $170\mu mol/L$，凝血酶原活动度大于 30%（凝血酶原时间小于 20s），大量腹水控制到中等以下，自发性腹膜炎及肝性脑病已治愈，Child-Pugh 评分≥7。

⑤ 外周血血红蛋白浓度大于 70g/L，血小板大于 $3\times 10^9/L$，红细胞比容大于 0.25，近一个月内无消化道出血病史。

⑥ 无条件接受原位肝移植。

⑦ 自愿签署知情同意书。

(2) 禁忌证

① 合并肝脏或其他脏器的恶性肿瘤。

② 并发消化道出血、自发性腹膜炎、肝性脑病、肝肾综合征以及急性感染发作期。

③ 有严重的心、肺、肾或血液系统疾病。

④ 妊娠期或哺乳期妇女。

⑤ 对 G-CSF、造影剂及抗凝剂过敏者。

⑥ 有药瘾或酒精成瘾者。

3. 干细胞移植的术前准备

(1) 充分详尽的术前沟通。

(2) 术前常规准备　对于需要抽取骨髓以及需要经肝动

脉移植的患者，要对取髓和股动脉穿刺部位备皮。术前进行碘过敏试验。术前6h禁食水，通过静脉输液保证患者的基本营养和能量需求。

4. 实验室处理（干细胞制备）

（1）骨髓血、外周血、脐血和脐带的收取、转运应有专人负责，并做好标识和记录。

（2）制备过程必须在10000级洁净实验室内按照标准操作流程进行，严格执行无菌操作。

（3）根据干细胞种类和要求的不同，选择使用密度梯度离心法、免疫磁珠法、流式细胞仪分选法或全自动血细胞分离机法进行干细胞的分离、富集。

（4）需要体外培养和扩增的干细胞在培养过程中需要注意定期更换培养液、及时传代。

（5）脐血干细胞和间充质干细胞可按照标准程序冻存于液氮罐，待使用前按照标准程序解冻复苏。

（6）制备的干细胞可经生理盐水稀释到需要的容积，建议在2h内进行干细胞移植。

（7）稀释于生理盐水的干细胞只能在4℃冰箱内短时间保存。

（8）可通过细胞计数和活力测定对干细胞进行质量检测，有条件的可使用流式细胞仪进行干细胞表型的鉴定。

5. 干细胞移植方法

干细胞移植方法主要有经肝动脉移植、经门静脉移植、肝内注射、脾脏内注射、外周静脉输注等途径，临床上一般经肝动脉或外周静脉途径进行干细胞移植。

（1）经肝动脉移植　在局麻下穿刺股动脉，放置动脉鞘管；用导丝和导管选择肝固有动脉进行造影，观察肝内血管情况及有无占位性病变；将干细胞悬液经左、右肝动脉缓慢注入；术毕拔管，穿刺点加压包扎后返回病房。

（2）经外周静脉移植　取肘前正中静脉或前臂静脉穿刺建立静脉通道，可先输注地塞米松 1mg、葡萄糖酸钙 20mL，以生理盐水冲管，之后缓慢输入干细胞悬液，最后以 10mL 生理盐水冲管。

6. 干细胞移植的术后处理

（1）术后根据需要应用抗生素。

（2）对于经肝动脉途径进行干细胞移植的患者，一般需要穿刺侧下肢制动 6h，卧床 24h。

（3）术后可连续使用促肝细胞生成素 3～5 天。

7. 干细胞移植术后评价

（1）安全性评价

① 目前临床应用尚未发现严重的不良事件。

② 已经报道的安全性事件主要是术后低热和恶心，多为自限性。

③ 少见的事件有穿刺点出血和血肿、穿刺点疼痛、肝区不适，经对症处理后缓解。

④ 是否会发生免疫排斥和诱发肿瘤及对肝、肾等重要脏器功能的影响有待更大样本、更严格的研究数据支持。

（2）有效性评价　以生存期作为主要指标评价干细胞移植治疗的效果。肝脏合成功能、临床表现等可作为次要评价指标。

8. 术后随访

（1）建议术后第 1、3、6 和 12 个月各随访 1 次，此后每 1 年随访 1 次。

（2）每次随访均应注意生存期，并检查血液生化指标、临床症状（包括失代偿期肝硬化各种并发症）以及 MELD 评分和 Child-Pugh 评分的变化。

（3）每半年至 1 年进行一次影像学和肝纤维化指标的检

测，并注意观察有无肿瘤发生。

（4）如果患者具备接受肝脏穿刺活检的条件，建议在干细胞移植术后1～2年时进行。

第四节　肝细胞移植

一、定义

肝细胞移植（HCT）就是对正常获得的完整肝脏或手术切下的部分肝组织，进行体外分离纯化，将分离纯化的肝细胞植入体内，恢复或重建肝功能，暂时性支持患者等待肝移植，或使患者的疾病自行恢复而不需进行原位肝移植。

二、适应证

（1）遗传代谢性肝病　最适合于先天性代谢缺陷，如肝豆状核变性、α_1-抗胰蛋白酶缺乏、红细胞生成性原卟啉病、脂质沉积病、家族性淀粉沉积症等。

（2）终末期肝病　如失代偿期肝硬化。

（3）急性肝衰竭。

三、肝细胞的制备及输入

（1）肝脏回收利用　年轻肝细胞优于成年肝细胞。

（2）肝细胞分离　机械/酶联技术、胶原酶两步法等。

（3）肝细胞保存及冷冻　肝细胞可在4℃营养悬液中保存4天，而不必冷冻。有报道称，在－140℃或－180℃的液氮中肝细胞可保存1～8个月。但冷冻时间延长，肝细胞的成活率与生存率均会下降。冷冻时应在缓慢有控制的速度下进行，而解冻时应在37℃下迅速进行。

（4）细胞移植数量及输入频率　人类肝细胞总数大约为

175×10^9，最适宜的肝细胞移植数量应为肝脏总量的 $1\% \sim 5\%$。

（5）输入途径　经门静脉输入。

四、肝细胞移植的主要缺陷

（1）手术并发症　暂时性门静脉高压。

（2）免疫抑制剂使用　同种异体肝细胞移植需要使用免疫抑制剂，剂量小于实体肝移植。

（3）主要限制　肝细胞来源有限、技术不成熟。

（4）禁忌证　带有肝炎病毒或 HIV 者不能作为肝细胞来源。脂肪肝微循环受损、活动性败血症、迁徙性恶性肿瘤、胆管癌、艾滋病、精神病、顽固性不良嗜好者均不宜行肝细胞移植治疗。

附录　肝衰竭相关临床营养学基础

一、膳食成分与能量

（一）蛋白质

1. 概述

蛋白质是人体必需的宏量营养素，由氨基酸按一定顺序结合，并进一步盘曲折叠形成一定的空间结构，对人体生命活动起着重要作用。

2. 组成成分

（1）元素组成　蛋白质主要由碳、氢、氧、氮几种元素组成，部分蛋白质可能还含有磷、硫、锌、锰等元素。由于碳水化合物和脂肪等其他宏量营养素不含有氮元素，因此氮元素被用于计算蛋白质含量。大部分蛋白质平均含氮量为 16%，因此每克氮元素可以换算为 6.25g 蛋白质。

（2）氨基酸组成　蛋白质由氨基酸以"脱水缩合"的方式连接而成，因此氨基酸是构成蛋白质的基本单位。人体蛋白质均可以通过 20 种氨基酸组成，其中大部分氨基酸可以由人体合成，但有一部分氨基酸不能在人体合成或人体合成速度不能满足人体需要，必须从外界摄取，这类氨基酸称为必需氨基酸。一般成年人需要从外界食物中摄取的必需氨基酸有 8 种，包括赖氨酸、蛋氨酸、亮氨酸、异亮氨酸、苏氨酸、缬氨酸、色氨酸、苯丙氨酸（对于婴儿，必需氨基酸还包括组氨酸）。

3. 生理功能

（1）蛋白质是人体组织和器官的重要组成部分，几乎所有细胞都是由蛋白质构成的。人体内的蛋白质处于不断分解、重建以及修复的过程中，因此人体必须每天摄入足够量的蛋白质才能维持人体组织的正常更新。对于正处于生长发育阶段的儿童以及妊娠期妇女，保证足量的优质蛋白质摄入尤为重要。

（2）调节生理功能　　人体内一些具有特殊生理功能的物质（如酶、激素、抗体、血红蛋白、肌球蛋白、血浆蛋白、核蛋白等）均是由蛋白质构成的，它们在体内都具有重要的生理作用，如催化作用（酶）、调节生理功能（激素）、免疫调节作用（抗体）、转运氧（血红蛋白）等。

（3）提供能量　　1g 蛋白质在人体内完全氧化可提供约16.7kJ（4kcal）的能量，但当人体内碳水化合物和脂肪充足时，蛋白质一般不作为机体的供能物质，因此这只是蛋白质的次要功能。

4. 膳食中蛋白质的营养价值

人体蛋白质和各种膳食中的蛋白质在必需氨基酸的种类和含量上存在着差异，因此不同膳食的蛋白质营养价值也不相同。当食物中任何一种必需氨基酸缺乏或过量时，均可造成体内氨基酸的不平衡，使其他氨基酸不能被充分利用，影响蛋白质的合成。一般而言，某种食物的蛋白质氨基酸组成种类和含量与人体蛋白质越接近，则该食物中必需氨基酸被人体吸收利用的程度就越高，蛋白质营养价值也就越高，这种蛋白质被称为优质蛋白质，如动物蛋白质中的鱼、肉、奶、蛋以及植物蛋白质中的大豆蛋白质。一般认为优质蛋白质应该占摄入蛋白质总量的 1/3 以上。大部分植物蛋白质常常由于缺乏赖氨酸、蛋氨酸、苏氨酸和色氨酸等营养价值相对较低，例如谷类蛋白质中赖氨酸和色氨酸含量较低。为了提高植物蛋白质的营养价值，膳食选择时可以通过混合食用两种及以上的食物来弥补某类氨基酸的不足，从而提高植物蛋白质的营养价值，这也被称为蛋白质互补作用，例如鱼、肉、奶、蛋和大豆等优质蛋白质可以改善米、面等主食中赖氨酸的缺乏。

(二) 脂类

1. 概述

脂类是由脂肪酸和醇作用生成的酯及其衍生物的统称，主要包括甘油三酯（又称脂肪，占食物脂类的 95% 以上）、磷脂、固醇类。

2. 生理功能

（1）贮存和提供能量 当人体摄入的能量大于消耗的能量时，这部分剩余的能量会通过机体化学反应转化为脂肪而贮存。当机体能量摄入不足时，贮存的脂肪又可以通过氧化反应提供能量。人体完全氧化 1g 脂肪可以提供约 37.6kJ（9kcal）能量，等量于 1g 蛋白质或碳水化合物释放能量的 2 倍多，因此脂肪是机体能量的重要来源。

（2）调节生理的作用 胆固醇、胆酸、性激素及维生素 D 等固醇类对于机体维持正常的新陈代谢和生殖过程，起着重要的调节作用。

（3）构成人体的组成成分 脂类中的磷脂是细胞膜的重要组成成分。

（4）维持体温 脂肪是热的不良导体，因此人体贮存的皮下脂肪可以起到隔热保温的作用。

（5）保护作用 机体内的脂肪组织填充在内脏器官的间隙中，可以对内脏器官起到支撑作用，避免其受到外力损伤。

（6）其他作用 除了上述功能，脂类营养素还可以增加饱腹感和改善食物的感官性状。

3. 膳食中的脂类来源

（1）脂肪 人类膳食中的脂肪主要包括动物的脂肪和肌肉组织，以及植物的种子。

（2）磷脂 磷脂主要富含在蛋黄、瘦肉以及动物内脏中，而植物性食物中以大豆的磷脂含量最为丰富。

（3）固醇类 富含胆固醇的食物包括动物内脏、蛋类、鱼子、蟹子等。

（三）碳水化合物

1. 概述

碳水化合物又称糖类，是一类由碳、氢、氧三种元素组成的化合物，是人体维持生命活动所需能量的主要来源。由于其所含氢、氧元素比例（2∶1）与水相同，故被称为碳水化合物。

2. 分类

（1）单糖 通常不能被直接水解成更小分子的糖称为单糖，单糖是构成食物中双糖、低聚糖和多糖的基本单位。常见的单糖包括葡萄糖、果糖、半乳糖。

（2）双糖 由两分子单糖构成的糖称为双糖，食物中常见的双糖包括蔗糖、乳糖、麦芽糖。

（3）低聚糖 由3～9个单糖构成的一类多糖，包括棉子糖、水苏糖、低聚果糖、大豆低聚糖等。

（4）多糖 由10个及以上单糖分子构成的一类大分子聚合物，膳食中常见的多糖主要包括淀粉、糖原和膳食纤维。

3. 生理功能

（1）提供能量 我国成年人膳食中碳水化合物供能占人体总产能的55%～65%，因此碳水化合物是人类最主要的产能营养素。1g 碳水化合物在体内完全氧化可以释放约 16.7kJ（4kcal）能量。

（2）构成人体的重要物质 黏蛋白、糖蛋白作为人体重要组成部分，参与细胞的多种生命活动。

（3）调节脂肪代谢 人体摄入碳水化合物不足时，会导致脂肪酸不能被彻底氧化而生成酮体，从而导致酮血症。

（4）节约蛋白质 人体摄入足量碳水化合物时，可以避免体内蛋白质氧化供能，从而达到节约蛋白质的作用。

（5）其他作用　碳水化合物可以改善食物的感官性状，同时膳食纤维还有促进胃肠蠕动、增加饱腹感、预防癌症等作用。

4. 膳食中的碳水化合物

食物中的碳水化合物主要包括单糖、双糖、低聚糖、淀粉以及膳食纤维。其中淀粉的主要食物来源有粮谷类和薯类，粮谷类的碳水化合物含量高达 $60\%\sim80\%$；单糖和双糖的主要食物来源包括蔗糖、果糖、甜食、含糖饮料等。膳食中碳水化合物摄入不足会影响脂肪酸代谢并消耗蛋白质，从而影响人体正常生理活动，但碳水化合物摄入过量时也会导致人体能量过剩、脂肪堆积，从而引起肥胖。

（四）能量

1. 概述

能量是人体维持生命活动的基本保障，人体通过摄入食物中的碳水化合物、脂肪和蛋白质来获取能量。

2. 人体的能量消耗

（1）基础代谢　又称基础能量消耗，是指人体最基本的生命活动所需的能量消耗，即人体在安静和恒温（$18\sim25℃$）条件下，禁食12h后，静卧、放松而又清醒时，用于维持体温、心跳、呼吸、各器官组织和细胞基本功能的能量消耗，占人体总能量消耗的 $60\%\sim70\%$。影响基础代谢的主要因素包括：

① 体型：体表面积越大，向外界环境散热越快，基础代谢更高。

② 体质：人体瘦体组织（包括肌肉、心脏、肝和肾脏等）代谢更活跃，因此同样体重下，瘦高的人基础代谢更高。

③ 年龄：由于生长发育需要，婴幼儿和青少年的基础代谢相对更高，成年后基础代谢随年龄增长逐渐降低。

④ 生活环境：生活在寒冷环境下的人群基础代谢相对更高。

（2）体力活动　人体在工作、家务、运动和其他日常活动中的能量消耗，是人体能量消耗的主要原因，占人体总能量消耗的 15%～30%。体力活动是人体能量消耗中变化最大的部分，也是人体控制能量消耗、保持能量平衡和维持健康的重要部分。

（3）食物热效应　也称食物特殊动力作用，是指人体在摄入食物后发生的一系列消化、吸收活动以及膳食营养素之间相互转化所消耗的能量。

3. 能量的食物来源

人体能量的主要来源包括膳食中的碳水化合物、脂肪和蛋白质三种产能营养素，其普遍存在于食物中。我国成年人膳食中三种营养素的供能比例为：碳水化合物 55%～65%，脂肪 20%～30%，蛋白质 10%～15%。

（五）矿物质

1. 概述

人体内除了碳、氢、氧、氮组成的蛋白质、脂肪、碳水化合物和维生素等有机化合物，其余元素均称为矿物质，也称为无机盐。根据矿物质在人体内的含量，矿物质又可以被分为宏量元素（也称常量元素）和微量元素。含量大于体重 0.01% 的元素为宏量元素，如钙、磷、钠、钾、氯、镁等；含量小于体重 0.01% 的元素为微量元素，如铁、锌、铜、硒、碘等。

2. 部分矿物质的生理功能

（1）钙

① 构成人体骨骼和牙齿：人体的骨骼和牙齿中无机盐的主要成分是钙的磷酸盐。

② 维持神经与肌肉活动：钙离子有调节细胞受体结合、参与神经信号传递物质释放等功能，因此对维持神经、肌肉的正常生理功能有重要作用。当人体血浆钙离子浓度明显降低时，可引起手足抽搐和惊厥。

③ 血液凝固：钙是一种重要的凝血因子，参与血液凝固过程。

（2）铁

① 参与体内氧的运输：铁是血红蛋白、肌红蛋白的重要组成成分，参与体内氧与二氧化碳的转运、交换和储存。

② 参与酶的构成：铁参与了细胞色素、细胞色素氧化酶、过氧化氢酶和过氧化物酶的构成，参与体内氧化还原过程中的电子传递，在细胞呼吸和能量代谢方面具有重要作用。

③ 其他功能：铁参与维持机体正常免疫功能，有研究发现缺铁可以引起机体感染增加，白细胞杀伤活性降低，淋巴细胞功能受损。同时，铁还参与了药物在肝脏的解毒过程。

（3）锌

① 促进生长发育：锌参与了蛋白质合成，细胞生长、分裂和分化等过程，锌缺乏可以引起细胞分裂减少，生长停止。同时锌参与黄体生成素、卵泡刺激素、促性腺激素等内分泌激素的代谢，对胎儿生长发育、性器官和性功能发育具有重要调节作用。

② 参与酶的构成：锌是人体许多重要酶的构成成分，主要包括超氧化物歧化酶、苹果酸脱氢酶、乳酸脱氢酶等，在参与组织呼吸、能量代谢和抗氧化方面有重要作用。

③ 其他功能：增强细胞膜的稳定性和抗氧自由基的能力；与唾液蛋白结合成味觉素从而增加食欲；控制免疫因子的分泌和产生从而调节机体免疫功能。

（4）硒

① 抗氧化功能：硒参与谷胱甘肽过氧化物酶的组成，可以保护细胞膜不受氧化损伤，对维持细胞功能和机体抗氧化具有重要作用。

② 保护心血管和心肌健康：有研究表明硒缺乏可以引起心肌损伤，高硒地区人群的心血管疾病发病率较低。

③ 其他功能：调节免疫、重金属解毒、保护视觉器官及抗癌等作用。

3. 矿物质的参考摄入量及食物来源

含钙量较多的食物包括奶制品（奶、奶酪、酸奶）、豆类食物（斑豆、白豆、红豆）、甘薯、小白菜、菠菜等。动物性食物含有丰富且易吸收的血红素铁，比如动物血、动物肝脏、鸡胗、牛肾等。锌的来源较为广泛，贝壳类海产品（牡蛎、扇贝）、红肉、动物内脏是锌的良好来源，蛋类、豆类、燕麦、花生等食物中也富含锌。同时，海产品和动物内脏也是硒的良好食物来源。

我国居民膳食钙、铁、锌、硒的推荐摄入量（RNI）或适宜摄入量（AI）见附表1-1。

附表1-1 我国居民膳食钙、铁、锌、硒推荐
摄入量（RNI）或适宜摄入量（AI）

年龄/岁		钙/(mg/d)	铁/(mg/d)	锌/(mg/d)	硒/(μg/d)
		RNI	RNI	RNI	RNI
0～		200（AI）	0.3（AI）	1.5（AI）	15（AI）
0.5～		350（AI）	10	3.2（AI）	20（AI）
1～		500	10	4.0	25
4～		600	10	5.5	30
7～		800	12	7.0	40
9～		1000	16	7.0	45
12～	男	1000	16	8.5	60
	女	1000	18	7.5	60
15～	男	1000	16	11.5	60
	女	1000	18	8.0	60
18～	男	800	12	12.0	60
	女	800	18	8.5	60
30～	男	800	12	12.0	60
	女	800	18	8.5	60
50～	男	800	12	12.0	60
	女	800	10（无月经）/18（有月经）	8.5	60

年龄/岁		钙/(mg/d)	铁/(mg/d)	锌/(mg/d)	硒/(μg/d)
		RNI	RNI	RNI	RNI
65~	男	800	12	12.0	60
	女	800	10	8.5	60
75~	男	800	12	12.0	60
	女	800	10	8.5	60
孕妇	早期	+0	+0	+2.0	+5
	中期	+0	+7	+2.0	+5
	晚期	+0	+11	+2.0	+5
乳母		+0	+6	+4.5	+18

资料来源：中国营养学会．中国居民膳食营养素参考摄入量：2023 版 [M]．北京：人民卫生出版社，2023。

注："＋"表示在相应年龄阶段的成年女性需要量基础上增加的需要量。

（六）维生素

1. 概述

维生素是维持人体生命活动所必需的一类微量低分子有机化合物，在生理上既不是构成人体组织的主要原料，也不是人体的能量来源，但却在机体物质能量代谢中起着重要作用。根据维生素的溶解性可将其大致分成两类：脂溶性维生素和水溶性维生素。脂溶性维生素指不溶于水而溶于脂肪及有机溶剂的维生素，包括维生素 A、维生素 D、维生素 E、维生素 K。脂溶性维生素在食物中常与脂类共存，易贮存于肝脏，不易排出体外，因此长期大剂量摄入会出现中毒作用。水溶性维生素是指可溶于水的维生素，包括 B 族维生素和维生素 C。水溶性维生素（维生素 B_{12} 除外）易随尿排出，因此在人体内少有蓄积。

2. 维生素 A

（1）定义　维生素 A 是指含有视黄醇结构，并具有生物活性的一大类物质，包括维生素 A 和维生素 A 原及其代谢产物。人体内的维生素 A 活性形式主要有三种：视黄醇、视黄醛和视黄酸。

（2）生理功能

① 构成视觉细胞的感光物质。

② 促进生长发育：缺乏维生素 A 的儿童生长停滞、发育迟缓、骨骼发育不良。

③ 提高免疫功能。

④ 维持上皮组织细胞的健康。

（3）缺乏与过量　维生素 A 缺乏可引起暗适应能力下降，进一步可发展成眼干燥症和夜盲症。同时，维生素缺乏还可以引起上皮组织干燥、增生和角化。过量摄入维生素 A 可引起急性毒性、慢性毒性和致畸毒性，具体表现为恶心、呕吐、眩晕、视物模糊等症状。

（4）食物来源　动物性食物包括动物肝脏、鱼肝油、鱼卵、全奶、奶油、蛋类等；植物性食物包括胡萝卜、红薯、深绿色蔬菜、玉米、芒果等。

3. 维生素 D

（1）定义　维生素 D 是具有钙化醇生物活性的一大类物质的总称，主要包括维生素 D_2 和维生素 D_3。

（2）生理功能

① 维持正常生长发育：维生素 D 可以增加人体对钙的利用，促进骨和软骨的骨化。

② 促进人体对钙的吸收。

③ 维持人体血钙平衡。

（3）缺乏与过量　维生素 D 缺乏可引起婴幼儿佝偻病、成人骨质软化症、骨质疏松症和手足痉挛症。维生素 D 过量摄入可导致维生素 D 中毒，主要表现为食欲减退、体重减轻、恶心、呕吐、多尿、发热等症状。

（4）食物来源　维生素 D 除了膳食来源，也可以由皮肤合成，因此经常晒太阳可以获得充足、有效而又廉价的维生素D_3。海水鱼、蛋黄等动物性食物是维生素 D 的良好膳食来源。

4. 维生素 E

（1）定义　维生素 E 是具有 α-生育酚活性的生育酚和三烯生育酚的一大类物质的总称。

（2）生理功能

① 人体抗氧化体系的重要组成成分。

② 维持动物生殖功能。

③ 预防衰老。

（3）缺乏与过量　维生素 E 缺乏较为少见，缺乏时可导致视网膜退行性病变、溶血性贫血、肌无力等。过量摄入维生素 E 可能出现肌无力、视物模糊、恶心、腹泻等症状。

（4）食物来源　维生素 E 含量丰富的食物包括植物油、麦胚、坚果、种子类和豆类等。

5. 维生素 B_1

（1）定义　维生素 B_1 又称硫胺素、抗脚气病因子和抗神经炎因子。

（2）生理功能

① 能量代谢的辅酶：维生素 B_1 在体内以焦磷酸硫胺素的形式，作为丙酮酸脱氢酶系和转酮醇酶的辅酶，参与人体能量代谢过程。

② 促进胃肠蠕动和腺体分泌。

（3）缺乏与过量　维生素 B_1 缺乏会引起成人脚气病和婴儿脚气病。一般情况下，维生素 B_1 摄入过量不易引起中毒。

（4）食物来源　富含维生素 B_1 的食物主要包括动物内脏、瘦肉、禽蛋等动物性食物，以及未加工的谷类、豆类、干果等植物性食物。

6. 维生素 B_2

（1）定义　维生素 B_2 也称核黄素。

（2）生理功能

① 维持人体正常物质与能量代谢：维生素 B_2 通过参与机体许多酶系重要辅基的组成，影响人体正常能量代谢。

② 参与烟酸和维生素 B_6 的代谢。

（3）缺乏与过量 维生素 B_2 缺乏可引起眼、口腔和皮肤的炎症反应；一般情况下维生素 B_2 摄入过量不会引起中毒。

（4）食物来源 维生素 B_2 广泛存在于动植物性食物中，富含维生素 B_2 的动物性食物包括动物肝脏、肾脏、心脏等内脏组织，植物性食物以绿色蔬菜、豆类食物为主。

7. 烟酸

（1）定义 烟酸也称维生素 B_3、尼克酸、维生素 PP、抗癞皮病因子等。

（2）生理功能

① 维持人体正常物质与能量代谢：烟酸通过参与生物氧化过程传递氢，从而影响机体能量代谢。

② 降低血胆固醇。

（3）缺乏与过量 烟酸缺乏可引起癞皮病，即典型的"3D"症状：皮炎、腹泻和痴呆。过量摄入烟酸可导致血管扩张、血压降低、眼部不适、恶心、呕吐等。

（4）食物来源 烟酸在动物内脏、瘦肉、鱼、全谷类以及坚果类食物中含量较为丰富。

8. 叶酸

（1）定义 叶酸也称维生素 B_9、蝶酰谷氨酸。

（2）生理功能

① 影响 DNA 合成：参与嘌呤和嘧啶核苷酸的合成。

② 参与人体氨基酸之间的转化。

（3）缺乏与过量 叶酸缺乏可引起巨幼红细胞贫血、高同型半胱氨酸血症、孕妇先兆子痫和胎盘早剥、胎儿神经管畸形等。过量摄入叶酸会影响锌吸收，造成胎儿发育迟缓，低出生体重儿增加。

（4）食物来源　叶酸广泛存在于动植物性食物中，良好的食物来源包括动物肝脏、动物肾脏、禽蛋、梨、蚕豆、芹菜、花椰菜、莴苣以及其他坚果类。

9. 维生素 C

（1）定义　维生素 C 也称抗坏血酸，具有较高的生物还原性。

（2）生理功能

① 抗氧化作用：维生素 C 有较强的抗氧化性，可减少机体的氧化损伤。

② 降低血胆固醇：促进类固醇的代谢。

③ 增强免疫力：促进免疫球蛋白的合成。

④ 改善人体对铁、钙的吸收。

（3）缺乏与过量　维生素 C 缺乏可引起坏血病，主要临床表现为全身点状出血、牙龈炎和骨质疏松。过量摄入可引起腹泻、腹胀等不适。

（4）食物来源　维生素 C 的主要来源为新鲜蔬菜和水果，一般叶菜类含量比根茎类多，酸味水果比无酸味水果含量多。

二、营养素对基因表达的影响

（一）基因表达

1. 概述

基因表达是指人体细胞 DNA 所携带的遗传信息，经过转录、翻译等一系列生物过程后，生成具有特定结构的蛋白质从而在人体内发挥各种生物功能的过程。

2. 基因表达的调控

（1）转录前调控　发生在 DNA 转录成 RNA 前的调控，一般指发生在基因组水平上基因结构的改变。

（2）转录调控　发生在 DNA 转录成 RNA 过程中的调控。

（3）转录后调控　发生在 DNA 转录成 RNA 后的调控。一般来讲，真核细胞转录生成前体 mRNA，再经过剪切、拼接、戴帽和加尾等一系列生物过程形成成熟的 mRNA，而发生在这一过程中的调控称为转录后调控。

（4）翻译调控　发生在翻译过程中的调控，即指蛋白质合成过程中的调控。

（5）翻译后调控　翻译过程形成的蛋白质还不具有生物活性，需经过一系列的生物加工过程才能形成具有生物活性的功能蛋白质，发生于这一过程的调控称为翻译后调控。

（二）营养素对基因表达的影响

1. 概述

20 世纪 80 年代，人类开始认识到营养素不但可以满足人体正常营养需要，还能够直接和独立地调控基因的表达，从此人类对营养素的探索逐渐深入到了基因水平。营养素对基因表达具有多水平、多层次的调控，目前一般认为营养素对基因表达的调控主要体现在转录水平。在真核细胞中，营养素本身和其代谢产物均可作为信号分子与特异性受体结合，激活生物信号通路，从而影响基因表达；另外，营养素也可以通过调节体内激素水平、细胞因子水平来影响基因表达。

2. 不同营养素对基因表达的影响

（1）碳水化合物　磷酸烯醇丙酮酸羧激酶（PEPCK）是肝、肾进行糖异生的关键酶，有研究报道碳水化合物能够通过间接作用于启动子从而调控 PEPCK 的表达。碳水化合物摄入后会影响胰岛素、环腺苷酸（cAMP）等的水平，而相关研究表明胰岛素、cAMP 等又会影响特异性转录因子的活性，特异性转录因子与 PEPCK 启动子的结合能够调控 *PEPCK* 基因的表达。还有研究表明，在高碳水化合物、低脂肪膳食摄入后，合成酶、乙酰辅酶 A 羟化酶、ATP-柠檬酸裂解酶等酶相应的 mRNA 含量均增加。同时体外研究也表明摄入碳水化合物后，肝脏中糖酵解和脂肪合成的相关酶基因的转录、mRNA 加工修饰和稳定性均会发生变化。碳水化合物还被报道能够与一些激素协同作用于一些基因表达，例如碳水化合物与甲状腺激素 T_3 协同调节脂肪酸合成酶和苹果酸酶等基因的表达。

（2）脂类　目前有关脂肪酸和基因表达调控的研究主要关注的还是多不饱和脂肪酸（PUFA）。目前的研究表明，PUFA 能够抑制脂肪酸合成酶、糖酵解酶、L-丙酮酸激酶和白细胞介素等基因的表达，但对脂肪酸氧化酶基因的表达具有促进作用。一些动物研究结果也表明大鼠摄入 PUFA 后，肝脏脂肪酸合成酶基因的转录过程很快就受到抑制，mRNA 水平降低，但恢复普通饲料后很快能够恢复原有水平。对脂肪酸合成酶的研究表明，多烯脂肪酸可以影响位于基因启动子区域的顺式作用的核苷酸顺序，从而调控基因。另外，PUFA 还可以直接调控细胞核内的生化过程，抑制脂肪酸合成酶的合成。目前一般认为对脂肪酸合成酶具有明显抑制作用的主要是 PUFA，而饱和脂肪酸和单不饱和脂肪酸无抑制作用，且 PUFA 的抑制作用与脂肪酸长度和双键数目有关。除脂肪酸外，研究也发现胆固醇能够对其自身合成过程所需的酶产生抑制作用。

（3）蛋白质及氨基酸　蛋白质摄入对尿素循环过程中的相关酶的基因表达具有调控作用。摄入高蛋白质饲料的大鼠，尿素循环中的氨甲酰磷酸合成酶、鸟氨酸氨基甲酰转移酶、精氨酸代琥珀酸裂解酶、精氨酸酶的 mRNA 水平升高，酶活性增加，尿素合成增加。研究还表明摄入蛋白质的质量也对基因表达产生影响，动物实验发现含酪蛋白饲料喂养的大鼠比含玉米蛋白饲料喂养的大鼠，肝脏组织中的 C-myc 和 IGF-1 的 mRNA 水平明显增高。氨基酸是细胞内蛋白质合成的必需原料，因此氨基酸缺乏或不足必然会影响翻译过程。此外，一些研究也表明原核细胞中色氨酸、组氨酸能够调控相关操纵子，真核细胞中氨基酸缺乏会影响相关 mRNA 的表达水平及稳定性。

（4）矿物质　矿物质对基因表达的调控主要通过三种方式

实现。第一，作为金属酶的活性中心参与基因表达，例如 RNA 聚合酶Ⅰ、Ⅱ、Ⅲ均为含锌金属酶；第二，通过影响蛋白质的构象变化促使结合基因发生特殊反应，例如锌能够与一些蛋白质的氨基酸形成锌指结构，调控相关基因的表达；第三，产生转录酶激活信号或翻译调控信号，例如铁对铁蛋白 mRNA 和运铁蛋白受体 mRNA 具有调控作用。

（5）维生素　维生素 A 可以影响视黄醇的代谢产物视黄酸，视黄酸与视黄酸受体结合后可作用于基因组 DNA 的启动子序列，调控基因表达。一些研究还发现维生素 A 的过量摄入能够降低十二指肠结合蛋白的表达水平，从而影响钙、磷代谢和骨骼发育。维生素 B_1、维生素 B_2、烟酸、叶酸和维生素 B_{12} 等水溶性维生素可作为辅酶参与核酸代谢，缺乏时会引起 DNA 合成障碍，导致贫血。另外，烟酸还可以通过参与 DNA 损伤的修复从而影响基因表达，叶酸缺乏引起的神经管畸形也被报道与基因表达有关。维生素 C 是体内的一种强抗氧化剂，可以保护 DNA 免受氧自由基的攻击。一些研究还发现维生素 C 可以通过调节 N-甲基-D-天冬氨酸受体亚单位基因和凋亡调控基因 Bcl-2/Bax 的表达水平，预防和治疗慢性铅中毒引起的神经毒性。

（三）营养素与基因表达对疾病的影响方式

1. 概述

一些先天性代谢缺陷和慢性疾病的发生是由营养素和基因相互作用的结果，但作用方式并不相同，大致可以用 5 种模型来描述营养素、基因和疾病三者的关系，见附图 1-1。

2. 作用模型

（1）模型 A 指基因型决定了某种营养素是疾病发生的影响因素，只有在特定基因型的人群中该营养素才是疾病影响因素。

（2）模型 B 指基因型不能单独影响疾病发生，只能促进或抑制营养素对疾病产生的影响。

（3）模型 C 指营养素不直接作用于疾病，只能通过调节基

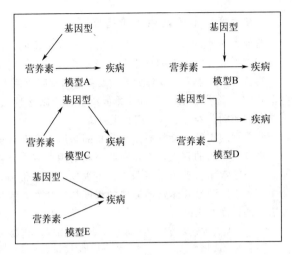

附图 1-1　营养素与基因对疾病的作用模式

因表达来影响疾病。

（4）模型 D 指营养素和基因型同时存在时才能影响疾病。

（5）模型 E 指营养素和基因型均可单独影响疾病的危险性。若二者同时存在，可明显增加疾病危险性。

三、各类食物的营养价值

（一）食物营养价值的评价

1. 概述

食物的营养价值是指某种食物所含营养素和能量能够满足人体需要的程度。影响食物营养价值的因素主要包括营养素的种类和含量、营养素的质量两个方面。了解各种食物的营养价值可以发现食物的主要缺陷，指导人们科学选择食物，以达到促进健康、增强体质以及预防疾病的目的。

2. 食物营养价值的常用评价指标

（1）营养素的种类和含量　评价食物的营养价值时，应该充分考虑到食物所含营养素的种类和含量是否接近人体需要或组成。食物所含营养素不全或含量低，或者营养素间比例不当，都会降低食物的营养价值，比如谷类蛋白质普遍缺乏赖氨酸，导致谷类蛋白质的营养价值低于肉类蛋白质。

（2）营养素的质量　食物质量优劣指的是所含营养素被人体消化、吸收、利用的程度，消化吸收率和利用率越高，营养价值越高。一般常用营养质量指数来评价食物的营养价值，即某食物中营养素能满足人体营养需要的程度与该食物能满足人体能量需要的程度的比值。

$$营养质量指数=\frac{某营养素密度}{能量密度}=\frac{某营养素含量/该营养素参考摄入量}{所产生的能量/能量参考摄入量}$$

当营养质量指数＝1时，表明该食物营养素与能量供给平衡；当营养质量指数＞1时，表明该食物营养素供给大于能量供给；当营养质量指数＜1时，表明该食物营养素供给小于能量供给。一般认为营养质量指数大于或等于1时，该食物营养价值较高。

（3）食物的抗氧化能力　食物中许多营养素均有清除体内自由基和防止体内自由基产生过多的能力，比如维生素C、维生素E、硒等。一般食物含有此类营养素越多，营养价值也越高。

（4）食物的血糖生成指数　不同食物来源的碳水化合物进入人体后，由于消化吸收速率不同，因此对血糖水平的影响也不同。一般可用血糖生成指数来评价食物中碳水化合物对血糖的影响，从而反映食物营养价值的高低。

（5）食物中的抗营养因子　食物中除了营养素，还存在抗营养因子，比如植物性食物中的植酸、草酸可以影响矿物质的吸收，大豆中的蛋白酶抑制剂能够抑制多种蛋白酶的活性。

（6）食物的烹饪方式　食物的过度加工会导致营养素损失。

（二）植物性食物的营养价值

1. 谷类

（1）蛋白质　谷类的蛋白质含量一般在 $7.5\%\sim15\%$，主要包括谷蛋白、清蛋白、醇溶蛋白、球蛋白，主要分布在谷类的胚芽、糊粉层和胚乳外周。由于谷类缺乏赖氨酸，建议将谷类与豆类等富含赖氨酸的食物混合食用。

（2）碳水化合物　谷类的主要成分是碳水化合物，主要为淀粉，占 $70\%\sim80\%$，全部集中在胚乳中。

（3）脂肪　谷类的脂肪含量较低，一般为 $1\%\sim4\%$，主要集中在糊粉层和胚芽，易在食物加工过程中转入糠麸中。

（4）矿物质　占 $1.5\%\sim3\%$，主要是钙和磷。

（5）维生素　谷类是人体 B 族维生素的重要来源，存在于糊粉层和胚芽中，在精加工过程中易大量损失。

（6）其他成分　谷类还含有多种其他生物活性物质，包括黄酮类化合物、植物固醇、类胡萝卜素、植酸、蛋白酶抑制剂等，主要分布在谷皮中。

2. 豆类

（1）蛋白质　大豆的蛋白质含量较高，占 $35\%\sim40\%$，主要包括球蛋白、清蛋白、谷蛋白和醇溶蛋白，其中球蛋白最多。大豆蛋白是优质蛋白，赖氨酸含量丰富，但蛋氨酸含量较少，因此与谷类混合食用能够较好地发挥蛋白质互补作用。

（2）碳水化合物　大豆的碳水化合物含量为 $25\%\sim30\%$，其中一半为人体可吸收利用的阿拉伯糖、半乳聚糖和蔗糖，淀粉含量较少；另一半为人体不可吸收的棉子糖和水苏糖，易在肠道细菌作用下导致肠胀气。

（3）脂肪　大豆的脂肪含量为 $15\%\sim20\%$，其中不饱和脂肪酸居多，因此大豆也是高血脂、高血压、动脉粥样硬化等疾病患者的理想食物。

（4）矿物质　含有丰富的钙和铁。

（5）维生素　含有丰富的维生素 B_1、维生素 B_2 和维生素 E。

（6）其他成分　大豆还含有大豆异黄酮、大豆皂苷、大豆卵磷脂、大豆低聚糖、植酸、蛋白酶抑制剂等。

3. 蔬菜

（1）蛋白质　大部分蔬菜的蛋白质含量都较低，为 1%～2%。

（2）碳水化合物　蔬菜的碳水化合物含量一般在 4% 左右，包括单糖、双糖、淀粉和膳食纤维。

（3）脂肪　蔬菜的脂肪含量较低，一般在 1% 以下。

（4）矿物质　蔬菜含有丰富的钙、磷、铁、钾、钠、镁、铜等，以钾含量最多，是人体矿物质的重要来源。

（5）维生素　蔬菜含有丰富的维生素 C、胡萝卜素、维生素 B_2 和叶酸。

（6）其他成分　蔬菜中还含有类胡萝卜素、植物固醇、皂苷、芥子油苷、蛋白酶抑制剂、植物雌激素、植酸等。

4. 水果

（1）蛋白质　含量较低，一般在 1% 以下。

（2）碳水化合物　水果的碳水化合物含量一般为 6%～28%，主要有果糖、葡萄糖和蔗糖，还含有丰富的纤维素、半纤维素和果胶。

（3）脂肪　含量较低，一般在 1% 以下。

（4）矿物质　水果含有钾、钠、钙、镁、磷、铁、锌、铜等，以钾、钙、镁、磷含量较多。

（5）维生素　新鲜水果含有丰富的维生素 C 和胡萝卜素。

（6）其他成分　水果因含有多种有机酸而呈酸味。另外，水果中还含有黄酮类、多酚类化合物、花青素等。

（三）动物性食物的营养价值

1. 畜禽肉

（1）蛋白质　畜禽肉蛋白质主要存在于肌肉组织中，含量为 10%～20%，因动物品种、部位、年龄不同含量也有差异。畜禽肉蛋白质含有人体必需的各种氨基酸，而且构成比例与人体需要较为接近，因此属于优质蛋白质。除肌肉组织外，肝、心等内脏蛋白含量也比较丰富，但皮肤和肌腱为结缔组织，主要含胶原蛋白和弹性蛋白，营养价值低。

（2）碳水化合物　畜禽肉的碳水化合物主要以糖原的形式存在于肝脏和肌肉中，含量极少。

（3）脂肪　畜禽肉的脂肪含量因畜禽的品种、年龄、部位、肥瘦程度不同存在较大差异，如猪肥肉的脂肪含量高达 90%，猪前肘为 31.5%，猪里脊肉为 7.9%。畜肉脂肪以饱和脂肪酸为主。

（4）矿物质　占 0.8%～1.2%，瘦肉含量高于肥肉，内脏高于瘦肉。

（5）维生素　主要含 B 族维生素和维生素 A，内脏含量较高。

2. 鱼类

（1）蛋白质　鱼类的蛋白质含量一般为 15%～25%，含有人体必需的各种氨基酸，尤其富含亮氨酸和赖氨酸，但色氨酸含量偏低。

（2）碳水化合物　鱼类的碳水化合物含量较低，约为 1.5%，存在形式主要为糖原。

（3）脂肪　鱼类的脂肪含量很少，主要分布于皮下和内脏周围。一般鱼子中胆固醇含量较高。

（4）矿物质　占 1%～2%，磷的含量最高，占总灰分的 40%，钙的含量也较畜禽肉更高，海水鱼含碘丰富。另外，鱼类还富含锌、铁、硒等矿物质。

（5）维生素　鱼类肝脏是维生素 A 和维生素 D 的重要来源，同时还是维生素 B_1、维生素 B_2、烟酸和维生素 E 的良好来源，但鱼类几乎不含维生素 C。

3. 奶及奶制品

（1）蛋白质　牛奶的蛋白质含量为 2.8%～3.3%，主要由酪蛋白（79.6%）、乳清蛋白（11.5%）和乳球蛋白（3.3%）组成。酪蛋白易与钙、磷等结合，形成酪蛋白胶粒，悬浮于牛乳中。乳清蛋白对热不稳定，加热时易发生凝固并沉淀。奶的蛋白质消化吸收率为 87%～89%，属于优质蛋白质。如附表 1-2 所示的牛乳、羊乳和人乳的营养成分，牛乳的蛋白质含量约为人乳的 2 倍，且人乳以乳清蛋白为主，酪蛋白比例低，因此需要用乳清蛋白来调整牛乳中酪蛋白和乳清蛋白的比例，使之接近母乳的蛋白质构成才能生产出适合婴幼儿生长发育的配方奶。

附表 1-2　人乳、牛乳、羊乳的主要
营养成分含量比较（每 100g）

营养素名称	人乳	牛乳	羊乳
水分/g	87.6	89.8	88.9
蛋白质/g	1.3	3.0	1.5
碳水化合物/g	7.4	3.4	5.4
脂肪/g	3.4	3.2	3.5
能量/kJ	272	226	247
钙/mg	30	104	82
磷/mg	13	73	98
铁/mg	0.1	0.3	0.5
视黄醇当量/μg	11	24	84
维生素 B_1/mg	0.01	0.03	0.04
维生素 B_2/mg	0.05	0.14	0.12
烟酸/mg	0.20	0.10	2.10
维生素 C/mg	5.0	1.0	—

（2）碳水化合物　奶类中碳水化合物含量为 3.4%～7.4%，主要为乳糖。乳糖能够调节胃酸，促进胃肠蠕动，保持肠道健康。但部分人群由于缺乏乳糖酶，食用奶制品后出现腹泻、胀气等症状，称为乳糖不耐受。

（3）脂肪　奶中脂肪含量一般为 3%～5%，主要为甘油三酯。

（4）矿物质　奶中矿物质含量丰富，牛乳中钙含量高，易吸收，是钙的良好来源。但奶中含铁量较低，喂养婴幼儿时应注意补充铁。

（5）维生素　奶中含有人体需要的各种维生素。

4. 蛋类

（1）蛋白质　蛋类的蛋白质含量一般在 10% 以上，蛋清中较低，蛋黄中较高。由于鸡蛋蛋白质的氨基酸组成与人体接近，被认为是蛋白质生物学价值最高的食物。

（2）碳水化合物　蛋类的碳水化合物含量较低，在蛋黄中的主要存在形式为葡萄糖，蛋清中为甘露糖和半乳糖。

（3）脂肪　蛋类脂肪的 98% 集中在蛋黄中，呈乳化状，易于消化吸收。蛋黄中的脂肪大部分为中性脂肪，占 62%～65%，磷脂占 30%～33%，固醇类占 4%～5%。

（4）矿物质　占 1%～1.5%，主要存在于蛋黄内。

（5）维生素　蛋类含有人体必需的各种维生素，主要存在于蛋黄内。

（四）食物营养价值的影响因素

食物的营养价值除了与其所含的营养素种类和含量有关，还与食物的贮藏、加工、烹调方式有关。食物经过加工、烹调后，可以破坏和去除其中的抗营养因子，提高吸收利用率，但同时也会造成一些营养素的损失，因此合理的加工、烹调和贮藏方式可以有效地提高食物的营养价值。

1. 加工

（1）谷类经过精细加工能够提高消化吸收率，但也会造成B族维生素损失严重。

（2）大豆经过浸泡、磨浆、加热、凝固等多道工序后，可以去除大豆的纤维素和抗营养成分，还可以提高蛋白质的消化率。大豆经过发酵也可以提高消化吸收率和利用率。同时也能使某些营养素和有益成分含量增加。

（3）蔬菜、水果在加工成罐头、果脯和菜干时，会使得维生素和矿物质损失严重，尤其是维生素C。

（4）畜禽肉和鱼类加工成罐头、烟熏、干制品时，对蛋白质、脂肪、矿物质影响不大，但高温制作会造成B族维生素损失。

2. 烹调方式

（1）谷类食物在烹调前一般要进行淘洗，而在淘洗过程中容易使一些水溶性的维生素和矿物质流失。在烹调过程中，不同烹调方式引起的营养素丢失程度不同，一般认为蒸、烤、烙的方式下，营养素损失少，而在高温煎炸时，营养素丢失多。

（2）畜禽肉和鱼类在烹调过程中蛋白质变化不大，而高温煎炸易导致B族维生素损失较多。蔬菜、水果在烹调过程中易导致水溶性维生素和矿物质损失，尤其是维生素C。烹调过程中的洗涤方式、切碎程度、用水量、加热的温度和时间等均会影响蔬菜水果类食物营养素的破坏和丢失。

3. 贮藏

（1）谷类食物在正常贮藏条件下的蛋白质、矿物质和维生素含量变化不大，但发生霉变时，食物的营养价值会降低。

（2）畜禽肉和鱼类一般采用冷藏法和冷冻法贮藏，"快速冷冻、缓慢融化"是减少冷冻肉类食物营养物质损失的重要办法。

（3）蔬菜、水果在采摘后仍会发生生理、物理和化学变化，主要包括呼吸作用、春化作用和后熟作用，因此贮藏不当会使其营养价值降低。一般常采用的贮藏方法包括低温保藏法、气调保藏法和辐照保藏法。

四、合理膳食与膳食指南

（一）膳食结构

1. 概述

膳食结构，亦称膳食模式，是指膳食中各类食物的品种、数量及其在膳食中所占的比例。根据膳食中各类食物提供的能量及各种营养素的数量和比例来评价膳食组成是否合理。膳食结构的形成与生产力发展水平、文化水平、科学水平和自然环境等多方面因素有关。一般而言，同一个国家、民族、地区，膳食结构都较为相近。

2. 世界膳食模式

根据膳食中动植物性食物的比例，可以将世界上的膳食模式大致分为四类。

（1）东方膳食模式 以植物性食物为主，动物性食物为辅，常见于发展中国家。此类膳食模式容易出现蛋白质-能量营养不良，但有利于高血脂和冠心病等疾病的预防。

（2）经济发达国家膳食模式 以动物性食物为主，多见于欧美发达国家。此类膳食结构以高能量、高脂肪、高蛋白和低膳食纤维为特点，易造成肥胖、高血压和糖尿病等慢性疾病。

（3）日本膳食模式 动植物性食物比例均衡，以日本为代表。此类膳食结构既有植物性食物的膳食纤维，又含充足的动物性食物中的营养素，能有效避免营养过剩和营养不足，是一种较为合理的膳食结构。

（4）地中海膳食模式 该膳食模式是居住在地中海地区的居民所特有的，因此而得名。此类膳食模式富含植物性食物，各种动物性食物比例均衡，主要以橄榄油为食用油，食物加工程度低，新鲜度较高，大部分成年人有饮用葡萄酒的习惯。地中海地区居民的心脑血管疾病发生率低，因此许多西方国家纷纷参照此种模式改进自己国家的膳食结构。

3. 我国膳食结构的特点

我国传统的膳食结构以植物性食物为主，肉类及奶类食物消费较少，属于典型的东方膳食模式。此类膳食结构以高碳水化合物、高膳食纤维、低动物脂肪为主要特征，容易造成营养不良，但有利于高血脂以及冠心病的预防。随着经济的飞速发展以及居民生活水平的不断提高，我国居民的膳食结构发生了较大的变化，具体表现为动物性食物及优质蛋白质消费过多，谷类食物消费偏低。

（二）中国居民膳食指南

1. 概述

膳食指南是以科学证据为基础，为促进人类健康，结合各国国情，制定出的教育居民平衡膳食与合理消费食物的指导性意见。1989 年我国第一次发布了指导国民合理消费食物的膳食指南，后经不断修订，于 2022 年发布了第 5 版《中国居民膳食指南》。

2. 一般人群膳食指南

（1）食物多样，合理搭配。
（2）吃动平衡，健康体重。
（3）多吃蔬果、奶类、全谷、大豆。
（4）适量吃鱼、禽、蛋、瘦肉。
（5）少盐少油，控糖限酒。
（6）规律进餐，足量饮水。
（7）会烹会选，会看标签。
（8）公筷分餐，杜绝浪费。

（三）中国居民平衡膳食宝塔

中国居民平衡膳食宝塔是根据《中国居民膳食指南

（2022）》的准则和核心推荐，把平衡膳食原则转化为各类食物的数量和所占比例的图形化表示，见附图 1-2。

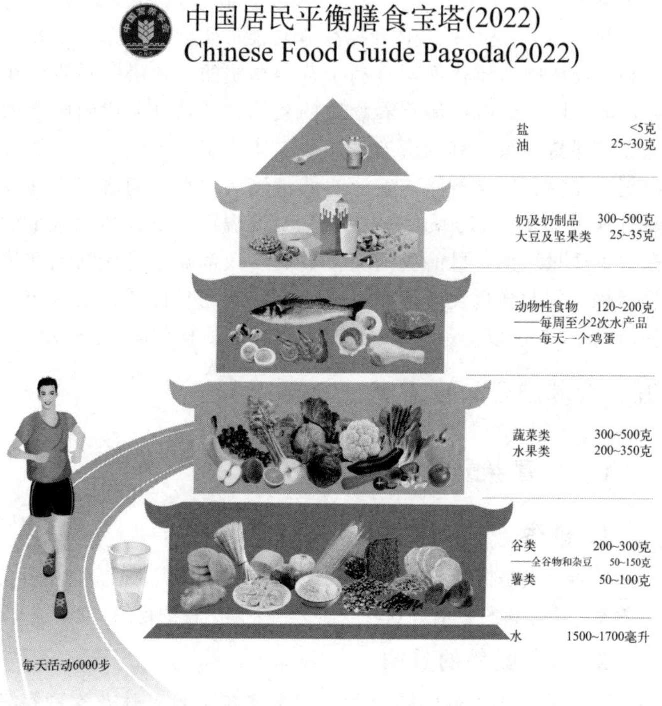

中国居民平衡膳食宝塔(2022)
Chinese Food Guide Pagoda(2022)

盐	<5克
油	25~30克
奶及奶制品	300~500克
大豆及坚果类	25~35克
动物性食物	120~200克
——每周至少2次水产品	
——每天一个鸡蛋	
蔬菜类	300~500克
水果类	200~350克
谷类	200~300克
——全谷物和杂豆	50~150克
薯类	50~100克
水	1500~1700毫升

每天活动6000步

附图 1-2 中国居民平衡膳食宝塔（2022）

膳食宝塔提出了一个在营养上较为理想的膳食模式，宝塔结构共分五层。谷薯类食物位于宝塔的底层，建议成年人每人每天摄入谷类 200～300g，薯类 50～100g；蔬菜和水果位于第二层，成年人每天应该分别摄入蔬菜 300～500g，水果 200～350g；鱼、禽、肉、蛋等动物性食物位于第三层，每天推荐摄入量共计 120～200g；奶类、大豆及坚果类位于宝塔的第四层，每天应该分别摄入 300g 和 25～35g；位于塔顶第五层的是油和盐，推荐成年人平均每天摄入盐不超过 5g，烹调油不超过 25～30g。宝塔侧面为饮水和身体活动的形象，强调了足量饮水和增强身体活动的重要性。水是人体含量最多的组成成分（占 50%～60%），是维持人体正常生理功能的重要营养素。水能促进和参与体内物质代谢，有利于营养物质的消化吸收；协助物质运输，既是体内运输营养物质的载体，又是排泄代谢废物的媒介；保持组织器官的形态，调节人体体温，是组织系统的湿润剂。在温和气候条件下生活的低身体活动水平的成年人建议每日饮水 1500～1700mL（7～8 杯），高温或高身体活动水平的条件下适量增加。目前我国大多数成年人都缺乏身体活动和体育锻炼，因此膳食宝塔还建议成年人每天的身体活动量相当于快步走 6000 步以上，每周最好进行 150min 中等强度的运动。

五、营养配餐与食谱制订

（一）营养配餐

1. 概述

营养配餐是按照不同群体或个体的实际需要，根据食物中各类营养素的含量进行食谱规划，以期达到平衡膳食的目的。

2. 营养配餐的目的

（1）将各类人群的膳食营养素参考摄入量具体落实到每日的膳食中，使人们可以合理摄入营养素，既可避免营养素与能量缺乏，又可避免过剩。

（2）结合各地食物的实际情况，合理选择食物。

（3）通过编制营养食谱，有效管理家庭或食堂膳食。

3. 营养配餐的理论依据

（1）中国居民膳食营养素参考摄入量（DRIs）　食谱中各营养素的含量与中国居民膳食营养素推荐摄入量相差不应超过 10%，否则应该进行调整。

（2）中国居民膳食指南和平衡膳食宝塔。

（3）食物成分表。

（4）营养平衡理论

① 蛋白质、脂肪、碳水化合物三大营养素在膳食中的比例必须保持平衡。

② 优质蛋白质占摄入蛋白质总量的 1/3 以上，优质蛋白质包括动物蛋白质中的鱼、肉、奶、蛋所含蛋白质以及植物蛋白质中的大豆蛋白质。

③ 保证膳食中多不饱和脂肪酸的比例适宜，包括必需脂肪酸以及鱼贝类中的二十碳五烯酸（EPA）和二十二碳六烯酸（DHA）。

（二）食谱制订

1. 食谱制订的原则

（1）保证营养平衡。

（2）注意饮食习惯和饭菜口味。

（3）考虑食物在当地、当季的市场供应情况。

（4）考虑经济可行性。

2. 食谱制订的步骤

（1）确定能量和营养素的需要量　制订食谱时主要考虑三大营养素的比例和需要量。

（2）选择食物　先确定富含碳水化合物的谷类食物的需要量，然后确定以提供蛋白质为主的肉类、奶类、蛋类和大豆制品的需要量，最后确定油脂的需要量。蔬菜、水果的需要量应根据荤素搭配、微量营养素需要量和个人喜好进行确定。

（3）计算和调整　计算食谱中能量和三大营养素的提供量，根据其与需求量的差距进行调整。

（4）评价食谱

① 能量和宏量营养素的供给量在需求量的基础上波动不超过 ±10%。

② 将食谱与膳食宝塔进行比较，判断种类是否齐全，结构是否合理。

③ 判断宏量营养素的供能比例是否合理。

④ 判断优质蛋白质的比例是否恰当。

⑤ 判断多不饱和脂肪酸的比例是否合理。

⑥ 应该对特殊人群微量元素的供给量（如高血压患者食谱中的钠、钾含量）进行评价。

3. 食谱制订的方法

（1）计算法　如附图 1-3 所示。

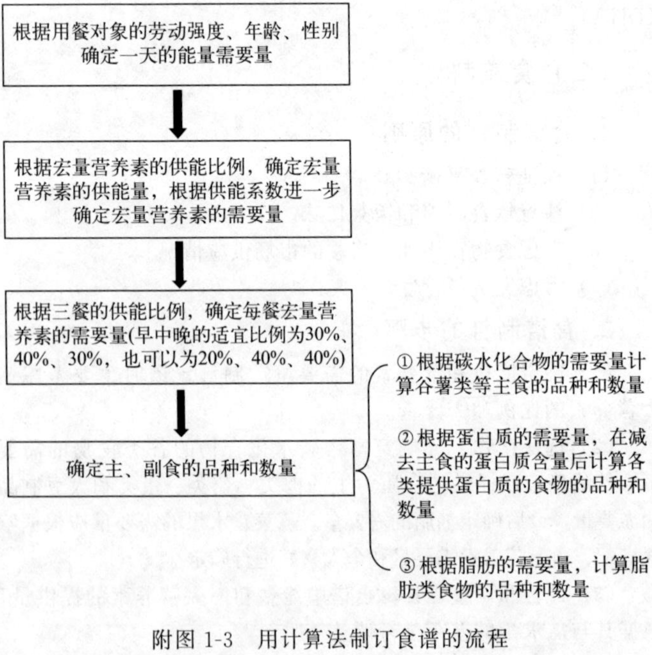

```
┌─────────────────────────────────┐
│ 根据用餐对象的劳动强度、年龄、性别      │
│ 确定一天的能量需要量                 │
└─────────────────────────────────┘
              ↓
┌─────────────────────────────────┐
│ 根据宏量营养素的供能比例，确定宏量       │
│ 营养素的供能量，根据供能系数进一步       │
│ 确定宏量营养素的需要量                │
└─────────────────────────────────┘
              ↓
┌─────────────────────────────────┐
│ 根据三餐的供能比例，确定每餐宏量营        │
│ 养素的需要量(早中晚的适宜比例为30%、     │
│ 40%、30%、也可以为20%、40%、40%)      │
└─────────────────────────────────┘
              ↓
┌─────────────────────────────────┐
│ 确定主、副食的品种和数量              │
└─────────────────────────────────┘
```

① 根据碳水化合物的需要量计算谷薯类等主食的品种和数量

② 根据蛋白质的需要量，在减去主食的蛋白质含量后计算各类提供蛋白质的食物的品种和数量

③ 根据脂肪的需要量，计算脂肪类食物的品种和数量

附图 1-3　用计算法制订食谱的流程

（2）食物交换法　将食物分为主食类、蔬菜类、水果类、鱼肉蛋类、乳类和油脂类六大类，在每类食物中选一种最广泛

的食物，将该食物的习惯用量设定为标准份，计算该食物的能量以及宏量营养素的含量。以此为参照，计算该类食物中其他食物的摄入水平，即等值营养成分的食用量。食物交换法依据同类食物能量和宏量营养素的构成比例相近，让用餐对象可以在同类食物中进行相互替换，较为简单方便，且容易被非专业人士掌握。附表1-3～附表1-8是六类食物的等值交换表，附表1-9描述了不同能量膳食的食物份数。

附表1-3 主食类等值交换表

食物	重量/g	食物	重量/g
大米，小米，糯米，薏米	25	绿豆，红豆，芸豆，干豌豆	25
高粱米，玉米	25	干粉条，干莲子	25
面粉，米粉，玉米粉	25	油条，油饼，苏打饼干	25
混合面	25	烧饼，烙饼，馒头	35
燕麦面，莜麦面	25	咸馒头，窝窝头	35
荞麦面，苦荞面	25	生面条，魔芋条	35
各种挂面，龙须面	25	慈姑	75
通心粉	25	马铃薯，山药，藕，芋艿	125
荸荠	150	凉粉	300

注：每份提供能量378kJ（90kcal），蛋白质2g，碳水化合物19g，脂肪0.5g。

附表1-4 蔬菜类等值交换表

食物	重量/g	食物	重量/g
大白菜，圆白菜，菠菜，油菜	500	白萝卜、青椒、茭白	400

食物	重量/g	食物	重量/g
韭菜，茴香，茼蒿，鸡毛菜	500	冬笋，南瓜，花菜，油菜	350
芹菜，茎菜，莴苣菜，油菜薹	500	鲜豇豆，扁豆，洋葱，蒜苗，四季豆	250
西葫芦，西红柿，冬瓜，苦瓜	500	胡萝卜，蒜苗，洋葱	200
黄瓜，茄子，丝瓜，莴笋	500	山药，荸荠，藕，凉薯	150
芥蓝，瓢瓜，塌棵菜	500	慈姑，芋头	100
蕹菜，苋菜，龙须菜	500	毛豆，鲜豌豆	70
绿豆芽，鲜蘑，水浸海带	500	百合	50

注：每份提供能量 378kJ（90kcal），蛋白质 5g，碳水化合物 17g。

附表 1-5　水果类等值交换表

食物	重量/g	食物	重量/g
西瓜	750	李子，杏	200
草莓，杨桃	300	葡萄，樱桃	200
鸭梨，柠檬	250	橘子，橙子	200
柚子，枇杷	225	梨，桃，苹果	200
猕猴桃，菠萝	200	柿子，香蕉，鲜荔枝	150

注：每份提供能量 378kJ（90kcal），蛋白质 1g，碳水化合物 21g。

食物	重量/g	食物	重量/g
熟火腿，瘦香肠，太仓肉松	20	鸡蛋粉	15
肥瘦猪肉	25	鸡蛋（1 枚，带壳）	60
熟叉烧肉（无糖），午餐肉	35	鸭蛋，松花蛋（1 枚，带壳）	60
熟酱牛肉，酱鸭，肉肠	35	鹌鹑蛋（6 个，带壳）	60
瘦猪、牛、羊肉	50	鸡蛋清	150
带骨排骨	70	带鱼，甲鱼，比目鱼，草鱼	80
鸭肉，鸡肉，鹅肉	50	大黄鱼，鳝鱼，黑鲢，鲫鱼	80
兔肉	100	河蚌，蚬子	200
对虾，青虾，鲜贝，蛤蜊肉	100	蟹肉，水浸鱿鱼	100
水浸海参	350		

注：每份提供能量 378kJ（90kcal），蛋白质 9g，脂肪 4g。

附表 1-7　乳类（含乳或豆类）等值交换表

食物	重量/g	食物	重量/g
全脂奶粉	15	豆腐，豆腐脑	200
酸牛奶，淡全脂牛奶	100	嫩豆腐	150
脱脂奶粉	25	老豆腐	100
豆浆粉，干黄豆	20	油豆腐	30
豆浆	200	豆腐丝，豆腐干	50

注：每份提供能量 378kJ（90kcal），蛋白质 9g，碳水化合物 4g，脂肪 4g。

附表 1-8　油脂类等值交换表

食物	重量/g	食物	重量/g
花生油，香油（1汤匙）	10	猪油	10
玉米油，菜籽油（1汤匙）	10	羊油	10
豆油（1汤匙）	10	牛油	10
红花籽油（1汤匙）	10	黄油	10
核桃仁	15	葵花子（带壳）	25
杏仁，芝麻酱，松子	15	西瓜子（带壳）	40
花生米	15		

注：每份提供能量 378kJ（90kcal），脂肪 10g。

附表 1-9　不同能量膳食食物份数分配表

能量/kcal	主食类/份数	蔬菜类/份数	水果类/份数	鱼肉蛋类/份数	乳类/份数	油脂类/份数	合计
1200	7	1	0	3	2	1.5	14.5
1400	9	1	0	3	2	1.5	16.5
1600	9	1	1	4	2	1.5	18.5
1800	11	1	1	4	2	2	21
2000	13	1	1	4.5	2	2	23.5
2200	15	1	1	4.5	2	2	25.5
2400	17	1	1	5	2	2	28

（三）食谱制订示例

示例：为一个身体状况良好的普通女性办公室职员设计一日食谱。

1. 确定一日的能量需求量

根据中国营养学会制定的《中国居民膳食营养素参考摄入量（2023版）》中从事中体力活动的普通年轻女性的每日能量推荐摄入量，该职员一日的能量需求量为 8.8MJ（约 2100kcal）。

2. 计算各宏量营养素的数量

蛋白质、脂肪和碳水化合物的供能比例按照 15%、25%、60% 分配，则需求量分别为：

$$蛋白质 = 2100kcal \times 15\% \div 4kcal/g = 78.75g$$
$$脂肪 = 2100kcal \times 25\% \div 9kcal/g = 58.3g$$
$$碳水化合物 = 2100kcal \times 60\% \div 4kcal/g = 315g$$

3. 根据食物交换表确定全天各类食物的份数

（1）假设该用餐对象每日饮用牛奶 2 份，水果 1 份，青菜 1 份，计算此三类食物能量和宏量营养素的供给量：

$$能量 = 90kcal/份 \times 4 份 = 360kcal$$
$$蛋白质 = 9g/份 \times 2 份 + 1g/份 \times 1 份 + 5g/份 \times 1 份 = 24g$$
$$脂肪 = 4g/份 \times 2 份 + 0g/份 \times 1 份 + 0g/份 \times 1 份 = 8g$$
$$碳水化合物 = 4g/份 \times 2 份 + 21g/份 \times 1 份 + 17g/份 \times 1 份 = 46g$$

（2）确定主食、鱼肉蛋类和油脂类三类食物的供给量：

$$主食类 = （315g - 46g）\div 19g/份 \approx 14 份$$
$$鱼肉蛋类 = （78.75g - 24g - 14 份 \times 2g/份）\div 9g/份 \approx 3 份$$
$$油脂类 = （58.3g - 8g - 14 份 \times 0.5g/份 -$$
$$3 份 \times 4g/份）\div 10g/份 \approx 3 份$$

4. 按照三餐比例确定每餐食物份数

假设早餐、午餐、晚餐三餐比例为 30%、40%、30%，确定每餐各类食物的份数，见附表 1-10。

附表 1-10　每餐各类食物的份数

食物类别	早餐/份数	午餐/份数	晚餐/份数	合计/份数
主食类	4	6	4	14

食物类别	早餐/份数	午餐/份数	晚餐/份数	合计/份数
蔬菜类	0.3	0.4	0.3	1
水果类	0	1	0	1
肉鱼蛋类	0	1.5	1.5	3
乳类	2	0	0	2
油脂类	0.2	1.6	1.2	3
合计/份数	6.5	10.5	7	24

5. 制订详细食谱

按照食物等值交换表和个人喜好，确定每餐食谱并根据食谱的实际能量以及宏量营养素的供给量进行评价，见附表 1-11。

附表 1-11　全天参考食谱

早餐	粥（大米 50g），馒头 70g，拌海带丝（水浸海带丝 150g，豆油 2g），牛奶 200g
午餐	米饭（大米 150g），青椒茄子（青椒 20g，茄子 75g，豆油 4g），清炒菠菜（菠菜 100g，豆油 4g），红烧鸭（鸭子 75g，豆油 8g），苹果 200g
晚餐	米饭（大米 100g），拍黄瓜（黄瓜 50g，豆油 2g），清炒冬瓜（冬瓜 100g，豆油 4g），红烧带鱼（带鱼 120，豆油 6g）
合计	能量 2160kcal，蛋白质 79g，脂肪 57g，碳水化合物 312g

六、临床营养相关基础理论

（一）肠黏膜屏障学说

1. 概述

在创伤、手术、放疗、严重感染和重症胰腺炎等应激状态或长期进行肠外营养的情况下，肠黏膜的结构和功能受到严重的损害，从而导致肠功能紊乱，具体表现为肠黏膜萎缩和肠黏膜通透性增高。

2. 肠黏膜屏障损伤的原因

（1）肠黏膜通透性增高。

（2）肠黏膜支持能力下降　肠内菌群失调，长期禁食或肠外营养导致肠黏膜缺乏刺激而萎缩，人体免疫系统受损，均可引起肠黏膜支持功能降低。

（二）营养不足对机体代谢的影响

1. 概述

临床住院患者由于疾病、手术或禁食等众多原因，能量摄入减少，机体消耗增加，因此患者经常处于营养不足的状态。了解患者在营养不足时的机体代谢改变，可以帮助医生制订合理有效的营养治疗计划。

2. 短期饥饿

饥饿早期（2～3天），机体首先利用碳水化合物供能直至糖原耗尽。一般在饥饿开始的24h内，糖原储备基本耗竭，然后通过将蛋白质和脂肪分解成氨基酸和脂肪酸进行糖异生。随着饥饿的持续，脂肪动员逐步增加，成为主要的能源物质，从而减少蛋白质的消耗。饥饿早期主要的表现有：①尿氮排泄逐步下降。②血糖中等程度下降。③血浆脂肪酸、酮酸、酮体增加，产生代谢性酸中毒和尿酮。④尿中 NH_4^+、Na^+、K^+ 增加。

3. 长期饥饿

饥饿1周以上时，大脑会消耗越来越多的酮体以维持供能，$2/3\sim3/4$ 的氧供来自酮酸氧化。肾脏不仅能维持体内的酸碱平衡、排出代谢废物，在长期饥饿时，还能产生葡萄糖。人体在长期饥饿时，所有器官都参与适应饥饿，主要目的是保存机体蛋白质，平衡有限的葡萄糖产生，增加游离脂肪酸，促进酮体氧化，使机体的能量需求降低。

4. 饥饿时内分泌系统的变化

（1）胰岛素分泌持续降低。

（2）饥饿早期胰高血糖素水平升高，长期饥饿时胰高血糖素下降至饥饿前水平。

（3）生长激素在饥饿早期较正常增高 3～5 倍，随后稳定下降至禁食前水平。

（4）血浆糖皮质激素浓度、半衰期，糖皮质激素的分泌量以及持续时间均增加。

5. 饥饿时机体器官的功能改变

（1）肾脏　饥饿时肾脏能在较长时间内维持正常功能，长期饥饿时肾髓质中尿素含量下降易导致多尿、低渗尿以及蛋白尿等症状。在持续饥饿时，肾脏的糖异生作用明显增强，几乎占人体葡萄糖产量的 50%。

（2）肝脏　饥饿时肝脂肪含量和蛋白质含量下降，但肝细胞数目在一段时间内无变化，且肝功能能在较长时间内保持正常。

（3）消化道　饥饿时肠黏膜细胞更新率降低，移行速度减慢，肠黏膜萎缩，胃排空及小肠转运时间延长，从而影响消化道的消化吸收功能。

（4）循环系统　饥饿可导致心电图异常。持续饥饿时，心脏形态改变，功能下降。

（三）营养与免疫

1. 概述

合理营养是维持正常免疫功能的重要条件，营养不良可导致免疫器官发育不全、萎缩，细胞免疫、体液免疫、补体功能和吞噬作用下降。

2. 蛋白质-能量营养不良

蛋白质缺乏与能量不足往往同时存在。蛋白质是细胞、抗体、补体、酶等的组成成分，其缺乏对免疫功能的影响最为明显，主要表现为：

(1) 免疫器官　蛋白质-能量营养不良可导致淋巴器官的大小、组织结构和细胞密度等发生退行性改变。

(2) 细胞免疫　蛋白质-能量营养不良会造成血液淋巴细胞总数减少，T淋巴细胞减少并且分泌淋巴因子的能力下降。

(3) 体液免疫　蛋白质-能量营养不良对免疫球蛋白的影响一般不明显，但若发生在婴幼儿时期，可导致婴幼儿淋巴细胞产生免疫球蛋白的能力出现可逆性下降。同时，营养不良会导致肝脏内补体合成或体内补体激活减弱，从而影响补体的免疫功能。

3. 脂肪酸

必需脂肪酸摄入不足会降低免疫接种的作用，但脂肪摄入过多会降低人体免疫功能，导致感染的发病率和死亡率增高。

4. 维生素

(1) 维生素A　流行病学资料显示，维生素A的营养状况是儿童呼吸道感染和腹泻发病率的主要决定因素；膳食维生素A摄入量与一些肿瘤的发病风险呈负相关；维生素A缺乏会加重所有已知传染病的病情。与此同时，过量摄入维生素A也会有导致中毒、增强辐射对人体的毒性和抑制修复酶的修复等有害作用。维生素A缺乏对免疫功能的影响具体表现为：

① 外周血白细胞降低，外周T淋巴细胞减少；维生素A可增强自然杀伤细胞活力。

② B淋巴细胞的分泌能力降低；上皮和黏膜组织分泌免疫球蛋白的能力减弱，黏膜的免疫屏障作用降低。

③ 胸腺和淋巴结等免疫器官萎缩。

(2) 维生素E　维生素E的抗氧化作用可以清除体内氧自

由基，保护免疫细胞的细胞膜不受氧自由基损伤。此外，适量的维生素 E 可以促进免疫器官发育，提高免疫细胞功能。但是，维生素 E 过量和缺乏都会对人体的免疫功能产生抑制作用。

（3）维生素 C　维生素 C 可以促进免疫球蛋白、补体和干扰素的合成，提高白细胞的免疫功能。

（4）B 族维生素　许多 B 族维生素缺乏都会引起细胞免疫和体液免疫功能下降，但正常人补充 B 族维生素并不能产生显著的免疫增强效果。

5. 矿物质

（1）锌　锌缺乏会导致淋巴器官发育不良，细胞免疫和体液免疫功能下降，适量补锌后可恢复，但过量摄入锌也会对免疫功能产生损伤。

（2）铁　铁缺乏能够导致胸腺发育不良或萎缩，细胞免疫功能显著下降，增加机体对感染的敏感性。

（3）硒　适量摄入硒对细胞免疫和体液免疫均有重要作用。

（四）食物与药物的相互作用

1. 概述

食物和药物中都存在一些特殊的化学物质，这些化学物质可以相互作用，从而影响食物和药物在人体内的消化、吸收、分布、代谢和排泄，并进一步影响人体营养摄入和药物疗效。了解食物和药物之间的相互作用，既可以增强药物疗效，又可以保证良好的营养状态，有助于患者的康复。

2. 食物对药物的影响

（1）食物或营养素可通过直接与药物结合、吸附或影响胃肠道的 pH 和胃排空等影响药物的吸收。

（2）药物与血浆蛋白质结合会失去其药理活性，而食物或营养素可以影响药物与血浆蛋白的结合。

（3）食物或营养素可以通过影响肝代谢酶，从而影响药物在人体内的代谢。

（4）食物或营养素可以影响尿液 pH，从而影响药物随尿液的排出。

3. 药物对食物的影响

（1）药物对食欲的影响　药物可以直接促进或抑制食欲，也能够通过改变患者的嗅觉和味觉间接影响患者食欲。

（2）药物对营养素吸收的影响　药物可以直接与食物中的某些成分结合，直接影响食物中营养素的吸收，也能够通过干扰与该营养素吸收有关的其他物质，间接影响营养素的吸收。

七、住院患者营养风险筛查与评价

（一）营养风险筛查

1. 概述

营养风险筛查是指根据患者本身的营养状态，结合因临床疾病的代谢性、应激等因素所造成的营养功能障碍，综合评定患者是否存在营养风险及程度如何，是否需要进行营养支持以及预后如何。

2. 欧洲营养风险筛查工具（NRS 2002）

NRS 2002 是筛查住院患者是否存在营养不良及监测营养不良发展风险的常用方法。

（1）初步营养监测　调查以下四个问题：

① BMI<20.5kg/m^2？

② 患者在过去 3 个月内有体重下降吗？

③ 患者在过去 1 周内有摄食减少吗？

④ 患者有严重疾病（如 ICU 治疗）吗？

如果任一问题回答为"是"，则进行最终营养监测；如果所有回答为"否"，则每周再重复调查 1 次。

（2）最终营养监测　将疾病的严重程度、营养状态受损和年龄三方面的评分相加得到总评分，从而对患者进行营养风险筛查并决定是否设定营养支持计划。评分计算方法可参见第一章表1-7。

（二）营养评价

1. 概述

营养评价是指通过膳食营养评价、人体测量、临床检查、实验室检查以及多种综合评价指标，对患者进行营养与代谢状态的综合评定，从而了解患者营养不良的类型及程度，确定相应的营养支持方案。

2. 膳食营养评价

（1）膳食调查　通过调查患者的饮食习惯、饮食结构、饮食频率和膳食摄入量，了解患者膳食中能量和营养素的实际摄入量以及摄入比例。常用的调查方法包括回顾法（回顾之前一段时间内的摄食情况）、记录法（记录之后一段时间的摄食情况）以及化学分析法（通过实验室化学分析计算膳食摄入量）。

（2）膳食评价　将膳食调查的结果从以下几个方面进行评价和分析：①膳食模式分析；②能量与营养素摄入量；③宏量营养素的供能比例；④优质蛋白质所占比例以及动/植物蛋白质比例；⑤不同脂类的摄入比例；⑥餐次的能量分配。

3. 人体测量

（1）身高　儿童和青少年的身高能够反映较长时间的营养状况，但一般急性或短期疾病与营养波动不会明显影响身高。对于住院患者，测量身高可以计算体质指数和体表面积。

（2）体重　体重是营养评价最简单、直接和常用的指标，是反映人体营养状况的直接参数。为减少测量误差，测量住院患者的体重可以选择晨起空腹，排空大小便，着固定衣裤。体重的评价方式包括：

① 标准体重法，即将测量体重与标准体重进行比较。我国

目前常用的标准体重计算公式如下。

a. Broca 改良公式：标准体重（kg）＝身高（cm）－105。

b. 平田公式：标准体重（kg）＝［身高（cm）－100］×0.9。

② 体重比

a. 实际体重与标准体重比（％）＝（实际测量体重－标准体重）÷标准体重×100％。主要反映肌蛋白的消耗情况：±10％为正常营养状态；介于10％～20％为过重，介于－20％～－10％为消瘦；超过20％为肥胖，低于－20％为严重消瘦。

b. 实际体重与平时体重比（％）＝实际测量体重÷平时体重×100％。提示能量营养状况的改变，一般认为介于85％～95％为轻度能量缺乏型营养不良，75％～85％为中度能量缺乏型营养不良，小于75％为严重能量缺乏型营养不良。

（3）体质指数（BMI） 评价肥胖和消瘦的良好指标，计算公式为：BMI＝体重（kg）／［身高（m）］^{2}。根据我国成年人BMI的判断标准，BMI＜16.0kg/m^2 为重度蛋白质-能量营养不良，介于 16.0～16.9kg/m^2 为中度蛋白质-能量营养不良，17.0～18.4kg/m^2 为轻度蛋白质-能量营养不良，18.5～23.9kg/m^2 为正常，≥24.0kg/m^2 为超重，≥28.0kg/m^2 为肥胖。

（4）围度

① 上臂围：一般测量左上肩肩峰到鹰嘴连线中点的臂围长。我国男性上臂围平均为27.5cm，女性为25.8cm。测量值大于正常值的90％为营养正常，80％～90％为轻度营养不良，60％～80％为中度营养不良，小于60％为严重营养不良。

② 胸围：反映胸廓大小和肌肉发育状况，在一定程度上反映身体形态和呼吸器官的发育状况，也是评价幼儿生长发育水平的重要指标。

③ 腰围：反映腹部皮下脂肪厚度和营养状况。

④ 臀围：反映体型特点。

⑤ 腰臀比：腰围与臀围的比值，男性标准值小于0.8，女

性小于 0.7。

（5）皮褶厚度　通过测量皮下脂肪厚度来估计体脂含量的方法，常常选用肩胛下角、肱三头肌和脐旁等测量点。在测量时，为减小误差，一般要求在同一部位测量三次取平均值。

（6）握力　测量患者肌肉静力的最大力量状况，是反映肌肉总体力量的指标。

4. 临床检查

通过病史采集和体格检查来评价患者营养状况。

（1）病史采集　①膳食史；②已存在的病理与营养素影响因子；③用药史及治疗手段；④对食物的耐受性。

（2）体格检查　判断患者是否存在以下情况：①肌肉萎缩；②肝大；③水肿或腹水；④皮肤改变；⑤毛发脱落；⑥维生素缺乏体征；⑦必需脂肪酸缺乏体征；⑧常量和微量营养素缺乏体征；⑨恶病质。

5. 实验室检查

（1）血浆蛋白

① 白蛋白：在应激状态下，血清白蛋白的水平降低，如这种低水平维持 1 周以上，可提示有急性营养缺乏。一般认为，35～50g/L 为正常，28～34g/L 为轻度不足，21～27g/L 为中度不足，<21g/L 为重度不足。

② 前白蛋白：由肝脏合成的一种糖蛋白，参与机体维生素 A 和甲状腺素的转运和调节，具有免疫增强活性和潜在的抗肿瘤效应。0.20～0.40g/L 为正常，0.16～0.20g/L 为轻度不足，0.10～0.15g/L 为中度不足，<0.10g/L 为重度不足。

③ 转铁蛋白：由于高蛋白摄入后，转铁蛋白血浆浓度上升较快，因此可用来反映治疗后营养状态与免疫功能的恢复情况。2.0～4.0g/L 为正常，1.5～2.0g/L 为轻度不足，1.0～1.5g/L 为中度不足，<1.0g/L 为重度不足。

④ 视黄醇结合蛋白：可特异性反映机体的营养状态，是一项诊断早期营养不良的敏感指标。正常值为 40～70mg/L。

（2）血浆氨基酸谱　在重度蛋白质-能量营养不良时血浆总氨基酸值明显下降。

（3）免疫功能　蛋白质-能量营养不良时常伴有细胞免疫功能损害，这将增加患者的术后感染率和死亡率，通常用总淋巴细胞计数和皮肤迟发性超敏反应来评定细胞免疫功能。

（4）维生素和矿物质　维生素和矿物质是维持人体正常代谢和生理功能必不可少的营养素，目前在临床医疗救治及营养评价中受到越来越多的关注。

（5）氮平衡　反映摄入氮能否满足机体需要及体内蛋白质合成与分解代谢情况，有助于营养治疗效果的判断。计算公式：氮平衡＝摄入氮－（尿氮＋粪氮＋皮肤等氮损失）。氮平衡指摄入氮与排出氮相等，人体处于代谢平衡状态；正氮平衡指摄入氮多于排出氮，适于生长期儿童；负氮平衡指摄入氮少于排出氮，提示饥饿或消耗性疾病。

6. 综合评价

采用综合性的营养评价方式可以提高评价的灵敏性和特异性。常用的综合评价指标包括以下几种。

（1）预后营养指数　最初在 1980 年由 Buzby 等提出的用于评价外科患者预后的指标，后经过日本学者小野寺进行改良简化，公式为：预后营养指数（%）＝5×淋巴细胞数（10^9/L）＋血清白蛋白（g/L），临床上用简化公式的比较多。1980 年 Mullen 提出的用于评价外科患者预后的指标，公式为：预后营养指数（%）＝158－16.6×血清白蛋白（g/L）－0.78×肱三头肌皮褶厚度（mm）－0.20×血清转铁蛋白（g/L）－5.80×DHC（DHC 表示迟发性超敏皮肤反应试验，硬结直径>5mm，DHC=2；<5mm，DHC=1；无反应，DHC=0）。评定标准：预后营养指数<30%，表示术后发生并发症及死亡的可能性很小；30%~40%表示存在轻度手术危险性；40%~50%表示存在中度手术风险；≥50%表示发生术后并发症及死亡的可能性很大。

（2）营养危险指数　1982 年 Sato 提出的使用外科患者术前 3 种营养评定参数评估术后营养危险的指标，公式为：营养危险指数＝10.7×血清白蛋白（mg/L）＋0.0039×淋巴细胞计数（10^9/L）＋0.11×血清锌水平（mg/L）－0.044×年龄（岁）。营养危险指数＞60，表示危险性较低；≤55 表示存在高危险性。

（3）营养评定指数　1983 年 Masato Iwasa 等提出的对食管癌患者进行营养状况评价的综合指标，公式为：营养评定指数＝2.64×上臂肌围（cm）＋0.60×血清前白蛋白（mg/dL）＋3.76×视黄醇结合蛋白（mg/dL）＋0.017×PPD－53.8。PPD 表示用纯化蛋白质衍生物进行延迟超敏皮肤试验，硬结直径＞5mm，PPD＝2；＜5mm，PPD＝1；无反应，PPD＝0。营养评定指数≥60 表示营养状况良好；介于 40～60 表示营养状况中等；＜40 表示营养不良。

（4）腹部创伤指数　1983 年 Jones 等提出的评估腹部术后并发症发生风险的指标，该指数的计算方法，见附表 1-12。

附表 1-12　腹部创伤指数计分与计算方式

危险因素	器官	损伤分级	损伤严重性
1	膀胱、小血管、骨骼	1	最轻
2	小肠、胃、子宫	2	轻度
3	脾、肾、肝外胆管	3	中度
4	肝、大肠、大血管	4	重度
5	十二指肠	5	最重
器官 1	危险因素×损伤分级＝计分 1		
器官 2	危险因素×损伤分级＝计分 2		
…	…		
器官 n	危险因素×损伤分级＝计分 n		

腹部损伤指数＝计分 1＋计分 2＋…＋计分 n，大于 25 表示术后并发症的发生风险高

（5）主观全面评定（SGA） 基于临床病史问诊和临床检查，对患者营养状况进行评定。SGA 主要内容及评定标准可参见第一章表 1-8。

（6）微型营养评定 基于人体测量、整体评定、膳食问卷和主观评定四个方面共 18 个条目对健康及营养状况进行的评价。具体评价方式，见附表 1-13。

附表 1-13　微型营养评定方法

评价项目	计分
人体测量	
体质指数/(kg/m²)	<19 计 0 分；19～<21 计 1 分；21～<23 计 2 分；≥23 计 3 分
上臂围/cm	<21 计 0 分；21 或 22 计 0.5 分；>22 计 1 分
小腿围/cm	<31 计 0 分；≥31 计 1 分
既往 3 个月内体重下降/kg	≥3 计 0 分；不详计 1 分；1～<3 计 2 分；无体重下降计 3 分
整体评定	
是否独立生活	"否"计 0 分；"是"计 1 分
是否每日服用 3 种以上处方药	"是"计 0 分；"否"计 1 分
既往 3 个月是否有重大心理变化或急性疾病	"是"计 0 分；"否"计 1 分
活动能力	需要卧床或长期坐着计 0 分；能下床但不能外出计 1 分；能独立外出计 2 分
神经心理问题	严重痴呆/抑郁计 0 分；轻度痴呆计 1 分；无精神障碍计 2 分
是否有压疮或皮肤溃疡	"是"计 0 分；"否"计 1 分

评价项目	计分
膳食问卷	
每日餐次	1次计0分；2次计1分；3次计2分
每日至少一份奶制品/每周两份以上坚果或蛋/每日食用肉或鱼	0或1个"是"计0分；2个"是"计0.5分；3个"是"计1分
每日两份以上蔬菜或水果	"否"计0分；"是"计1分
既往3个月内是否有食欲减退	严重减退计0分；中度减退计1分；食欲正常计2分
每日饮水杯数	<3杯计0分，3~5杯计0.5分；>5杯计分2分
进食方式	无法独立进食计0分；独立进食稍有困难计1分；独立进食计2分
主观评定	
自我营养状况评定	营养不良计0分；不能确定计1分；营养状况良好计2分
自己与周围人相比健康状况如何？	健康状况更差计0分；不确定计0分；健康状况相同计1分；健康状况更好计2分

注：微型营养评定得分≥24表示营养状况良好，介于17~<24表示存在发生营养不良的危险；<17表示确定有营养不良。

八、医院膳食

（一）常规膳食

住院常规膳食与正常健康人所用的膳食基本相同，遵循平衡膳食原则，是医院应用范围最广、食用频率最高的一种膳食，包括普通膳食、软食、半流质膳食和流质膳食。

1. 普通膳食

普通膳食又称普食，接近普通正常人的饮食，符合平衡膳食原则，占住院患者膳食的 50%～65%。

（1）适用对象　适用于咀嚼或消化功能正常、体温正常或接近正常、无特殊膳食要求、不需要限制任何营养素的住院患者或恢复期患者。

（2）配膳原则

① 膳食构成与正常人饮食基本相同，遵循平衡膳食原则，每日能量摄入为 2200～2600kcal。

② 适当体积，保证饱腹感。

③ 一日三餐的能量分配比例分别为 25%～30%，40%，30%～35%。

（3）食物宜忌　各种食物均可食用，忌用辛辣、油炸等刺激性和难消化的食物。

2. 软食

软食与普食相比，质地软、易咀嚼、少渣、易消化，是由普食向半流质膳食过渡的中间膳食。

（1）适用对象　适用于低热、咀嚼困难、消化不良或吸收能力差的患者，以及老年人、婴幼儿和手术恢复期患者。

（2）配膳原则

① 符合平衡膳食原则，能量与各类营养素供给符合患者需求，每日能量摄入为 2200～2400kcal。

② 食物加工和烹饪要保证食物细软、易消化、便于咀嚼。

③ 软食中的食物须切碎、煮烂，易导致维生素和矿物质流失，应注意适量补充。

（3）食物宜忌　主食以发酵类面食为主，尽量选择粗纤维较少的蔬菜和细嫩的瘦肉，烹饪方式以蒸、拌和炖为主。忌用油炸食物和强刺激性调味品，保证食物少辛辣、少油炸、少糖、少盐，不宜食用凉拌以及膳食纤维较多的蔬菜，不宜食用坚果类食物。

3. 半流质膳食

半流质膳食外观呈半流体状态，比软食更易于咀嚼和消化，是介于软食和流质膳食的过渡膳食。

（1）适用对象　适用于食欲差、咀嚼吞咽不便的患者，以及发热、消化道疾病和术后恢复期的患者。

（2）配膳原则

① 能量供给适宜，尤其是术后早期或虚弱、高热者不宜供给过多能量，每日能量摄入为 1500～1800kcal。

② 食物呈半流体状态，易于咀嚼吞咽。

③ 由于半流质膳食含水较多，因此需要多餐，每日 5～6 餐，每餐间隔 2～3h。

（3）食物宜忌　可食用稀饭、细面条、面包、蛋糕、藕粉、馄饨、芝麻糊和蛋花汤等。肉类应选择猪肉和鸡肉，剁碎煮烂后食用，蔬菜应制备出蔬菜汁食用。忌用蒸饺、烙饼、粗粮等不易消化的食物，以及油炸等刺激性食物和膳食纤维较多的食物。

4. 流质膳食

流质膳食是指呈液体状态或能直接在口腔融化成液体的膳食，极易被消化，且含渣很少。由于流质膳食提供的营养素不均衡，因此不宜长期食用。医院常用的流质膳食包括普通流质、浓流质、清流质、冷流质和不胀气流质。

（1）适用对象　适用于高热、食欲差、咀嚼和吞咽极度困难的患者；急性炎性胃肠疾病、急性腹泻、恶心、呕吐者；体质重度虚弱者，大手术后第 1 次进食的患者。

（2）配膳原则

① 流质膳食属于不平衡膳食，每日能量仅有 800kcal，常作为短期过渡餐应用。

② 选择的食物均为流体状态。

③ 少食多餐，每日 6～7 餐，每餐以液体量 200～250mL 为宜。

（3）食物宜忌　选择牛奶、蒸蛋、米汤、米糊、菜汁、肉汤、豆浆等流体状食物。忌用一切固体食物、多膳食纤维食物、辛辣刺激以及难消化的食物。

(二) 治疗膳食

治疗膳食是指根据患者不同的生理和病理状况，调整患者膳食的营养成分和性状，以期达到治疗或辅助治疗疾病、促进患者康复的目的。治疗膳食在平衡膳食的前提下，充分考虑患者的消化、吸收和耐受能力，并考虑患者的饮食习惯。

1. 高能量膳食

(1) 适用对象

① 代谢亢进者，如甲亢患者、严重创伤和烧伤患者等。

② 体力消耗增加者，如运动员。

(2) 配膳原则

① 通过增加主食量来增加能量供给，能量增加量根据不同患者的具体需要调整，一般患者每日增加 300kcal。

② 注意平衡膳食，增加与能量代谢密切相关的 B 族维生素供给量；为减少血脂升高，尽可能降低饱和脂肪酸、胆固醇和精制糖的摄入量。

(3) 注意事项　肥胖症、糖尿病和尿毒症患者不宜食用，同时应注意患者血脂和体重变化。

(4) 食物宜忌　各类食物均可食用，无特殊禁忌。

2. 低能量膳食

(1) 适用对象　需减轻体重的患者。

(2) 配膳原则

① 减少膳食能量总供给量：根据患者情况调整能量减少量，一般成年人每日能量摄入量可减少 500～1000kcal。但患者每日膳食能量摄入量应不低于 1000kcal，以避免脂肪动员太快造成酮症酸中毒。

② 考虑到蛋白质供能比例会提高，应保证蛋白质供应充足，优质蛋白质应占 50% 以上。

③ 减少碳水化合物和脂肪摄入。

④ 适量减少食盐摄入，避免水钠潴留。

⑤ 保证维生素和矿物质摄入充足。

⑥ 增加膳食纤维，满足患者的饱腹感。

（3）注意事项　主食量减少易引起其他营养素不足，应注意及时补充。

（4）食物宜忌　选择粗粮、豆制品、蔬菜和水果，烹饪方式以蒸、煮、拌、炖为主。限量食用主食以及低脂、高蛋白质的食物，忌用肥腻食物和甜食。

3. 高蛋白质膳食

（1）适用对象　明显消瘦、营养不良、烧伤、创伤患者，手术前后、肾病综合征以及慢性消耗性疾病患者。此外孕妇和生长发育期儿童也需要高蛋白质膳食。

（2）配膳原则

① 高蛋白质摄入，每日供给量可达 $1.5\sim2.0g/kg$。

② 碳水化合物和脂肪适量增加，保证蛋白质充分利用。

③ 高蛋白质饮食易增加尿钙排出，应补钙。

④ 增加维生素 A 以及能量代谢相关的 B 族维生素的供给量。

⑤ 增加摄入量应该循序渐进，并根据病情及时调整。

（3）注意事项　肝性脑病或肝性脑病前期、急/慢性肾功能不全、急性肾炎、尿毒症患者不宜采用。

（4）食物宜忌　选用富含蛋白质的食物，如瘦肉、蛋类、乳类和豆类等。

4. 低蛋白质膳食

（1）适用对象　肝性脑病或肝性脑病前期、急/慢性肾功能不全、急性肾炎、尿毒症患者。

（2）配膳原则

① 限制蛋白质摄入，每日摄入量为 $20\sim40g$，尽量选择富含优质蛋白质的食物。

②保证能量供给充足，可以节省蛋白质的消耗，减少机体组织的分解。

③低蛋白质膳食的患者往往食欲较差，可以改善膳食的色、香、味以促进食欲。

（3）注意事项　病情好转后应及时补充蛋白质，否则不利于病情康复和婴幼儿的生长发育。

（4）食物宜忌　选用蔬菜、水果以及藕粉、马铃薯、芋头等低蛋白质的淀粉类食物。谷类食物的蛋白质含量为 $6\% \sim 11\%$，且为非优质蛋白质，应限量食用。忌用富含蛋白质的食物。

5. 限碳水化合物膳食

（1）适用对象　胃全切或部分切除患者；血清甘油三酯升高的患者；儿童糖尿病患者以及成年期发作性糖尿病患者；因膳食糖摄入过多致胰岛素分泌过量引起的肥胖症患者。

（2）配膳原则

①调整膳食构成：膳食应以低碳水化合物、高蛋白质和适量脂肪为宜。

②根据病情发展及时调整膳食。

（3）注意事项　限碳水化合物膳食一般蛋白质含量较高，合并肾功能不全的患者应注意调整蛋白质含量和质量；该膳食一般脂肪摄入也较多，高脂血症患者应该注意调整脂肪含量。

（4）食物宜忌　选用蛋类、鱼类、畜肉和禽肉，新鲜的蔬菜、水果，不加糖的乳制品；忌用各种甜食。

6. 低脂膳食

（1）适用对象　急/慢性肝炎、肝硬化、脂肪肝、胆囊疾病、胰腺炎、高脂血症、冠心病、高血压和肥胖症患者。

（2）配膳原则

①控制总能量摄入，达到或维持理想体重。

②限制膳食中的脂肪含量：轻度限制脂肪膳食，脂肪总量≤50g/d，供能不超过总能量的 25%；中度限制脂肪膳食，脂肪总量≤30g/d，供能不超过总能量的 20%，适用于胆囊炎恢复期、脂肪

吸收不良的患者；严格限制脂肪膳食，脂肪总量≤15g/d，供能不超过总能量的10%，适用于急性胰腺炎和急性胆囊炎患者。

③ 食物以清淡为主，注意营养素之间的平衡，保证维生素、矿物质供给量充足。

（3）注意事项　脂溶性维生素的吸收和转运需要依赖脂肪参与，因此低脂膳食需考虑脂溶性维生素的缺乏。

（4）食物宜忌　选择谷类、鱼肉、瘦肉、禽肉、脱脂乳制品、豆类、蔬菜以及水果。忌食脂肪含量高的食物，如肥肉、全脂乳制品、蛋黄、松子、油酥点心等，食物烹调方式应避免煎炸。

7. 限钠（盐）膳食

（1）适用对象　适用于高血压、心力衰竭、急性肾炎、妊娠期高血压，以及各种原因引起的水、钠潴留患者。

（2）配膳原则

① 限盐：一般低盐膳食全天钠摄入量为2g，烹调用盐限制在2～4g或酱油10～20mL，忌用一切咸食；无盐膳食全天钠摄入量为1g，烹调不加盐或酱油，忌用一切咸食；低钠膳食，全天钠摄入量不超过0.5g，忌咸食，以及油菜、芹菜等含钠量高的食物。

② 根据病情变化及时调整钠盐量。

③ 选用合理的烹调方式，增强患者食欲。

（3）注意事项　钠的正常需要量仍未确定，据估计健康人安全的最低摄入量为500mg/d。对于年龄较大、贮钠能力迟缓、心肌梗死、黏液性水肿和重型甲状腺功能减退症合并腹泻等患者应慎重限钠。

（4）食物宜忌　忌（少）食盐、酱油制作或腌制的食品、盐制调味品。

8. 低嘌呤膳食

（1）适用对象　痛风患者、无症状高尿酸血症者、尿酸性结石患者。

（2）配膳原则

① 限制嘌呤摄入，一般限制嘌呤者可以选用嘌呤含量低于

150mg/100g 的食物；中等限制嘌呤者可以选用嘌呤含量介于25～150mg/100g 的食物；严格限制嘌呤者可以选用嘌呤含量低于 25mg/100g 的食物。

② 限制总能量摄入：每日能量摄入较正常人减少 10%～20%。

③ 适量限制蛋白质摄入量：每日蛋白质摄入量为 50～70g，并以嘌呤含量少的谷类、蔬菜类为主要蛋白质来源。

④ 适量限制脂肪摄入量：痛风患者常伴有高脂血症和肥胖症，且体内脂肪堆积可减少尿酸排泄，因此需要适量限制脂肪摄入。脂肪供能应占总能量的 20%～25%，摄入量 40～50g。

⑤ 保证碳水化合物的供给：碳水化合物有抗生酮作用，并可以增加尿酸排出量，每日摄入量可占总能量的 60%～65%。但果糖会促进核酸分解，增加尿酸生成，应减少果糖类食物的摄入，如蜂蜜。

⑥ 保证蔬菜、水果的摄入：尿酸和尿酸盐在碱性环境中易被中和、溶解，因此应多食用蔬菜、水果等碱性食物。

⑦ 补水：无肾功能不全时宜多喝水，增加尿酸排出。

（3）注意事项　嘌呤广泛存在于各类食物中，需结合病情确定限制程度，避免出现蛋白质-能量营养不良。

（4）食物宜忌　根据限制程度选择不同嘌呤含量的食物，痛风患者和高尿酸血症患者忌食高嘌呤食物。常用食物的嘌呤含量如下：

① 微量嘌呤食物（<25mg/100g）：乳类及乳制品、蛋类、动物血制品、海参、海蜇皮中嘌呤含量极低。其他微量嘌呤食物有谷类中的米、麦、米粉、面条、通心粉、麦片、玉米等；根茎类中的马铃薯、芋头等；蔬菜类中的白菜、苋菜、芥蓝、芹菜、韭菜、韭黄、苦瓜、黄瓜、冬瓜、丝瓜、胡瓜、茄子、胡萝卜、萝卜、青椒、洋葱、番茄、木耳等；各种水果。

② 中等量嘌呤食物（25～150mg/100g）：豆类及豆制品中的绿豆、红豆、四季豆、豌豆、豇豆、豆腐、豆干、豆浆等；畜禽类中的鸡肉、猪肉、牛肉、羊肉、鸡心、鸡肫、鸭肠、猪

肾、猪肚、猪脑等；水产品中的黑鲳鱼、草鱼、鲤鱼、秋刀鱼、鳝鱼、鳗鱼、乌贼、虾、螃蟹、鲍鱼等；蔬菜类中的菠菜、花椰菜、茼蒿菜、洋菇、鲍鱼菇、海带、笋干、金针菇、银耳等；干果类中的花生、腰果、栗子、莲子、杏仁等。

③ 高嘌呤食物（150～1000mg/100g）：豆类中的黄豆、豆芽；畜禽类中的动物肝脏等；水产品类中的白鲳鱼、鲢鱼、带鱼、乌鱼、海鳗、沙丁鱼、草虾、牡蛎、蛤蜊、蚌蛤、干贝、鱼干等；蔬菜类中的豆苗、芦笋、紫菜、香菇等；各种肉汤、鸡精、酵母粉等。

（三）诊断膳食

诊断膳食是通过调整膳食成分的方法协助临床诊断，即在短期试验期间，在患者膳食中限制或增加某种营养素，并结合临床检查和实验室检查结果，以期达到明确诊断的目的。

1. 糖耐量试验膳食

糖耐量试验膳食是通过摄入一定量的碳水化合物膳食，测定空腹和餐后血糖，用以观察机体在摄入葡萄糖后的血糖调节能力，临床上主要用于协助诊断糖尿病和糖代谢异常。

2. 胆囊造影检查膳食

胆囊造影检查膳食是通过调整膳食脂肪量，观察胆囊收缩与排空的状况，主要用于辅助胆囊造影术检查胆囊和胆管病变。

3. 氮平衡膳食

氮平衡膳食是通过计算膳食蛋白质的摄入量和排出氮量，观察体内蛋白质的营养状况。

九、肠内营养/肠外营养

（一）肠内营养

1. 概述

肠内营养是指对因消化功能障碍而不能耐受正常饮食的患

者，经胃肠道供给只需化学性消化或不需要消化的、由中小分子营养素组成的流质营养制剂的治疗方法。肠内营养治疗适用范围广且方法简单，还能够使胃肠道保持适当负荷以避免肠道黏膜失用性萎缩，膳食的机械刺激与刺激消化道激素的分泌可加速胃肠道功能与形态的恢复。所以营养支持治疗的基本原则是：只要胃肠功能允许，尽量采用经肠胃的肠内营养。

2. 肠内营养分类

（1）根据供给方式分类

① 口服营养：指在非自然饮食条件下，口服由极易吸收的中小分子营养素配制的营养液，适用于意识清楚、吞咽功能和消化功能正常的患者。

② 管饲营养：指对于上消化道通过障碍者，经鼻-胃、鼻-十二指肠、鼻-空肠置管，或经颈食管、胃、空肠造瘘置管，输注营养制剂的营养支持方法。

（2）根据供给次数和动力方式分类

① 一次性推注：将肠内营养液置于注射器中，缓慢推注入鼻饲管。部分患者初期不耐受，可出现恶心、呕吐、腹痛、腹胀及腹泻等症状，一般都能逐渐适应。

② 间歇性重力滴注：将肠内营养液置于输液袋或其他容器中，营养液在重力作用下经鼻饲管缓慢注入胃内。多数患者可耐受这种喂养，但缺点是有可能发生胃排空延缓。

③ 连续性泵输注：将肠内营养液置于密封袋或瓶中，经硅胶管嵌入输注泵内，在泵的动力作用下连续输入。一般每天可持续输注 16～24h，适用于危重患者及十二指肠或空肠近端喂养者。

3. 肠内营养的选择

（1）患者的选择　适用于胃肠道功能不全，不能耐受正常饮食，但胃肠功能仍部分存在，并具有一定吸收功能的患者。

（2）时机的选择

① 危重患者或严重创伤患者，一旦血流动力学稳定，酸碱

失衡和电解质紊乱得到纠正，应立即开始肠内营养。

② 一般严重创伤后 24～48h 内给予肠内营养效果较好。

③ 对于择期手术患者，如果存在营养不良，术前应该采用肠内营养。

(3) 置管方式的选择　应充分考虑对患者的损伤程度、营养支持所需的时间以及胃肠道功能。

(4) 营养液输注方式的选择　包括输注时间和输注速度的选择。一般输注选择间歇输注，可以让患者有较大的活动度；刚开始输注营养液时应遵循低渗、少量、慢速的原则，再根据患者情况调整滴速。

(5) 营养制剂的选择　胃肠功能良好者可选择含完整蛋白质的完全膳食，如匀浆膳、混合奶等；婴幼儿给予婴儿膳；消化功能较差者，可采用要素制剂。

4. 肠内营养制剂的种类

(1) 要素膳　也称单体膳，是一种营养素齐全，不需要消化或稍加消化即可被吸收的少渣营养剂。一般以氨基酸（或游离氨基酸和短肽）为氮源，以葡萄糖、蔗糖或糊精为碳水化合物来源，以植物油为脂肪来源，含有多种矿物质和维生素，又称化学组成明确制剂。具有营养全面、不需消化、残渣少、成分明确、刺激性小、不易污染的特点，由于不含乳糖，适用于乳糖不耐受的患者。但要素膳中含有氨基酸和短肽，口感较差，可加入调味剂改良口感。

(2) 非要素膳　由天然食物经捣碎器捣碎并搅拌后制成。非要素膳的蛋白质以整蛋白质为氮源，如牛奶等，口感较好，使用方便，耐受性较强，适用于胃肠功能较好的患者。一般分为匀浆膳和聚合膳。

(3) 组件膳　以某种或某类营养素为主的肠内营养制剂，属于不完全配方膳。一般用于对完全膳食的补充或强化，以弥补要素膳在适应个体差异方面的不足。

(4) 特殊营养膳　针对患者的特殊需要而专门设计的营养

膳食，也属于不完全配方膳。

5. 肠内营养的适应证和禁忌证

（1）适应证　主要取决于小肠是否有一定的吸收功能，主要适应证包括：

① 无法经口进食、摄食不足或有摄食禁忌的患者。

② 胃肠道疾病：短肠综合征，胃肠道瘘，炎性肠病，吸收不良综合征、小肠憩室炎及各种疾病导致的顽固性腹泻，胰腺疾病，结肠手术与诊断准备，神经性厌食或胃瘫痪患者。

③ 胃肠道外疾病：术前、术后营养支持，肿瘤化疗、放疗的辅助治疗，烧伤、创伤，肝功能衰竭，肾功能衰竭，心血管疾病，先天性氨基酸代谢缺陷病，肠外营养的补充或过渡。

（2）禁忌证　肠内营养的绝对禁忌是肠道梗阻。另外，不宜用肠内营养的情况还包括：重症胰腺炎急性期患者，小肠广泛切除4~6周以内患者，年龄小于3个月的婴儿，胃肠蠕动严重减慢的患者，胃大部分切除后易产生倾倒综合征的患者，严重应激状态、上消化道出血、顽固性呕吐、严重腹泻或腹膜炎患者。应慎用肠内营养的情况包括严重吸收不良综合征及长期少食衰弱的患者，小肠缺乏足够吸收面积的空肠瘘患者，休克、昏迷的患者，症状明显的糖尿病、糖耐量异常的患者，接受高剂量类固醇药物治疗的患者。

6. 肠内营养的并发症

（1）胃肠道并发症　腹泻、恶心、呕吐。

（2）代谢并发症　水和电解质平衡紊乱、高血糖、维生素缺乏、必需脂肪酸缺乏、肝酶谱异常。

（3）感染并发症　营养液、滴注容器或管道被污染导致的感染，吸入性肺炎。

（4）置管并发症　鼻翼部糜烂、咽喉部溃疡、声音嘶哑、鼻窦炎、中耳炎等。

（二）肠外营养

1. 概述

肠外营养是指无法经胃肠道摄取营养素或摄取营养素不能满足自身代谢需要的患者，通过肠外通路（静脉途径）输注能量和营养素，以达到纠正或预防营养不良、维持营养平衡目的的营养补充方式。

2. 肠外营养分类

（1）根据营养素供给程度，可分为完全肠外营养和部分肠外营养。

（2）根据置管方式，可分为中心静脉营养和外周静脉营养。

3. 肠外营养的选择

（1）患者的选择　对于无法经胃肠道途径获得必需营养素的患者，必须及时采用恰当的肠外营养支持。

（2）肠外营养输注途径的选择

① 中心静脉营养：适用于预计肠外营养治疗需 2 周以上的患者。

② 外周静脉营养：适用于预计肠外营养治疗在 15 天以内的患者，主要改善患者手术前后的营养状况，纠正营养不良。

（3）肠外营养输注方法的选择　重力滴注和泵输注，一般危重患者为精确控制输注速度采用泵输注。

4. 肠外营养制剂的组成

肠外营养制剂没有统一的配方，应根据患者的年龄、性别、体重或体表面积以及病情需要等进行制备。肠外营养制剂的组成成分包括蛋白质（氨基酸）、脂肪、碳水化合物、维生素、微量元素、电解质和水等，要求无菌、无毒、无热源，具有适宜的渗透压和 pH，良好的相容性、稳定性。

（1）氨基酸制剂　氮源是 L-氨基酸溶液，其中 9 种必需氨基酸占总氮量的 40%，并含有充足的条件必需氨基酸，也有一定比例的支链氨基酸。

（2）脂肪制剂　主要以大豆油和红花籽油为原料，经卵磷脂乳化制成，并以脂肪乳剂形式经静脉输入人体。进入人体后脂肪乳剂立即获得游离胆固醇载脂蛋白和胆固醇酯，在组成结构上与人体乳糜微粒完全相同。

（3）葡萄糖溶液　高浓度（25%～50%）的葡萄糖是肠外营养的主要能量来源，一般每日供给 200～300g，占总能量的 60%～70%。注意控制输入速度，避免发生高血糖、糖尿和高渗性脱水。

（4）维生素制剂　短期肠外营养支持者，应常规补充水溶性维生素制剂；长期肠外营养支持者，还应适量补充脂溶性维生素。

（5）微量元素制剂　根据患者实际情况，调整微量元素的需要量。

（6）水和电解质　肠外营养的液体需要量基本为 1mL/kcal，成人以每天 3000mL 左右为宜。电解质在无额外丢失的情况下，钠、镁、钙等按生理需要量补给即可。

5. 肠外营养的适应证和禁忌证

（1）适应证　①消化系统疾病：消化道瘘，炎性肠病，短肠综合征，中度、重症急性胰腺炎，胃肠道梗阻，严重营养不良伴胃肠功能障碍等；②大面积烧伤；③严重感染与败血症；④术前准备；⑤急性肾功能衰竭；⑥妊娠剧吐；⑦神经性厌食症；⑧患者神志不清，有肺内吸入高度危险的情况；⑨腹膜炎，肿瘤放疗、化疗引起的胃肠道反应等短期内不能由肠内获取营养的患者。

（2）禁忌证　目前认为应用肠外营养的禁忌证有严重循环、呼吸衰竭，严重水、电解质平衡紊乱，肝、肾功能衰竭等。应该慎用肠外营养的情况还包括：①无明确治疗目的或已确定为不可治愈者；②胃肠功能正常或有肠内营养适应证者；③一般情况良好，预计肠外营养时间少于 5 天者；④原发病需立即进行急诊手术者；⑤预计发生肠外营养并发症的危险性大于其带来的益处者；⑥心血管功能紊乱或严重代谢紊乱尚未控制或处于纠正期者；⑦脑死亡、临终或不可逆昏迷者。

6. 肠外营养的并发症

（1）置管并发症　常见有气胸、血胸、血肿，胸导管、动脉、神经损伤以及空气栓塞等。

（2）感染并发症　在导管置入、营养液配制、营养液输入过程中极易发生感染，常见有导管性败血症。

（3）代谢并发症　液体量超负荷；糖代谢紊乱；肝脏损害；酸碱平衡失调；电解质紊乱；代谢性骨病。

（4）肠道并发症　肠道黏膜萎缩常见。

（三）从肠外营养过渡到肠内营养

1. 概述

长期进行肠外营养可导致胃肠道功能衰退。所以，从肠外营养过渡到肠内营养必须逐渐进行，否则会加重胃肠道负担而不利于恢复。

2. 过渡的四个阶段

① 肠外营养和管饲结合。

② 单纯管饲（完全肠内营养）。

③ 管饲与经口摄食结合（以医院基本膳食为主）。

④ 从医院基本膳食过渡到正常膳食。

3. 过渡的注意事项

从肠外营养到肠内营养过渡必须根据患者的实际情况而定，一般肠外营养与肠内营养之间的过渡期为3~5天，行肠内营养支持可同时经口摄入流食，但肠内营养完全过渡到普食至少需要1周时间。过渡期间应避免暴饮暴食或食用辛辣等刺激性食物和难消化的食物。

十、肝胆疾病营养治疗

（一）慢性肝炎

1. 概述

肝细胞炎症和肝细胞坏死持续 6 个月以上称作慢性肝炎，引起慢性肝炎的原因有慢性肝炎病毒感染、自身免疫、药物和毒物、饮酒以及机体代谢障碍等。慢性肝炎的常见并发症包括慢性胆囊炎、肝性糖尿病、乙肝相关性肾病等。

2. 临床表现

（1）实验室检查可见轻度肝功能损害到各项生化指标异常。

（2）肝脏组织学检查可见不同程度的肝细胞坏死及炎症反应。

（3）常见症状有全身不适、乏力、食欲减退、右上腹隐痛、腹胀等。

（4）体格检查可见不同程度的肝大、黄疸、脾大、肝掌、蜘蛛痣等。

3. 营养代谢特点

（1）蛋白质代谢　肝脏是人体合成与降解蛋白质的重要场所，慢性肝炎时由于肝细胞功能下降、肝细胞数目减少或食欲减退导致蛋白质摄入不足等原因，肝脏合成蛋白减少，导致血清白蛋白下降、机体酶活性异常、免疫力下降、凝血功能障碍，易发生低蛋白性水肿、腹水和出血等。

（2）脂肪代谢　肝脏是脂类物质代谢的重要场所，发生慢性肝炎时肝内胆汁减少，人体对脂肪的消化、吸收功能下降。同时，当糖代谢发生障碍时，由于肝脏代谢脂肪能力受限，易发生酮尿。

（3）碳水化合物代谢　慢性肝炎时肝糖原合成、释放与贮存发生障碍，导致机体葡萄糖稳定状态常发生异常变化。同时，由于乳酸不能及时转变为肝糖原或葡萄糖，易导致乳酸堆积。

（4）矿物质和维生素代谢　由于食欲减退以及脂肪消化吸收障碍，易发生矿物质和维生素摄入不足，尤其是脂溶性维生素。

4. 营养治疗

通过合理的膳食调配，改善患者的营养状态，以期达到减轻肝脏负担、促进肝细胞修复、纠正营养不良和预防肝性脑病发生的目的。慢性肝炎的营养治疗原则包括以下几点。

（1）能量供给充足　保证充足的能量供给，同时也要防止能量摄入过量。充足的能量摄入可以减少组织蛋白的分解，有利于蛋白质合成和促进肝细胞的修复与再生，但能量过剩会加重肝脏负担，诱发脂肪肝。一般情况下，轻体力劳动者建议按 $30\sim35kcal/(kg \cdot d)$ 供给。

（2）适量增加蛋白质摄入　可以补充机体蛋白质损耗，改善患者蛋白质营养状态。建议按 $1.0\sim1.2g/(kg \cdot d)$ 或占总能量的 $15\%\sim18\%$ 供给，并根据肝功能情况及时调整。当患者出现血氨升高或肝性脑病倾向时，宜增加富含支链氨基酸的豆类蛋白质，适当减少芳香族氨基酸的摄入。

（3）适当限制脂肪摄入　有助于纠正患者的脂肪消化不良、高脂血症和脂肪肝等脂代谢紊乱。建议供给量占全日总能量的 $20\%\sim25\%$，每日 $40\sim50g$。

（4）适宜的碳水化合物　保证充足的碳水化合物供给，碳水化合物供能占总能量的 $55\%\sim65\%$。

（5）增加维生素和矿物质的摄入。

（6）水　肝功能衰竭未出现时，饮水量无特殊要求，但患者伴有腹水时应该限制进水量。

（7）烹饪方式　宜选清淡、少油、易消化吸收的烹调方法，如熬、煮、炖、烩等。

5. 营养治疗指导

（1）宜用食物

①各种米面类，如馒头、花卷、米饭、挂面等。

② 优质蛋白质类，包括奶类及其制品、禽畜瘦肉、鱼虾、豆类及其制品，全脂牛奶不宜超过 250mL。

③ 新鲜蔬菜、水果。

④ 菌藻类，包括香菇、蘑菇、平菇、木耳、银耳、螺旋藻、裙带菜等。

⑤ 植物油。

⑥ 糖果类，但建议不超过总能量的 10%。

（2）忌用或少用食物

① 忌用各种不易消化的主食，如油炸饼、油条、粽子、油酥点心等。

② 忌用富含脂肪和胆固醇的食物，包括动物油脂、人造奶油、畜禽肥肉、蟹黄、蛋黄以及油炸食品等。

③ 辛辣刺激性食物和调味料，如辣椒、胡椒、芥末、咖喱粉等。

④ 坚硬不易消化的肉类，包括火腿、香肠、腌肉、腊肠等。

⑤ 肝豆状核变性和慢性胆汁淤积患者，应该少食用巧克力、贝壳类海产品和动物肝脏。

（二）肝硬化

1. 概述

肝硬化是临床上常见的慢性进行性肝病，由一种或多种病因长期或反复作用形成的弥漫性肝纤维化，是各种慢性肝脏疾病的晚期表现。病毒性肝炎、慢性酒精中毒、非酒精性脂肪肝、慢性胆汁淤积、肝静脉回流受阻、遗传因素均可导致肝硬化。

2. 临床表现

（1）代偿期肝硬化　常见乏力、食欲下降、轻度腹胀、恶心、呕吐等。

（2）失代偿期肝硬化　主要表现为肝功能减退、门静脉高压、腹水，常伴有消瘦乏力、食欲减退、贫血、出血、内分泌紊乱、呕血和黑便等。

3. 营养代谢特点

（1）蛋白质代谢　表现为白蛋白合成减少、氨基酸代谢异常、尿素合成改变。

（2）脂肪代谢　脂肪利用降低、脂肪分解增强，患者表现为血浆甘油三酯及游离脂肪酸增加。由于肝功能受损导致生物酶活性降低，脂蛋白代谢异常，胆固醇酯及低密度脂蛋白胆固醇显著下降。

（3）碳水化合物代谢　肝糖原的合成与分解异常，患者常出现葡萄糖耐量异常或 2 型糖尿病表现。

（4）矿物质代谢

① 铁：血清铁蛋白降低影响铁的运输与代谢，导致血清铁下降。

② 锌：摄入不足导致机体缺锌，进一步引起食欲减退、味觉异常。

③ 硒：摄入不足以及吸收障碍导致血清硒降低，机体抗氧化损伤能力降低，加剧肝脏损伤。

④ 钠：腹水患者水潴留大于钠潴留，出现稀释性低钠血症、低氯血症；有效血容量不足可激活神经系统，导致肾小球滤过率及钠、水重吸收增加，发生水钠潴留。

⑤ 钾：摄入不足以及呕吐腹泻、长期利尿等，会加重低钾血症。

4. 营养治疗

通过合理的营养干预，改善患者营养状态，减轻肝脏代谢负担，降低氧自由基等有害物质对肝细胞的进一步损伤，增强抵抗力，促进肝功能恢复。根据患者病情轻重，给予不同的营养治疗方案。

（1）肝功能损害较轻、无并发症　给予高能量、高蛋白、高维生素、适量脂肪、适量碳水化合物与适量矿物质的"三高三适量"膳食。

① 充足的能量：按照 30~35kcal/(kg·d) 提供能量。

② 充足的蛋白质：按 1.2~1.5g/(kg·d) 供给，另外保证每日蛋白供给不低于 60~70g，优质蛋白比例占 40% 以上。

③ 适量脂肪：脂肪摄入不宜过多，建议按 0.7~0.8g/(kg·d) 供给，来源以植物油为主。

④ 适量碳水化合物：建议按 350~500g/d 供给。

⑤ 充足的维生素：肝硬化患者常伴有维生素缺乏，以脂溶性维生素和 B 族维生素缺乏较常见，建议膳食中选用富含维生素的食物。

⑥ 适量的矿物质：注意补充钾、铁、锌、镁等矿物质。

⑦ 限制钠和水：有水肿或腹水的患者要适当限制钠盐和水的摄入，根据水肿程度分别采用低盐或无盐膳食。

⑧ 少食多餐，选择易消化的食物和烹饪方式：每日除正常三餐外，适当增加 2~3 次餐食。

(2) 肝功能严重受损

① 充足的能量：按照 30~35kcal/(kg·d) 提供能量。

② 限制蛋白质摄入：肝功能衰竭时，肝脏不能及时清除氨，导致血氨升高，引起肝性脑病。因此应限制蛋白质摄入，每日蛋白质摄入量控制在 50~55g，同时应避免含芳香族氨基酸丰富的食物（带皮的鸡肉、猪肉、羊肉、牛肉等），增加支链氨基酸的摄入（如牛奶、黄豆、红枣等）。

③ 限制脂肪摄入：建议按 40~50g/d 供给，占总能量的 20%~25%。

④ 充足的碳水化合物：肝功能严重受损时，碳水化合物为主要的能量来源，应占膳食总能量的 70% 左右。

⑤ 充足的维生素。

(3) 肝硬化伴腹水　严格控制钠盐和水的摄入，根据腹水量分别采用少盐、低盐、无盐或少钠膳食；液体补给标准应少于 1000mL/d，若出现明显的稀释性低钠血症应控制在 500mL/d 以内。

（4）肝硬化伴食管-胃底静脉曲张　门静脉高压易导致食管-胃底静脉曲张，因此应避免摄入生、硬和粗糙的食物，以及生的蔬菜、水果和产气食物；烹调方式选择蒸、煮、烩、炖等。

5. 营养治疗指导

（1）宜用食物

① 富含优质蛋白质且易消化的食物，如奶类及其制品、蛋类、豆腐类、鱼虾类、嫩的畜禽瘦肉等。

② 包子、馒头、花卷、面包等发酵面食，满足机体对 B 族维生素的需求。

③ 冬瓜、角瓜、菜瓜、丝瓜等瓜菜类以及嫩的生菜、白菜、茄子、菜花等高维生素、低纤维的食物。

④ 少量选用葡萄糖、蔗糖、蜂蜜等易消化的单糖、双糖。

⑤ 植物油。

⑥ 发生低钾血症时应选用含钾丰富的橘子、香蕉、猕猴桃、香菇等食物。

（2）忌用或少用食物

① 忌用各种酒精和含酒精的饮料。

② 忌用肥肉，油炸、油煎的高脂肪食物。

③ 忌用辛辣刺激性食物和调味料，如辣椒、胡椒、芥末、咖喱粉等。

④ 少用韭菜、芹菜、豆芽、藕、燕麦以及各种粗加工粮食等粗纤维多的食物，发生食管-胃底静脉曲张者禁用。

⑤ 少用豆干类、薯类、萝卜、碳酸饮料等产气多的食物，肝功能失代偿、腹胀明显者忌用。

（三）肝性脑病

1. 概述

肝性脑病又称肝性昏迷，是由急、慢性肝功能严重障碍或各种门静脉-体循环分流异常所致的以代谢紊乱为基础，表现为从亚临床改变到昏迷的程度不等的一系列神经-精神异常综合征，临床上以肝硬化患者发生肝性脑病最多见。在原发肝病的基础上，氨是促发肝性脑病最主要的神经毒素。

2. 临床表现

肝性脑病患者主要表现为性格改变、智力下降、行为异常、意识障碍等中枢神经系统的功能紊乱和扑翼样震颤、反射亢进、病理反射等神经肌肉活动异常。肝性脑病根据具体临床表现和脑电图改变可以分为四期。

（1）Ⅰ期　又称前驱期，临床表现不明显，可见焦虑、欣快、淡漠、健忘等。

（2）Ⅱ期　又称昏迷前期，患者表现为嗜睡、行为异常、言语不清、定向力障碍，肌张力增强、病理反射阳性，有扑翼样震颤。

（3）Ⅲ期　昏睡期，患者昏睡，但可叫醒，肌张力增强、病理反射阳性，有扑翼样震颤。

（4）Ⅳ期　也称昏迷期，不能叫醒，由于患者不能合作，扑翼样震颤不能引出。

3. 营养代谢特点

（1）血氨升高，影响大脑功能　正常情况下，人体可将吸收进入门静脉的氨代谢转变为尿素和谷氨酰胺，只有少量进入体循环。患有肝性脑病时，肝脏代谢氨的能力显著降低，当同时存在门-体分流时，肠道氨不经肝脏代谢而直接进入体循环，可导致血氨升高。

（2）苯乙胺和酪胺代谢异常　苯乙胺和酪胺分别是苯丙氨酸和酪氨酸在肠道内的代谢产物，当肝功能异常时其清除发生障碍，随血进入脑内生成苯乙醇胺和羟苯乙酪胺，能够取代神经递质却不传导神经冲动，造成神经传导障碍。

（3）血游离色氨酸升高　肝功能低下时，白蛋白合成减少，色氨酸无法与白蛋白结合，使血中游离色氨酸增加。游离色氨酸能够顺利通过血脑屏障，在脑中代谢成 5-羟色胺及 5-羟吲哚乙酸，抑制神经递质功能导致肝性脑病的发生。

4. 营养治疗

通过合理的膳食搭配，减少肠道内氮源性毒物的产生，减轻中毒症状，纠正电解质紊乱和酸碱平衡失调。

（1）适宜的能量　适宜的能量可以减少蛋白质分解，提高蛋白质利用率，推荐的摄入标准为 $25\sim30$kcal/(kg·d)。

（2）限制蛋白质的摄入　Ⅰ、Ⅱ期患者蛋白质摄入应限制在 20g/d 以内；Ⅲ、Ⅳ期患者在发病初的数日应禁食蛋白质，待意识恢复后从 20g/d 逐量增加，最大不超过 1g/(kg·d)。禁食期间应注意时间不宜太久，以免出现负氮平衡。膳食中蛋白质以富含支链氨基酸的植物蛋白质为主。

（3）适宜的脂肪　脂肪摄入不宜过多，以 $0.5\sim0.7$g/(kg·d) 为宜，最多不超过 1g/(kg·d)。

（4）充足的碳水化合物　由于限制了蛋白质和脂肪的摄入，碳水化合物成为膳食能量的主要来源，供给量宜占总能量的 75%。由于乳果糖在消化道内能够被分解成乳酸和乙酸，降低肠道的 pH，减少氨的产生和吸收，因此建议肝性脑病患者适量选用乳果糖，用法为每次 $10\sim20$g，每日 3 次，口服。

（5）适宜的矿物质　肝衰竭时，由于低蛋白质膳食、利尿过度以及大量排放腹水，患者易发生电解质紊乱和酸碱失衡，表现为脑内铜、锌含量降低，血清钙、铁、钾等降低。

（6）充足的维生素　注意补充脂溶性维生素以及 B 族维生素，如果靠膳食无法满足机体需要，可通过维生素制剂补充。

（7）适量水摄入　钠盐和水的补充根据腹水和水肿的有无以及程度而定。

（8）适量的膳食纤维　前驱期患者可适量给予可溶性膳食纤维，促进胃肠蠕动，加速排便，减少肠道内有毒代谢物质的吸收；晚期肝性脑病患者可能存在消化紊乱或食管-胃底静脉曲张，应适当减少膳食纤维摄入。

（9）少量多餐　根据病情，每日可安排 $4\sim6$ 餐。

5. 营养治疗指导

肝性脑病患者应根据其所处病程采取相应的营养治疗方案。前驱期选用易消化的低蛋白质、低脂肪、低盐、高碳水化合物的流质或半流质膳食,嗜睡或昏迷期需采用鼻饲肠内营养,必要时辅以肠外营养。

(1) 宜用食物

① 经口进食

a. 葡萄糖、米汤、藕粉、米粉、果汁、果酱以及细粮和少纤维的水果等提供碳水化合物的食物。

b. 富含支链氨基酸的大豆制品可以作为肝性脑病患者补充蛋白质的首选。

② 鼻饲肠内营养或辅助肠外营养:开始时暂停蛋白质摄入,以碳水化合物为能量来源,持续时间不宜超过 3 天;鼻饲方式可采用间歇滴注、连续泵控滴注或分次推注的方式,饮食内容为自制匀浆或肝病专用型肠内营养制剂。

(2) 忌用或少用食物

① 猪肉、牛肉、羊肉富含芳香族氨基酸,产氨多,应禁用。

② 去皮鸡肉、鸭肉与鱼类中支链氨基酸含量比畜肉多,应少量食用。

③ 牛奶和蛋类产氨少,可根据病情好转程度适量选用并逐渐加量。

(四) 胆囊炎与胆石症

1. 概述

胆囊炎与胆石症是胆道系统的常见病与多发病,两者常同时存在,且互为因果。胆囊炎可由胆囊内结石引起,也可继发于胆管结石和胆道蛔虫等疾病;胆石症的形成主要与饮食、机体代谢改变、胆汁淤积、细菌感染和过度溶血等有关。

2. 临床表现

（1）胆囊炎　急性胆囊炎起病急，主要表现为发热、恶心、呕吐，绝大多数患者有上腹部胆囊区阵发性剧痛，若胆管阻塞，可出现胆绞痛。腹痛常由饱餐、食用油腻食物引起。此外，黄疸、食欲减退和腹胀也较常见。慢性胆囊炎发生化脓并与肠管发生粘连时可出现消化功能紊乱，严重者可见胆囊穿孔，并发腹膜炎。

（2）胆石症　胆石症的临床症状与结石梗阻的程度、部位和是否伴发感染有关。腹痛、高热、寒战、黄疸是结石阻塞胆总管后继发胆管炎的典型表现。胆囊结石一般不产生绞痛，由于胆囊排空延迟，可见上腹闷痛、胀痛，有时也可见胃部灼热、嗳气、反酸等。上述症状在进食油腻食物后更加明显。

3. 营养代谢特点

（1）蛋白质　低蛋白质饮食易形成胆红素结石，高蛋白质饮食易发生胆固醇结石，因此蛋白质摄取应该适量。

（2）脂肪　高脂肪饮食刺激胆囊收缩，腹痛加剧，且易形成胆固醇结石；低脂肪膳食会产生大量不溶于水的非结合胆红素，促进胆红素结石的形成。

（3）碳水化合物　碳水化合物对胆囊刺激较弱，但高碳水化合物饮食会引起超重或肥胖，增强葡萄糖向胆固醇及脂肪酸的转化，易形成胆红素结石。

（4）其他　近年来，越来越多流行病学研究和临床观察资料表明，大部分胆囊炎和胆石症患者都存在肉类蛋白质和草酸摄取过量，而膳食纤维和水分摄取不足的情况。

4. 营养治疗

通过合理制订膳食计划，限制脂肪和胆固醇的摄入，达到降低体内脂肪和胆固醇代谢、改善患者症状、保护肝脏功能、增强机体抵抗力的目的。

（1）急性期　急性胆囊炎或慢性胆囊炎急性发作时呕吐频

繁，疼痛严重者应禁食，以缓解疼痛，使胆囊得到充分休息。宜多饮水，在水中适当添加钠盐和钾盐，以保持体内水和电解质平衡。病情缓解、疼痛减轻后，可根据病情逐渐给予肠内营养，给予清流食或低脂流食。

（2）慢性期　慢性胆囊炎多伴有胆石症，宜采用低脂肪、低胆固醇饮食。

① 适宜的能量：能量摄入过多易导致肥胖，加大患胆结石的风险，因此患者的能量摄入可略低于正常，每日 1800～2000kcal，肥胖者可低于此标准。

② 适量的蛋白质：蛋白质摄入过多会增加胆汁分泌，摄入不足影响患者营养状态，因此建议供给量以 1～1.2g/（kg·d）为宜，选用大豆制品和鱼虾类等高生物价蛋白质、低脂肪的食物。

③ 严格限制脂肪和胆固醇摄入，适当增加磷脂摄入：脂肪摄入过多可促进胆囊收缩，诱发疼痛，建议每日摄入量为 20～40g，以植物油作为脂肪的主要来源；摄入过多胆固醇易引起胆汁胆固醇浓度增加，增加患胆固醇结石的风险，建议胆石症患者每日胆固醇摄入量低于 300mg，对于合并有高胆固醇血症的患者，胆固醇摄入量应控制在 200mg 以内。临床研究表明，提高胆汁中的磷脂/胆固醇的比值，有助于预防和治疗胆石症，因此可适量增加富含磷脂食物的摄入。

④ 适宜的碳水化合物：建议每日摄入碳水化合物 300～500g，来源以复合糖类为主；增加膳食纤维摄入，可促进胆盐排出，抑制胆固醇吸收，促进肠蠕动，降低胆结石的患病风险。

⑤ 充足的维生素：维生素 A 可防止胆结石形成，促进胆管上皮细胞的生长和胆道恢复；维生素 K 具有解痉镇痛作用；B族维生素、维生素 C 和维生素 E 也与胆道疾病患者的恢复密切相关。因此，建议在膳食中选用富含维生素的食物。

⑥ 大量饮水：可稀释胆汁，加速胆汁排泄，建议每日饮水1000～1500mL。

⑦ 少量多餐，清淡饮食：多餐可促进胆汁分泌，防止胆汁

淤积，有利于患者恢复；建议清淡饮食，烹调方式选用蒸、煮、烩、炖等。

5. 营养治疗指导

（1）肠外营养　急性胆囊炎和慢性胆囊炎急性发作者应禁食，所需营养由静脉通路予以补充。

（2）肠内营养

① 食谱制订：随着病情好转，逐渐从肠外营养过渡为肠内营养，顺序为：清流食→低脂肪、低胆固醇、高碳水化合物流食→低脂半流食→低脂软食。

② 宜用食物：急性期过后可先予以清流食，如米汤、米粉、藕粉、杏仁茶、果汁等。根据病情好转情况逐渐调整，可选用粮食类（建议粗粮）、大豆制品、新鲜水果和蔬菜、鱼虾类、畜禽的瘦肉等，建议多选洋葱、香菇、木耳、海洋植物等具有降脂作用的食物。

③ 忌用或少用食物

a. 禁用高脂肪食物，如肥肉和油炸食物。

b. 禁用高胆固醇食物，如动物脑、动物内脏、蟹黄等。

c. 禁用过酸食物，如山楂、杨梅、酸枣等，以免诱发胆绞痛。

d. 少用辛辣刺激性食物和调味料，如辣椒、胡椒、芥末、咖喱粉等。

e. 少用产气食物，如生葱、生蒜、生萝卜、炒黄豆、牛奶等。

（五）病毒性肝炎

1. 概述

病毒性肝炎是由肝炎病毒引起的常见传染病，可经血液传播、母婴传播及密切接触传播。根据临床表现可将病毒性肝炎分为急性肝炎、慢性肝炎、重型肝炎、淤胆型肝炎和肝炎性肝硬化。

2. 临床表现

（1）急性肝炎可分为黄疸型和无黄疸型。黄疸型肝炎在黄疸出现前有畏寒发热、乏力、食欲减退、恶心呕吐、肝区胀痛、腹胀、便秘或腹泻等症状，一般持续 7～10 天可出现巩膜、皮肤黄染，1 周左右达到高峰，可有皮肤瘙痒、肝大和转氨酶升高，一般持续 2～6 周进入恢复期。

（2）急性肝炎迁延不愈，病程超过 6 个月者可发展为慢性肝炎，可见乏力、食欲减退、肝区隐痛、腹胀、肝功能轻度异常或反复异常。此外，还可见肝外多脏器受损的症状，以关节炎和慢性肾炎多见。

（3）重型肝炎可分为急性、亚急性和慢性。急性重型肝炎又称暴发性肝炎，通常以急性黄疸型肝炎起病，起病较急，病情多在 10 天内迅速恶化，出现黄疸加深、明显出血倾向、肝萎缩、神经系统症状以及肝肾综合征等，患者表现为烦躁、谵妄、定向力和计算力障碍、嗜睡以及昏迷，大多数患者有脑水肿、少尿、尿闭以及氮质血症等，病程一般不超过 10～14 天。

3. 营养代谢特点

（1）蛋白质　患者的蛋白质和氨基酸代谢均可受到影响。蛋白质合成代谢减少，分解代谢增强，表现为酶活性异常、凝血功能障碍、低蛋白血症和免疫功能下降。病毒性肝炎时，血浆支链氨基酸浓度下降，芳香族氨基酸浓度升高，血氨升高，儿茶酚胺合成也受到影响，易导致神经系统症状，最终出现肝性脑病。

（2）脂肪　脂蛋白的合成、脂肪酸的氧化和酮体的生成等脂肪代谢活动均在肝脏内进行。病毒性肝炎患者胆汁合成和分泌减少，导致脂肪消化、吸收障碍；胆固醇合成减少可出现低胆固醇血症；血浆中脂肪分解障碍造成游离脂肪酸升高，易导致肝性脑病；脂蛋白合成减少易导致脂肪在肝脏蓄积，出现脂肪肝。

（3）碳水化合物　在病毒作用下，肝脏发生纤维化病变或门-体分流，患者出现胰岛素抵抗及糖耐量异常，对胰岛素不敏感，最终发展为糖尿病。此种糖尿病也称肝性糖尿病，多见于男性。此外，由于肝脏受损，肝糖原储备减少，患者也可出现低血糖。

（4）维生素　多种维生素贮存于肝脏，急性肝炎期易出现高维生素血症，多在 1～2 周内恢复正常（维生素 B_{12} 除外）。慢性肝炎期易导致脂溶性维生素吸收障碍，同时机体对 B 族维生素需求量增多，应注意及时补充维生素。

（5）矿物质　许多矿物质在人体的转运需与蛋白质结合，因此肝脏病变时矿物质代谢也会受到影响。患者可出现血清锌、铁和硒水平降低，血清铜水平出现异常升高。继发肝性糖尿病者易出现低血钾。

4. 营养治疗

通过制订合理的膳食计划，改善患者营养状况，促进肝细胞的修复，纠正营养物质的代谢紊乱，降低并发症的发生风险。

（1）适宜的能量　能量摄入过多易导致肥胖、脂肪肝等，加重肝脏负担；能量摄入不足不利于肝细胞修复，同时还增加蛋白质的消耗。因此在无发热等并发症时，建议成人能量供给标准为 25～30kcal/kg。

（2）调整蛋白质摄入　蛋白质摄入量应根据患者营养不良程度、对蛋白质的耐受程度、体重及病情而定。急性肝炎和失代偿期肝硬化时，氮流失量明显增加，蛋白质摄入量可增加至 1.5～2.0g/(kg·d)；慢性肝炎和代偿期肝硬化时，每日建议摄入 0.8～1.0g/kg；轻度肝性脑病需适量限制蛋白质的摄入，可按 0.5～0.8g/(kg·d) 供给，待病情改善后，可每天增加 0.2g/kg，直到 1.5g/kg；合并腹水、感染、消化道出血的患者每日蛋白质摄入应不低于 1.5g/kg。膳食蛋白质增加易导致血氨升高，建议在膳食中增加植物性蛋白质比例（不低于总量的 50%），从而改善血浆氨基酸构成比例和肝性脑病症状。

（3）适量的脂肪　脂肪摄入过多易增加肝脏负担，导致脂肪泻，而过分限制脂肪易影响食欲和脂溶性维生素的吸收，因此建议脂肪摄入量适度，供能占总能量的 30%～35%。肝病易导致长链脂肪酸的吸收、代谢和利用障碍，因此膳食中应以中链脂肪酸为主。

（4）适宜的碳水化合物　摄入过多碳水化合物会加重肝脏负担，不利于肝细胞修复，碳水化合物摄入不足会增加蛋白质消耗，因此建议碳水化合物的摄入应适量，其供能占总能量的50%～55%，以低聚糖和多聚糖为主。

（5）补充维生素和矿物质　肝病患者易出现维生素和矿物质的缺乏，建议增加膳食中富含维生素食物的摄入，也可服用相应的补充剂。

5. 营养治疗指导

（1）宜用食物

① 良好的植物性蛋白质，如豆类及其制品。

② 产氨量少的动物性蛋白质，如乳类和蛋类。

③ 必需氨基酸含量丰富、种类齐全的食物（尤其是富含支链氨基酸的食物），如鱼、虾、鸭肉、去皮鸡肉、牛乳、黄豆、红枣等。

④ 淀粉类食物，如南瓜、马铃薯、红薯、芋头、山药、藕和百合等。

⑤ 新鲜水果和蔬菜。

⑥ 肝损伤时（尤其是急性期），应选用全奶、奶油、黄油和人造奶油等提供膳食脂肪，烹调选用植物油。

（2）忌用或少用食物

① 带皮鸡肉、猪肉、牛肉、羊肉和兔肉等含芳香族氨基酸较多的食物。

② 严格限制饮酒和含酒精的饮料。

③ 肥肉和油炸食物。

④ 辛辣刺激性食物和调味料，如辣椒、胡椒、芥末、咖喱粉等。

（六）肝豆状核变性

1. 概述

肝豆状核变性又称 Wilson 病，是一种以青少年发病为主的常染色体隐性遗传病。该病主要由于 *ATP7B* 基因突变造成 ATP 酶功能减弱或丧失，引起血清铜蓝蛋白合成减少，铜从肝细胞排泌至胆道发生障碍，蓄积于体内的铜离子在肝、脑、肾、角膜等处沉积，从而导致各器官破坏及功能改变。

2. 临床表现

（1）肝型

① 急、慢性肝炎表现。

② 肝硬化（代偿期或失代偿期）表现。

③ 肝衰竭表现。

（2）脑型

① 锥体外系症状

a. 20 岁前发病者：常以肌张力障碍、帕金森综合征为主。

b. 年龄更大者：常表现为震颤、舞蹈样或投掷样动作。

② 精神症状：智力和记忆力减退，类似精神分裂症、癔症、躁狂症。

（3）其他类型　以双眼角膜色素环（K-F 环）、肾损害、骨关节肌肉损害、溶血性贫血等为主要表现。

（4）混合型　各型组合的临床表现。

3. 营养代谢特点

（1）铜　肝豆状核变性患者因体内血清铜蓝蛋白降低，失去了对铜的调节能力，导致胆汁铜排泄量减少，从肠道进入机体的吸收量增加，造成铜在机体内蓄积。

（2）蛋白质　铜沉积在肝脏可导致肝功能损害，影响蛋白质的代谢，导致蛋白质合成减少。

（3）脂肪　肝功能损伤患者可能出现脂肪利用降低、脂肪分解加强。

(4) 碳水化合物　肝功能损伤时，肝糖原的合成与分解异常。

(5) 维生素和矿物质　过量铜沉积于肾脏可导致代谢性酸中毒和钙、磷代谢障碍。此外，临床治疗中促进铜排泄药物的不良反应包括维生素 B_6 缺乏和锌随尿液流失。

4. 营养治疗

通过制订合理的膳食计划，严格控制膳食中铜的摄入，以达到减少铜在机体蓄积、改善患者临床症状、减轻各脏器损伤的目的。

(1) 低铜饮食　严格控制含铜饮食，禁用含铜量较高的食物，建议成年人铜摄入量不超过 2mg/d，儿童铜摄入量不超过 1mg/d。

(2) 高蛋白质饮食　提高蛋白质摄入可以促进组织和细胞的修复，保护肝脏功能，同时蛋白质的分解产物氨基酸与铜离子结合，促进铜排出。建议摄入量为 $1.5\sim2.0g/(kg \cdot d)$，尽可能选用牛奶、蛋类和动物瘦肉等优质蛋白质。豆类食物含铜量较高，不建议食用。

(3) 适量限制脂肪摄入　脂肪摄入过多易增加肝脏负担，且降低脂肪摄入可能增加尿铜排出，因此建议适量降低脂肪摄入量。

(4) 充足的碳水化合物　碳水化合物摄入不足会增加蛋白质消耗，提供充足的碳水化合物可以保护蛋白质减少分解，促进铜的排出，因此建议碳水化合物供能占总能量的 $55\%\sim65\%$。由于谷类食物的胚芽和糠麸等部分含铜量较高，因此建议膳食中多选用精白米和面。

(5) 补充维生素和矿物质　选用富含维生素 B_6 和锌的食物或服用补充剂；有溶血性贫血的患者还应注意通过膳食补充铁和维生素 C。

5. 营养治疗指导

尽量选用含铜量低的食物原料，以减少铜在患者体内的蓄积。一般干燥食物含铜量<0.3mg/100g 的可食，0.3~0.5mg/100g 的少食，>0.5mg/100g 的禁食；而新鲜、含水量偏高的食物含铜量<0.06mg/100g 的可食，0.06~0.13mg/100g 的少食，>0.13mg/100g 的禁食。此外，禁止使用铜制的餐具和炊具。各类食物的含铜量及肝豆状核变性患者的饮食建议详见第四章第三节表 4-1。

（1）宜用食物

① 精白米、面。

② 牛奶及其制品、蛋类（鸡蛋清）、动物瘦肉等优质蛋白质。

③ 淡水鱼。

④ 浅色水果，瓜果应去皮食用。

⑤ 纯净水或蒸馏水。

（2）忌用或少用食物

① 禁食动物内脏和动物血制品、虾蟹类、贝类。

② 禁食豆类及其制品。

③ 禁食坚果类。

④ 禁食真菌类（香菇等）、藻类（紫菜等）、野菜及深色蔬菜。

参 考 文 献

[1] 中华医学会肝病学分会，中华医学会感染病学分会．慢性乙型肝炎防治指南（2022年版）．中华肝脏病杂志，2022，30（12）：1309-1331.

[2] 中华医学会肝病学分会，中华医学会感染病学分会．丙型肝炎防治指南（2022年版）．中华肝脏病杂志，2022，30（12）：1332-1348.

[3] 中华医学会内分泌学分会．非酒精性脂肪性肝病与相关代谢紊乱诊疗共识（第二版）．临床肝胆病杂志，2018，34（10）：2103-2108.

[4] 中华医学会肝病学分会，中华医学会消化病学分会，中华医学会感染病学分会．肝纤维化诊断及治疗共识（2019年）．中华肝脏病杂志，2019，27（9）：657-667.

[5] 中华医学会感染病学分会肝衰竭与人工肝学组，中华医学会肝病学分会重型肝病与人工肝学组．肝衰竭诊治指南（2018年版）．临床肝胆病杂志，2019，35（1）：38-44.

[6] 中国抗癌协会肝癌专业委员会转化治疗协作组．肝癌转化治疗中国专家共识（2021版）．中华消化外科杂志，2021，20（6）：600-616.

[7] 中华医学会医学工程学分会干细胞工程专业学组．干细胞移植规范化治疗肝硬化失代偿的专家共识（2021）．临床肝胆病杂志，2021，37（7）：1540-1544.

[8] 中华医学会肝病学分会，中华医学会消化病学分会．终末期肝病临床营养指南．中华肝脏病杂志，2019，27（5）：330-342.

[9] 叶一农，高志良．乙型肝炎肝衰竭发生机制中的三重打击．中华肝脏病杂志，2009，17（8）：638-640.

[10] 中国肝炎防治基金会，中华医学会感染病学分会，中华医学会肝病学分会和中国研究型医院学会肝病专业委员会．瞬时弹性成像技术诊断肝纤维化专家共识（2018年更新版）．中华肝脏病杂志，2019，27（3）：182-191.

[11] Nimgaonkar I, Ding Q, Schwartz RE, et al. Hepatitis E virus: advances and challenges. Nat Rev Gastroenterol Hepatol, 2018, 15（2）：96-110.

[12] 曾庆贺，孟艳，李玉香．巨细胞病毒性肝炎研究进展．临床肝胆病杂志，2023，39（6）：1431-1439.

[13] 中华医学会儿科学分会感染消化学组．巨细胞病毒感染诊断方案．中国实用儿科杂志，2000，15（2）：121.

[14] 中华医学会肝病学分会药物性肝病学组. 药物性肝损伤诊治指南. 临床肝胆病杂志, 2015, 31 (11): 1752-1769.

[15] 中华医学会肝病学分会脂肪肝和酒精性肝病学组, 中国医师协会脂肪性肝病专家委员会. 酒精性肝病防治指南 (2018 年更新版). 临床肝胆病杂志, 2018, 34 (5): 939-946.

[16] Singal AK, Bataller R, Ahn J, et al. ACG clinical guideline: alcoholic liver disease. Am J Gastroenterol, 2018, 113 (2): 175-194.

[17] 徐天娇, 田华, 游绍莉, 等. 自身免疫性肝炎慢加急性肝衰竭的临床特征及预后分析. 肝脏, 2023, 28 (2): 157-161.

[18] 中华医学会肝病学分会. 自身免疫性肝炎诊断和治疗指南 (2021). 中华内科杂志, 2021, 60 (12): 1038-1049.

[19] 中国医师协会急诊医师分会, 中国急诊专科医联体, 中国医师协会急救复苏和灾难医学专业委员会, 等. 中国蘑菇中毒诊治临床专家共识. 中国急救医学, 2019, 39 (8): 717-725.

[20] 张伦理, 陈士彬, 何江龙, 等. 分子吸附再循环系统治疗甲状腺功能亢进合并严重肝损害的临床研究. 中华肝脏病杂志, 2007, 15 (9): 707-708.

[21] 冯晓云, 吴景竹, 赵立, 等. 甲状腺功能亢进症合并肝衰竭的临诊应对. 中华内分泌代谢杂志, 2023, 39 (7): 611-615.

[22] 牛志成, 王雷, 汪治宇. 免疫检查点抑制剂相关不良反应的管理专家共识. 河北医科大学学报, 2021, 42 (3): 249-255.

[23] 施国明, 黄晓勇, 任正刚, 等. 肝癌免疫检查点抑制剂相关不良反应管理中国专家共识 (2021 版). 中华消化外科杂志, 2021, 20 (12): 1241-1258.

[24] 曹丽丽, 董漪, 储芳, 等. 以肝衰竭为主要表现的红细胞生成性原卟啉病 1 例报告. 临床肝胆病杂志, 2018, 34 (9): 1975-1978.

[25] 施文娟, 成军. 遗传性血色病基因突变与肝脏疾病相关性的研究进展. 世界华人消化杂志, 2005, 13 (9): 1123-1126.

[26] 程齐齐, 杨丽霞, 王亮, 等. 5 个肝豆状核变性家系的临床特征及基因突变分析. 肝脏, 2022, 27 (3): 341-346.

[27] 中华医学会消化病学分会肝胆疾病协作组. 吡咯生物碱相关肝窦阻塞综合征诊断和治疗专家共识意见 (2017 年, 南京). 中华消化杂志, 2017, 37 (8): 513-522.

[28] 中华医学会妇产科学分会产科学组. 妊娠期急性脂肪肝临床管理指

南（2022）. 中华妇产科杂志，2022，57（1）：13-24.

[29]　中华医学会肝病学分会. 肝硬化肝性脑病诊疗指南. 临床肝胆病杂志，2018，34（10）：2076-2089.

[30]　中华医学会感染病学分会. 终末期肝病合并感染诊治专家共识（2021年版）. 临床肝胆病杂志，2022，38（2）：304-310.

[31]　中国营养学会. 中国居民膳食指南（2022）. 北京：人民卫生出版社，2022.

[32]　中国营养学会. 中国居民膳食营养素参考摄入量：2023版. 北京：人民卫生出版社，2023.

处方常用外文缩写表

项目	外文缩写	中文意义	外文缩写	中文意义
给药次数	qd	每日 1 次	q2d	每 2 天 1 次
	bid	每日 2 次	q1h	每小时 1 次
	tid	每日 3 次	q1/2h	每半小时 1 次
	qid	每日 4 次	q2h	每 2 小时 1 次
	qw	每周 1 次	q3h	每 3 小时 1 次
	qow	隔周 1 次	q4h	每 4 小时 1 次
	qm	每晨 1 次	q6h	每 6 小时 1 次
	qn	每晚 1 次	q8h	每 8 小时 1 次
给药时间	am	上午	aj	早餐前
	pm	下午	pj	早餐后
	qn	晚上	ap	中餐前
	st	立即	pp	中餐后
	once	临时	ac	晚餐前
	always	长期	pc	晚餐后
	dol dur	疼痛时	hs	临睡前
给药途径及部位	po	口服	ih；H	皮下注射
	us ent	外用	id	皮内注射
	pr	灌肠	ivgtt 或 iv drip	静脉滴注
	inhal	吸入	im	肌内注射
	pro nar	鼻用	iI	腰椎注射
	pro o	眼用	iv	静脉注射
	pro aur	耳用	ia	腹腔注射
	AST(et)	皮试	ip	胸腔注射